U0253222

盆腔自主神经保护
直肠癌根治术

Radical Rectal Resection with Pelvic Autonomic Nerve Preservation

主　　编　卫洪波

副 主 编　魏　波　郑宗珩

编　　者（以姓氏笔画为序）

卫洪波　区广生　方佳峰　刘健培　杨运娥　何晓兰

张亚琴　陈图锋　周雪玲　郑　峰　郑宗珩　郭卫平

黄　勇　黄江龙　黄利军　雷普润　魏　波

编者单位　中山大学附属第三医院

绘　　图　胡　成

人民卫生出版社

图书在版编目（CIP）数据

盆腔自主神经保护直肠癌根治术 / 卫洪波主编 . —北京：人民卫生出版社，2017

ISBN 978-7-117-24601-9

Ⅰ. ①盆…　Ⅱ. ①卫…　Ⅲ. ①结肠癌 – 外科手术 ②直肠癌 – 外科手术　Ⅳ. ①R735.305

中国版本图书馆 CIP 数据核字（2017）第 123251 号

| 人卫智网 | www.ipmph.com | 医学教育、学术、考试、健康，购书智慧智能综合服务平台 |
| 人卫官网 | www.pmph.com | 人卫官方资讯发布平台 |

盆腔自主神经保护直肠癌根治术

主　　编：卫洪波
出版发行：人民卫生出版社（中继线 010-59780011）
地　　址：北京市朝阳区潘家园南里 19 号
邮　　编：100021
E - mail：pmph @ pmph.com
购书热线：010-59787592　010-59787584　010-65264830
印　　刷：北京画中画印刷有限公司
经　　销：新华书店
开　　本：787×1092　1/16　　印张：16
字　　数：339 千字
版　　次：2017 年 8 月第 1 版　2017 年 8 月第 1 版第 1 次印刷
标准书号：ISBN 978-7-117-24601-9/R · 24602
定　　价：135.00 元

打击盗版举报电话：010-59787491　　E-mail：WQ @ pmph.com
（凡属印装质量问题请与本社市场营销中心联系退换）

主 编 简 介

卫洪波，1961年10月出生，医学博士研究生。现任中山大学附属第三医院副院长，外科教研室主任、外科主任、胃肠外科主任，外科学及分子生物学博士研究生导师。

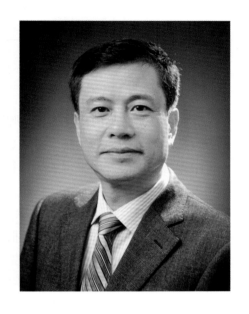

1983年毕业于河南医科大学医学系，并先后于中山医科大学攻读硕士、博士研究生，师从我国著名胃肠外科专家王吉甫教授。2000年起在中山大学附属第三医院外科工作，主要研究领域为胃肠道肿瘤的综合治疗和微创胃肠外科。早在1993年，即开始进行直肠癌根治术后排尿和性功能障碍方面的研究工作；基于盆腔自主神经解剖学研究，在国内率先提出腹腔镜盆腔自主神经保护直肠癌根治术，并逐渐形成了以腹腔镜盆腔自主神经保护为核心的直肠癌根治术后排尿和性功能障碍的预防与治疗模式，并收到良好效果。此外，在腹腔镜胃癌、结肠癌手术领域造诣深厚，腹腔镜胰十二指肠切除手术完成的数量和质量达到国内领先水平，先后受邀在国内外大型学术会议上进行演讲和手术演示。

现为中华医学会外科学分会全国胃肠外科学组委员、广东省医师协会微创外科分会主任委员、广东省临床医学协会副会长、广东省医学会结直肠肛门外科学分会副主任委员、广东省抗癌协会胃癌专业委员会副主任委员、广东省健康管理委员会胃肠外科分会副主任委员、广东省抗癌协会大肠癌专业委员会常委、广东省医学会胃肠外科学分会常委、广东省医师协会胃肠外科分会常委、广东省医学会微创外科学分会委员、美国胃肠内镜外科医师学会（SAGES）国际委员及国际外科、消化道和肿瘤科医师协会（IASGO）国际会员；《中华胃肠外科杂志》《中华消化外科杂志》《热带医学杂志》《中国内镜杂志》等杂志编委。

获省级科技进步一等奖1项，二等奖1项；厅级科技进步一等奖1项，二等奖2项。主持承担国家自然科学基金、广东省自然科学基金重点项目等省级以上科研项目10余项。获国家专利2项，国内外发表学术论著200余篇，其中SCI收录30余篇。

序　一

　　直肠癌是最常见的消化道恶性肿瘤之一，全球每年有超过 600 000 新发病例。在中国，尽管近几年结直肠癌的发病率有明显的右移趋势，但直肠癌仍占很大比例。流行病学也显示了中国直肠癌另外两个重要的特征：一是低位直肠癌约占 65%~75%，二是青年患者所占比例高，10%~15% 患者年龄小于 30 岁。

　　直肠癌的预后较好，根治性切除术后 5 年生存率超过 60%，而早期直肠癌患者 5 年生存率更是高达 80%~90%。因此，除了根治性切除，越来越多的外科专家开始关注直肠癌患者术后生活质量（尤其是中低位直肠癌）。近年来，吻合器的应用使得更多低位直肠癌患者摆脱了造口的烦恼，极大提高了术后生活质量。随着保肛手术逐渐增加，另一个术后并发症，即排尿和性功能障碍开始备受关注。

　　20 世纪 80 年代早期，日本学者 Tsuchiya 开始在直肠癌术中进行保留盆腔自主神经（PANP）的手术探索，并在日本普及。然而，在 PANP 术后，排尿和性功能障碍仍有较高的发病率，文献报道术后 33%~38% 患者出现排尿功能障碍，32%~39% 出现勃起功能障碍，26%~44% 出现射精功能障碍。随着微创手术的发展，腹腔镜根治性直肠切除术现已有了高级别证据的支持。通过腹腔镜下精细手术，我们能否在保留盆自主神经领域取得突破性的进展呢？

　　随着解剖学知识的更新，特别是对 Denonvilliers 筋膜的再认识，我们是否能在前方找到一个更好的外科平面？直肠癌患者术后排尿和性功能障碍的发生率如此之高，如何提高他们生活质量？在本书，作者提供了一些实用的建议。本书主要讲述在保留盆腔自主神经的直肠癌手术，包括盆腔自主神经的应用解剖学、预防和治疗损伤的相关知识。作者在解剖和临床上对 PANP 有多年的研究，而且作为集体智慧的结晶，本书凝结了团队的基础研究和手术经验。

　　本书共有 21 个章节、300 副插图；从理论和实践上进行系统阐述，在解剖学理论上阐明保护神经的价值，在外科实践上介绍 PANP 的操作技巧。内容丰富，可读性强，我很荣幸能为本书作序并将其介绍给普通外科医生。

Bill Heald

2017 年 3 月

4

Rectal cancer is one of the most common malignant tumors of the digestive tract, and more than 600,000 new cases are diagnosed all over the world each year. Although in recent years, the incidence of colorectal cancer (CRC) showed a right-shifting trend in China, but rectal cancer still takes a greatproportion. Epidemiology of rectal cancer also presents another two important features in China: 1) low rectal cancer holds about 65% to 75%, 2) young patients account for a high proportion, and 10%~15% were under 30 years old.

The prognosis of rectal cancer is relatively good, the 5-year overall survival rate is more than 60%after radical resection, and almost 80%~90% in early rectal cancer. Therefore, besides the radical resection, more and more surgical experts begin to pay attention to postoperative quality of life issues of rectal cancer (especially in middle and low rectal cancer patients). In recent years, the application of stapling apparatus saves many patients with low rectal cancer from an artificial anus, which formerly required a stoma, thus greatly improving the quality of life after surgery. With the gradual increase in the rate of anal preservation, another postoperative complication became more noticed, that is, urinary and sexual dysfunction.

In early 1980s, the Japanese scholar Tsuchiya carried out pelvic autonomic nerve preservation (PANP)during rectal cancer surgery, and popularized this in Japan. However, PANP still has high incidence of postoperative urinary and sexual dysfunction, and 33%~38% of patients with voiding dysfunction, 32%~39% with erectile dysfunction, 26%~44% with ejaculatory dysfunction after PANP according to the reports. With the development of minimally invasive surgery, laparoscopic radical proctectomy has now accumulated high level evidence. Can we get a breakthrough improvement in pelvic autonomic nerve preservation through the refinement effect of laparoscopic surgery?

By updating of anatomical knowledge, especially the full-understanding of Denonvilliers fascia, can we find a better anterior surgical plane? Such a high rate of urinary and sexual dysfunction after operation from rectal cancer demands improvement in the quality of life for these patients? Through this book, we seek to give some practical suggestions. The book focuses on pelvic autonomic nerve preservation during rectal cancer surgery, including the applied anatomy of pelvic autonomic nerve, injury prevention and treatment, and other related knowledge. The author has worked in anatomic and clinical research of PANP for many years. And this book, as the crystallization of collective wisdom, brings together basic research and operation experience of the editorial team.

It is characterized by both theory and practice with systematic and practical content, to clarify the value of neural protection from anatomic theory, to introduce PANP skills from surgical practice. The book has 21 chapters, more than 300,000 words, including 300 illustrations. I am pleased to write this preface for this forthcoming book and recommend it to general surgeons.

Bill Heald

2017 年 3 月

序 二

　　直肠癌是常见的消化道恶性肿瘤之一,全世界每年新增病例达 60 余万例。虽然近年来我国结直肠癌发病呈明显右移趋势,但目前仍以直肠癌居多;同时我国直肠癌流行病学还呈现另外两个重要特点:一是低位直肠癌比例高 65%~75%,二是年轻患者所占的比例高,不足 30 岁的青年直肠癌患者约占 10%~15%。此外,直肠癌的预后较好,根治性切除术后总的 5 年生存率超过 60%,早期直肠癌术后的 5 年存活率可达 80%~90%。近些年来,人文关怀潜移默化地深入到医疗行为中,越来越多的外科专家开始关注直肠癌(尤其是中低位直肠癌)患者术后生活质量问题。由于消化道吻合器的广泛应用,使许多原来需造口的直肠癌患者免受人工肛门的困扰,大大提高了其术后生活质量。随着保肛率的逐渐提高,另外一个中低位直肠癌术后并发症进入人们的视野,那就是排尿和性功能障碍。

　　由于盆腔自主神经的损伤,直肠癌根治术后排尿及性功能障碍发生率高达 46%(7%~70%)和 62.5%(40%~100%),极大的影响患者的生存质量。早在 20 世纪 80 年代,日本学者土屋周二开展了保留盆腔自主神经(pelvic autonomic nerve preservation,PANP)的直肠癌手术,并在日本推广。然而 PANP 手术后仍有较高的排尿和性功能障碍发生率,文献报道 PANP 术后 33%~38% 的患者出现排尿功能障碍,32%~39% 的患者出现勃起功能障碍,26%~44% 的患者出现射精功能障碍。随着微创外科的发展,腹腔镜技术在直肠癌中的应用已获得高级别证据支持,那么借由腹腔镜的放大效应和精准操作能否在盆腔自主神经保护上获得突破性改进? 解剖学认识的更新,尤其是 Denonvilliers 筋膜的再认识,能否给我们找到更佳的手术平面? 如此高的直肠癌术后排尿和性功能障碍率,该部分患者的生活质量如何得以改善? 通过《盆腔自主神经保护直肠癌根治术》一书,或许能够给我们一些提示。

　　本书着眼于盆腔自主神经保护直肠癌根治术这一手术方式,讲述盆腔自主神经应用解剖学、损伤预防的手术操作技巧及损伤相关功能障碍的治疗等相关知识。作者多年来一直致力于盆腔自主神经保护直肠癌根治术的基础与临床研究工作,这本书汇集了编者团队的基础研究成果和手术操作经验,是集体智慧的结晶。全书内容丰富,介绍齐全,突出了系统、全面和实用的特色。在本书即将付梓之际,本人欣然为之作序并将其推荐给广大胃肠外科医生。

2017 年 2 月

序　三

作为最常见的消化道恶性肿瘤之一,直肠癌严重影响国人的身体健康,其中尤以中低位直肠癌为甚。治疗上,手术仍然是直肠癌最重要的治疗手段;然而手术作为一种有创治疗,是一把"双刃剑":在手术操作治疗疾病的同时,也无可避免地对机体造成不同程度的损伤和各种并发症,从而影响患者的生活质量,甚至危及患者生命。长期以来,肿瘤手术第一要求是追求根治和长期生存,然而随着医学发展,在保证肿瘤根治性的前提下,如何提高患者生存质量成为新时代对肿瘤外科医生的要求。

纵观直肠癌手术发展历史,外科前辈们都在肿瘤根治与创伤控制及功能保护上寻求更好的平衡。1982 年,英国外科专家 Heald 等人首次报道了直肠全系膜切除(total mesorectal excision,TME)概念,并逐渐为广大外科医生接受成为中低位直肠癌手术的金标准,从而使得直肠癌术后局部复发率获得极大的改善。随着管型吻合器和切割缝合器问世,双吻合器技术的广泛应用使中低位直肠癌保肛率得以提高。而手术损伤盆腔自主神经造成的排尿和性功能障碍仍然是一个悬而未决的问题,由于其发生率较高、对患者生活质量的影响往往是长期的,因此近年来逐渐受到广大学者的重视。

随着外科手术技术的进步,尤其是微创腹腔镜技术引入直肠癌手术,使得操作视野更为开阔、清晰,组织辨认和层面解剖得到前所未有的提升,也使得更为微细的解剖分离、精准操作和神经保护成为可能。另一方面而言,功能保护又与盆腔自主神经解剖学进展和手术平面的再认识密不可分,尤其是直肠前方 Denonvilliers 筋膜争议最大。

《盆腔自主神经保护直肠癌根治术》一书主要针对上述问题进行系统、全面的讲述,将相关基础解剖学理论、预防损伤的手术操作技巧以及损伤后治疗措施全面地展现给大家。本书的内容包含了笔者及其团队二十余年来在该领域的研究成果和经验总结,理论与实践并重,阐述详尽,条理清晰,图片精美,附有相关手术视频,具有很好的可读性。个人认为,本书的最大价值在于规范直肠癌手术操作,让更多的中青年医生关注这一问题,注重功能保护和患者生活质量的提高,从而造福于广大直肠癌患者。

欣闻《盆腔自主神经保护直肠癌根治术》一书即将付梓,向为本书付出辛勤汗水的编者们表示由衷的祝贺,同时向广大胃肠外科医生推荐此书。

2017 年 2 月

前　言

结直肠癌（colorectal cancer, CRC）是人类消化系统最常见的恶性肿瘤之一，严重威胁着人类的身体健康。我国的 CRC 的发病率正逐年上升，其中直肠癌发病率和死亡率均占据"半壁江山"。目前直肠癌治疗仍然沿袭以手术为主的综合治疗模式，手术是治疗的核心。然而，由于直肠，尤其是中低位直肠处于小骨盆范围之内，位置深在，手术难度大、并发症多。而且，直肠与膀胱、生殖器官毗邻，盆腔自主神经交互分布，因此直肠癌手术容易造成盆腔自主神经损伤。由于盆腔自主神经的损伤，直肠癌根治术后排尿及性功能障碍发生率高达 46%（7%~70%）和 62.5%（40%~100%），极大地影响患者的生存质量。在过去的 30 年间，全直肠系膜切除（total mesorectal excision, TME）已成为中低位直肠癌外科手术的金标准；TME 原则的引入的确提高了患者生存率、降低了局部复发率。随着患者远期生存率的提高，人们逐渐开始关注患者近期和远期生活质量问题。由此，直肠癌术中排尿和性功能障碍的高发生率首当其冲地引发学者们的关注。然而，该领域的进展仍旧较为缓慢，即便是 TME 手术规范普及后的今天仍然存在较高的排尿和性功能发生率。

研究表明，盆腔自主神经保护的直肠癌根治术（pelvic autonomic nerve preservation, PANP），可以从一定程度上降低患者术后的排尿和性功能障碍发生率，提高患者术后的生活质量。然而，PANP 手术后仍有 33%~38% 的患者出现排尿功能障碍，32%~39% 的患者出现勃起功能障碍，26%~44% 的患者出现射精功能障碍。直肠癌术后排尿和性功能障碍的高发生率常使胃肠外科医生处于尴尬境地；究其原因，除基础与临床研究严重滞后外，各级单位的专科医生对盆腔自主神经保护的重视程度不足、缺乏应有的解剖学和手术学知识、开展水平参差不齐。目前国内外尚无一本介绍盆腔自主神经保护的直肠癌根治术的专著问世，因此本书的出版必将在直肠癌手术功能保护领域填补国内外空白，为该领域的进一步研究提供基础，也为广大胃肠外科医生进行规范手术操作提供理论和实践参考。

早在 20 世纪 90 年代初,笔者始关注直肠癌盆腔自主神经保护的研究,通过尸体解剖学、微创解剖学、影像学及细胞生物学的深入研究积累了大量一手资料。随后凭借自身腹腔镜领域优势,在国内外首次提出腹腔镜下盆腔自主神经保护的直肠癌根治术(L-PANP)的概念,旨在借助腹腔镜手术的放大视野和精细操作的优势、通过改进手术入路和解剖层面来最大限度保护盆腔自主神经,同时又不影响患者的肿瘤根治性。正是基于上述研究基础和大量的手术学资料,我们着力组织编写《盆腔自主神经保护直肠癌根治术》一书。

本书内容涵盖了盆腔脏器胚胎发生、盆腔自主神经的解剖和功能、筋膜间隙解剖、盆腔自主神经功能检查和损伤表现、直肠癌各种手术(低位直肠前切除术、腹会阴联合直肠癌根治术、直肠癌经腹切除结肠造口术、直肠癌切除结肠肛管吻合术及盆腔清除术)过程中盆腔自主神经保护的操作介绍(尤其侧重于腹腔镜微创手术)、盆腔自主神经损伤的治疗。通篇大体分为基础篇和临床篇两部分,共计 21 章,内容详尽、结构清晰,图片资料(解剖和手术示意图为手绘,其余均为手术照片和手术录像视频截图)占较大篇幅,直观效果使读者印象深刻,真正易读易记,并配合有手术视频资料;真正突出了系统、全面和实用的特色。

正值本书出版之际,谨向参与本书编写的专家和教授表示衷心感谢;同时感谢人民卫生出版社对我们编写工作的大力支持。

由于本人学识和水平限制,本书可能存在疏漏和不足之处,希望广大读者提出批评意见,以备本书修订再版。

2017 年 2 月

目　　录

视 频 目 录

请扫二维码观看

网络增值服务

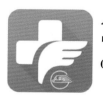
人卫临床助手
中国临床决策辅助系统
Chinese Clinical Decision Assistant System

扫描二维码，
免费下载

第一章

引 言

第一节 直肠癌概述

一、直肠癌的流行病学

结直肠癌(colorectal cancer,CRC)是人类消化系统最常见的恶性肿瘤之一,在世界范围内的绝大部分国家,其发病率正逐年升高,严重威胁着人类的身体健康。2014年国际癌症研究机构(International Agency for Research on Cancer,IARC)统计184个国家和地区的肿瘤发病率和死亡率资料显示,2012年全球结直肠癌的发病率为17.2/10万,占所有肿瘤的9.7%,排第3位,发病率较2002年的数据有所增加;按性别分,男性占第3位,女性占第2位,男女比例约为1.2:1(图1-1A);死亡率占所有肿瘤致死的8.5%,排第4位,其中男性占第4位,女性占第3位(图1-1B)。此外结直肠癌的发病率在地区间发病率存在较大差异,发达地区和不发达地区的发病率排位分别为第4位和第5位(图1-2)。

我国的CRC的发病率和死亡率也呈逐年增长趋势。统计资料表明,2005年我国CRC死亡率比1991年增加70.7%,年均增加超过4.7%。地区增长趋势不一,尤以发达城市地区增长迅猛;以广州为例,根据2012年的统计资料,广州居民CRC发病率已突破45/10万,在全国31个肿瘤登记点中发病率位居第一;其中直肠癌发病率和死亡率均占据"半壁江山"。我国CRC的流行病学有以下几个特点:①老年化趋势:随着年龄增长CRC的发病率逐渐增高,发达国家90%以上病例在50岁以上,发展中国家发病年龄较轻,而我国CRC发病年龄正趋于老龄化,上海中位发病年龄61岁,广州结肠癌和直肠癌中位发病年龄分别为66岁和65岁。②女性病例正逐年增多:由20世纪80年代到90年代十年间男女发病比例由1.50:1降低到1.26:1。③发病部位右移:全球资料表明,发达地区结肠癌多于直肠癌,而欠发达地区相反;我国近十年来的流行病学资料表明,直肠癌比例逐渐下降,结肠癌比例逐渐增加,呈明显右移趋势。

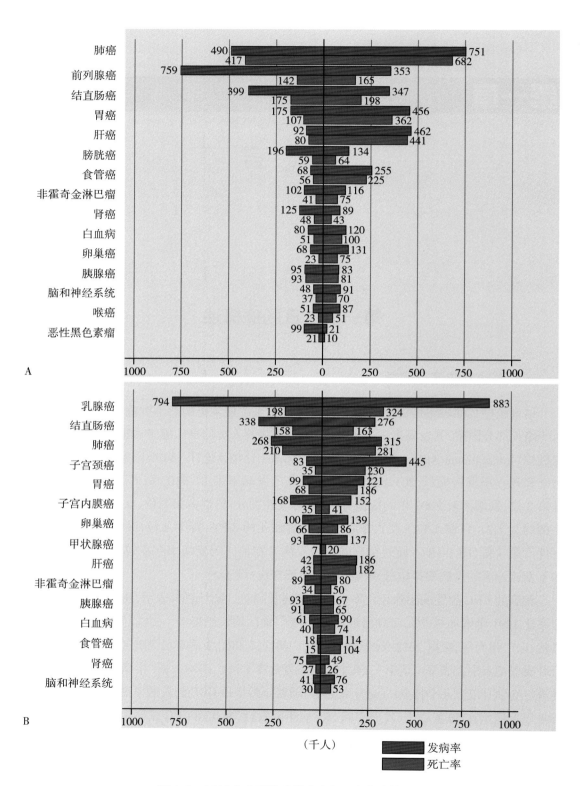

图 1-1　2012 年全球肿瘤发病率和死亡率趋势图：

A. 男性各种肿瘤发病率和死亡率趋势图；B. 女性肿瘤发病率和死亡率趋势图（每 10 万人口）

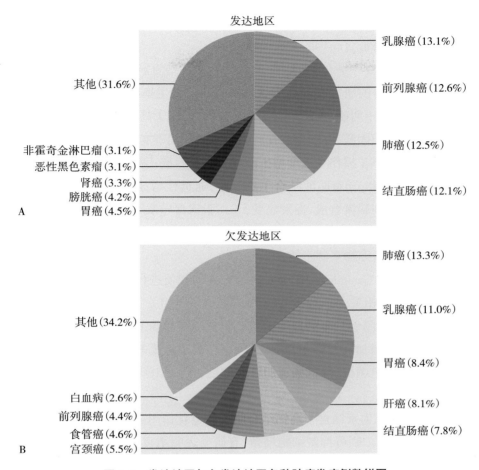

图 1-2 发达地区与欠发达地区各种肿瘤发病例数饼图

就直肠癌而言,全世界每年新增病例约 60 万例。虽然我国 CRC 发病呈明显右移趋势,但目前仍以直肠癌居多。我国直肠癌流行病学的几个重要特点如下:①70% 的肿瘤部位在腹膜返折以下,直肠指诊可触及,因此在临床诊断中直肠指诊的重要性不言而喻;同时如此之高的中低位直肠癌比例为外科医生如何在保证肿瘤根治前提下进行保肛手术提出了挑战。②发病年龄较轻:约比西方发达国家的中位发病年龄低 10 岁,我国 40 岁以下青年 CRC 发病率占 11.8%~22.3%,而且以直肠癌为主。③直肠癌发病与血吸虫病有相关性,血吸虫病疫区直肠癌发病率较高(两者并存比例达 96.1%),可能与血吸虫卵在直肠癌黏膜沉积造成持续性慢性肉芽肿性炎症有关。

二、直肠癌病因和发病机制

跟人类多数肿瘤相同,直肠癌的确切病因和发病机制尚不清楚。

(一) 饮食与环境因素

大量的流行病学资料已经证实高蛋白、高脂肪而低纤维素饮食结构可促进直肠癌的发生。而高纤维素饮食,摄入维生素 B_2、维生素 C、维生素 D、维生素 E 及微量元素,高钙饮食及葱、蒜等植物饮食可降低直肠癌的发病风险。

1. 高脂、高蛋白饮食 早在 1975 年,就有学者描述结直肠癌发生与高脂肪、高动物蛋白饮食有关。Graham 等的研究发现高脂饮食结直肠癌发生率比低脂饮食高 2 倍。高脂饮食导致结直肠癌机制尚不明确,可能与以下几个方面有关:①高脂饮食能促进机体胆汁胆固醇的分泌,肠腔内胆汁胆固醇浓度升高,在肠道菌群的作用下变成脱氧胆酸、石胆酸等,造成结直肠黏膜上皮细胞 DNA 损伤和过度增生而成腺瘤及腺癌;②脂肪酸氧化过程产生过多自由基,是促癌的重要因素;③脂肪酸结合于细胞膜,通透性增加促进细胞酶活性,产生致癌物;④高脂饮食促进前列腺素合成,促发癌变;⑤高脂饮食导致肠道菌群失调,影响肠道微生态,而产生过多致癌物。⑥高脂饮食往往合并有高蛋白饮食,蛋白质本身无致癌性,但已有证据表明,某些潜在的致癌物来源于饮食蛋白。

2. 低纤维素饮食 Cummings JH 等对多个人群的粪便进行研究,发现每日粪便重量与膳食纤维的摄入量呈正相关,而与患结直肠癌发病率呈负相关。国内研究也表明,摄取新鲜蔬菜和水果减少为结直肠癌发生的危险因素。膳食纤维对肠道的保护作用包括以下方面:①膳食纤维吸附水分,增加粪便容积,减少致癌物与肠道黏膜的接触时间;②能吸附胆汁酸盐等促癌剂;③改变肠道菌群,降低肠道胆汁酸浓度;④被细菌酵解产生短链脂肪酸而降低 pH,不利于癌细胞生长。

3. 低微量元素和维生素饮食 高钙结合脂质的皂化作用可降低脂肪酸和胆汁酸含量,保护肠道黏膜上皮细胞。硒可抑制细胞增殖,有研究表明结直肠癌患者血硒水平较低。抗氧化维生素 A、维生素 C、维生素 E 等可抑制自由基反应而防止对 DNA 的氧化损伤,这些维生素可逆转结肠腺瘤的上皮过度增生。

4. 生活方式的其他方面 烟草是一种常见致癌物,能增加结直肠癌、膀胱癌、乳腺癌的罹患风险。体力活动可减少结直肠癌发病率,有资料表明静息工作和缺少体力活动者发生结直肠癌风险高出经常体力活动者 4 倍。

5. 生活环境和职业因素 移民流行病学资料显示,移居美国的中国人结直肠癌发病率明显增加,提示环境因素和生活方式改变对结直肠癌发病的影响。另外从事化工等特殊职业的人群,由于经常接触石棉、重金属及苯等化学品可增加罹患结直肠癌的风险。

(二)遗传易感性

遗传因素在结直肠癌发病中起重要作用。有 20%~30% 的结直肠癌与遗传因素密切相关,主要为遗传性非息肉病性结肠癌(HNPCC,Lynch 综合征)和家族性腺瘤性息肉病(FAP),二者均为常染色体显性遗传病,致病基因分别为错配修复基因和 *APC* 基因。其中 FAP 的家族倾向明显,我们曾跟踪 8 个家系,罹患者占家庭成员的 90%,FAP 发生结直肠癌的平均年龄在 42 岁,30 岁时息肉癌变的比例大约在 50%,到 60 岁息肉恶变几乎达 100%,这就要求 FAP 患者早期行全结肠直肠切除术。瑞典的一项前瞻性研究表明,母亲患结直肠癌,其子女在 50 岁前患大肠癌的累积危险性是一般人群的 3 倍。国内也有研究表明,结直肠癌先证者一级亲属的危险性为对照组一级亲属的 2~3 倍。

（三）癌前病变

主要与溃疡性结肠炎、克罗恩病和直肠息肉相关。有资料表明,慢性溃疡性结肠炎患者在病后 30 年伴发结直肠癌的绝对危险度为 30%,结直肠腺瘤患者患结直肠癌的危险增加 3 倍,而息肉的早期发现和摘除则可明显降低结直肠癌的发病率和病死率。至于血吸虫病和胆囊切除术与结直肠癌的关系目前尚有争议,须进一步探讨研究。

（四）分子生物学因素

根据现有资料,结直肠癌发病是一个多因素、多阶段和多基因调控协同作用的过程,癌基因和抑癌基因的表达失调是其分子基础。结直肠癌发生发展的分子遗传学模式及参与的主要基因如图 1-3 所示。

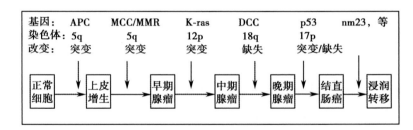

图 1-3　结直肠癌发生发展的分子遗传学模式图

主要涉及的基因改变有:*APC* 和 *MCC* 基因突变、*MMR* 基因失活、*K-ras* 基因突变、抑癌基因 *DCC* 缺失、抑癌基因 *p53* 突变与缺失,以及 *nm23* 改变等。有正常直肠黏膜向结直肠癌演变过程中,经历上皮增生、早期腺瘤、中期腺瘤、晚期腺瘤和癌变等阶段,由多种基因调控网络失调、表观遗传学改变以及多种通路改变促成。

（五）药物与心理精神因素

长期小剂量服用阿司匹林可降低大肠癌的发生率,国外一项病例对照研究显示,病例组和对照组在定期服用阿司匹林方面存在显著性差异,经平衡教育文化程度、体育锻炼和一些饮食因素后,多变量 OR 为 0.72。心理精神因素对大肠癌的发生、发展有重大影响,长期的精神压抑和不良情绪为结直肠癌发病的危险因素。

三、病理与分期

（一）大体分型

1. 肿块型　又称为菜花型。肿瘤向肠腔内突出,浸润肠壁少,肿瘤增大时表面可产生溃疡,预后较好。

2. 溃疡型　多见,占 50%,向肠壁深层生长,并向四周浸润,易出血,分化程度低,较早转移。

3. 狭窄型　少见,又称为浸润性。肿瘤沿肠壁蔓延浸润,易造成肠壁狭窄,转移早且预后差。

(二) 组织学分型

1. 管状腺癌　癌组织细胞呈管状结构。根据分化程度,可分化为三级:①高分化腺癌;②中分化腺癌;③低分化腺癌。

2. 黏液腺癌　癌细胞中出现大量黏液。黏液成分占全部癌组织细胞的 60% 以上,才能诊断为黏液腺癌。60% 以下则不属于黏液腺癌,以黏液的多少来作为诊断标准,黏液腺癌大约占直肠腺癌的 20% 左右。

3. 乳头状腺癌　癌组织细胞呈粗细大小不等的乳头状结构,乳头中央为中心索。乳头状腺癌根据生长方式可分两种:①腺癌组织细胞向黏膜表面生长呈绒毛状腺瘤;②肿瘤向深部腺腔内蔓延浸润呈囊状结构、乳头状增生。

4. 未分化癌　癌细胞比较小,呈团块状,形状与排列不整齐,容易侵入细小血管及淋巴管道中,浸润比较明显,分化程度较低。

(三) 扩散与转移

1. 直接浸润　肿瘤一旦在黏膜上发生,在肠壁上可向三个方向浸润生长:①环绕肠管周径生长,一般累及肠管一周约需 1 年半以上的时间。②沿肠管纵向生长,一般远侧肠壁内扩散很少超过 3cm,绝大多数在 2cm 以内。③向深层浸润,浸润越深,发生淋巴及血道转移的机会也就越高。直接浸润的速度与肿瘤恶性程度有关。

2. 种植转移　常见于三种情况:①肠腔内种植:癌细胞在完整的黏膜上一般不易种植,但如黏膜有破损,则可在破损处发生种植;②手术伤口种植:手术时可将癌细胞带到手术野及伤口引起医源性种植;③腹腔内种植:当癌细胞向肠壁深部浸润突破浆膜时,可脱落到腹腔内其他脏器表面继续生长,形成腹腔内种植性转移。好发部位有大网膜、肠系膜、盆腔腹膜等,以盆腔 Douglas 窝附近较为常见。腹膜种植广泛时常伴癌性腹水。

3. 血行播散　直肠的静脉主要汇流到门静脉系统,因此肝脏是最易受累的脏器。诊断大肠癌时已有 15%~25% 的病例有肝转移。可有许多个肿瘤细胞转移到肝脏,但转移的大多数癌细胞处于休眠状态,只有少数肿瘤细胞发展成为转移癌。转移癌多在肝脏表面,一般呈多发性。肺是第二个极易受累的脏器。血行播散的发生率与直肠肿瘤位置密切相关,腹膜返折线以下直肠癌的血行播散发生率明显高于腹膜返折线以上的直肠癌,而且离肛门越近,血行播散发生率越高。

4. 淋巴转移　癌细胞通过直接浸润淋巴管或经细胞外间隙渗入淋巴管而发生淋巴转移。腹膜返折以上的直肠淋巴引流只向上方,返折以下的直肠淋巴引流主要向上,同时也可向两侧,只有在向上的淋巴引流被阻塞时,才逆转向下。这些淋巴引流方向实际上也代表了肿瘤淋巴道转移的方向。淋巴转移的发生率与肿瘤浸润范围、深度、肿瘤类型及恶性程度密切相关。

(四) 临床病理分期

早在 1926 年，Lockhart 和 Mummery 就认识到确定直肠癌病理分期的重要价值，并首次提出分期系统的概念；1932 年 Dukes 提出了结直肠癌的分期标准（表 1-1），后几经改良，我国于 1978 年在大肠癌科研协作会议上提出了中国改良 Dukes 分期（表 1-2），至今仍沿用。1950 年国际抗癌联盟（International Union Against Cancer，UICC）指出应采用统一的 TNM 分期作为国际通用的肿瘤分期标准，直至 1978 年由美国癌症联合会（American Joint Committee on Cancer，AJCC）制订并在 UICC 会议上通过了 TNM 结直肠癌临床病理分期系统（表 1-3），目前使用的是 2010 年第 7 版 AJCC/UICC-TNM 结直肠癌 TNM 分期系统（表 1-4），与我国改良 Dukes 分期系统的对照如表 1-5 所示。

历经 80 余年的发展，肿瘤学和病理学专家制订了多种分期方法，但基本都涉及三个方面内容：即原发灶部位、淋巴结情况和远处转移状况；同时学者们已逐渐意识到，结合临床的病理分期系统才能更好地发挥指导临床的作用。直肠癌的临床病理分期对于制订治疗策略、选择手术方式、指导术后放化疗以及判断预后都有非常重要的价值。理想的临床病理分期系统应该最大限度地指导正确的临床决策并对预后提供相对准确的预判，并经得起循证医学的检验。

表 1-1 Dukes 分期（1935 年）

分期	标准
A 期	肿瘤浸润深度限于直肠壁内，未穿出深肌层，且无淋巴结转移
B 期	肿瘤侵犯浆膜层，亦可侵入浆膜外或肠外周围组织，但尚能整块切除，无淋巴结转移
C 期	肿瘤侵犯肠壁全层或未侵犯全层，但伴有淋巴结转移
C1 期	肿瘤伴有癌灶附近肠旁及系膜淋巴结转移
C2 期	肿瘤伴有系膜根部淋巴结转移，尚能根治切除
D 期	肿瘤伴有远处器官转移、局部广泛浸润或淋巴结广泛转移不能根治性切除

表 1-2 中国改良 Dukes 分期（1978）

分期	标准
A 期	肿瘤局限于肠壁
A0 期	肿瘤局限于黏膜层或原位
A1 期	肿瘤侵及黏膜下层
A2 期	肿瘤侵犯肌层
B 期	肿瘤穿透肠壁，侵入肠周脂肪结缔组织或邻近器官，无淋巴结转移，尚可切除者
C 期	不论肿瘤局部浸润范围如何，已有淋巴结侵犯者
C1 期	肿瘤附近淋巴结有转移
C2 期	肠系膜血管根部淋巴结有转移
D 期	远处脏器有转移，如肝、肺、骨骼、脑等；远处淋巴结如锁骨上淋巴结转移；肠系膜血管根部淋巴结伴主动脉旁淋巴结有转移；腹膜腔广泛转移；冰冻盆腔

表 1-3 TNM 分期系统(1978)

分期	TNM	分期	TNM
0 期	Tis N0 M0	ⅢA 期	T1~T2 N1 M0
Ⅰ期	T1 N0 M0	ⅢB 期	T3~T4 N1M0
	T2 N0 M0	ⅢC 期	T 任何 N2 M0
ⅡA 期	T3 N0 M0	Ⅳ期	T 任何 N 任何 M1
ⅡB 期	T4 N0 M0		

原发肿瘤(T)分期

Tx:原发肿瘤无法评估;

T0:没有原发肿瘤的证据;

Tis:原位癌:上皮内癌或黏膜内癌未穿透黏膜肌层而达黏膜下层;

T1:肿瘤侵及黏膜下层;

T2:肿瘤侵及肠壁固有肌层;

T3:肿瘤浸透固有肌层并侵达浆膜下,或原发病灶位于无浆膜层的结肠、直肠时,肿瘤已侵达结肠旁或直肠旁组织;

T4:肿瘤已穿透腹膜或直接侵入其他脏器 *。

(注:* 如肿瘤和其他脏器(包括其他结肠和直肠段)发生粘连为 T4;如粘连处镜下检查未发现肿瘤细胞为 pT3;血管(vascular)和淋巴管(lymphatic)浸润可使用 V 和 L 注明)

淋巴结转移(N)分期

Nx:区域淋巴结无法评估;

N0:区域淋巴结无转移;

N1:1~3 个区域淋巴结转移;

N2:≥4 个区域淋巴结转移。

远处转移(M)分期

M0:无远处转移;

M1:有远处转移。

表 1-4 TNM 分期系统(2010 年第 7 版)

分期	TNM	分期	TNM
0 期	Tis N0 M0	ⅢA 期	T1~T2 N1 M0
Ⅰ期	T1 N0 M0	ⅢB 期	T3~T4 N1M0
	T2 N0 M0	ⅢC 期	T 任何 N2 M0
ⅡA 期	T3 N0 M0	Ⅳ期	T 任何 N 任何 M1
ⅡB 期	T4 N0 M0		

原发肿瘤(T)

Tx 原发肿瘤无法评价

T0 无原发肿瘤证据

Tis 原位癌:局限于上皮内或侵犯黏膜固有层

T1 肿瘤侵犯黏膜下层

T2 肿瘤侵犯固有肌层

T3 肿瘤穿透固有肌层到达浆膜下层,或侵犯无腹膜覆盖的结直肠旁组织

T4a 肿瘤穿透腹膜脏层

T4b 肿瘤直接侵犯或粘连于其他器官或结构

区域淋巴结(N)

Nx 区域淋巴结无法评价

N0 无区域淋巴结转移

N1 有 1~3 枚区域淋巴结转移

N1a 有 1 枚区域淋巴结转移

N1b 有 2~3 枚区域淋巴结转移

N1c 浆膜下、肠系膜、无腹膜覆盖结肠 / 直肠周围组织内有肿瘤种植(TD,tumor deposit),无区域淋巴结转移

N2 有 4 枚以上区域淋巴结转移

N2a 4~6 枚区域淋巴结转移

N2b 7 枚及更多区域淋巴结转移

远处转移(M)

M0 无远处转移

M1 有远处转移

M1a 远处转移局限于单个器官或部位(如肝,肺,卵巢,非区域淋巴结)

M1b 远处转移分布于一个以上的器官 / 部位或腹膜转移

表 1-5 TNM 分期及 Dukes 分期对照表

分期	TNM	Dukes 分期	分期	TNM	Dukes 分期
0 期	Tis N0 M0		ⅢA 期	T1~T2 N1 M0	C
Ⅰ 期	T1 N0 M0	A	ⅢB 期	T3~T4 N1M0	C
	T2 N0 M0	A	ⅢC 期	T 任何 N2 M0	C
ⅡA 期	T3 N0 M0	B	Ⅳ期	T 任何 N 任何 M1	D
ⅡB 期	T4 N0 M0	B			

前缀 p:术后病理分期

分期是判断肿瘤预后和指导治疗的最主要标准,但现行的 Dukes 或 TNM 分期对转移性结直肠癌仍然仅有单一的 M1 期,无法充分体现分期的价值,而且结直肠癌 TNM 分期的最后一次更新仍停留在 2010 年第 7 版。因此,探索新分期对于我们而言是一次机会,也是今后的研究方向之一。新分期的意义在于其能为临床实践带来改变:同为Ⅳ期患者,肿瘤可切除、不可切除和潜在可切除的患者的治疗策略完全不同。可靠、确切的分期系统将有望指导我们清晰地制订合理的治疗策略。未来结直肠癌分期的更新,会体现出针对Ⅳ期患者不同亚组的不同治疗理念,其中根据"可切除性"进行判断将是重要的更新点之一。

四、临床表现

(一) 症状

早期直肠癌患者常无明显症状,随后出现的症状多为:便血(80%~90%)、大便次数增多(60%~70%)、大便变细(40%)、黏液便(35%)、里急后重感(20%)、肛门疼痛(20%)以及排便困难(10%)。

1. 排便习惯改变　主要表现为大便次数增多、里急后重感、排便不尽感或排便后很快又有便意,患者往往每次排便量较少或无大便排出。主要与肿瘤浸润直肠壁、尤其是直肠壶腹部,或肿瘤坏死破溃、溃疡形成、分泌物增多刺激肛管直肠造成患者上述症状。

2. 大便性状改变　往往表现为便血、大便变细和黏液便。肿瘤坏死破溃以及粪便摩擦是便血的主要原因,便血常为鲜红色或暗红色,与大便混合或涂布大便表面,甚至有大量血性大便。直肠肿物占据肠腔可导致大便形状改变,肿瘤环腔生长可导致大便呈细条状,排便时间明显延长。

3. 肛门痛　肿瘤侵犯肛管或肛门括约肌可造成肛门疼痛,同时可合并有大便失禁或排便困难。

4. 腹部肿块　直肠上段癌,肿瘤较大时可表现为下腹部包块,直肠癌腹腔内转移病灶也可出现腹部肿块表现。

5. 肠梗阻　多为慢性肠梗阻,表现为腹胀、阵发性腹痛、肠鸣音亢进等表现;如肠腔进一步狭窄,患者口服泻药或暴饮暴食可造成急性肠梗阻。

6. 贫血及全身症状　如消瘦、乏力、低热。

(二) 体征

1. 一般状况评价、全身浅表淋巴结情况。

2. 腹部视诊和触诊,检查有无肠型、肠蠕动波、腹部肿块。

3. 直肠指诊　凡疑似结直肠癌者必须常规作肛门直肠指诊。了解肿瘤大小、质地、占肠壁周径的范围、基底部活动度、距肛缘的距离、肿瘤向肠外浸润状况、与周围脏器的关系等。指诊时必须仔细触摸,避免漏诊;触摸轻柔,切忌挤压,观察是否指套血染。

五、辅助检查

(一) 实验室检查

1. 血常规　了解有无贫血。
2. 尿常规　观察有无血尿,结合泌尿系影像学检查了解肿瘤是否侵犯泌尿系统。
3. 大便常规检查　应当注意有无红细胞、脓细胞。
4. 粪便隐血试验　针对消化道少量出血的诊断有重要价值。

(二) 肠镜

直肠镜和乙状结肠镜适用于病变位置较低的结直肠病变。

所有疑似结直肠癌患者均推荐纤维结肠镜或电子结肠镜检查,但以下情况除外:

1. 一般状况不佳,难以耐受;
2. 急性腹膜炎、肠穿孔、腹腔内广泛粘连以及完全性肠梗阻;
3. 肛周或严重肠道感染、放射性肠炎;
4. 妇女妊娠期和月经期。

内镜检查之前,必须做好准备,检查前进流质饮食,服用泻剂,或行清洁洗肠,使肠腔内粪便排净。

内镜检查报告必须包括:进镜深度、肿物大小、距肛缘位置、形态、局部浸润的范围,结肠镜检时对可疑病变必须进行病理学活组织检查。

由于结肠肠管在检查时可能出现收缩,因此内镜所见肿物距离肛门距离可能存在误差,建议结合 CT 或钡剂灌肠明确病灶部位,必要时可以在局部夹止血夹结合腹部 X 线片明确部位,也有肠镜下注射亚甲蓝用作术前定位。

(三) 影像检查

1. 结肠钡剂灌肠检查,特别是气钡双重造影检查是诊断结直肠癌的重要手段。但疑有肠梗阻的患者应当谨慎选择。
2. B 型超声　超声检查可了解患者有无复发转移,具有方便快捷的优越性。
3. CT 检查　CT 检查的作用在于明确病变侵犯肠壁的深度,向壁外蔓延的范围和远处转移的部位。目前,结直肠病变的 CT 检查推荐用于以下几个方面:
(1) 提供结直肠恶性肿瘤的分期;
(2) 发现复发肿瘤;
(3) 评价肿瘤对各种治疗的反应;
(4) 阐明钡剂灌肠或内镜发现的肠壁内和外在性压迫性病变的内部结构,明确其性质;
(5) 对钡剂检查发现的腹内肿块作出评价,明确肿块的来源及其与周围脏器的关系。
4. MRI 检查　MRI 检查的适应证同 CT 检查。推荐以下情况首选 MRI 检查:
(1) 直肠癌的术前分期;

（2）结直肠癌肝转移病灶的评价；

（3）怀疑腹膜以及肝被膜下病灶。

5. 经直肠腔内超声　推荐直肠腔内超声或内镜超声检查为中低位直肠癌诊断及分期的常规检查。

6. PET-CT　不推荐常规使用，但对于常规检查无法明确的转移复发病灶可作为有效的辅助检查。

7. 排泄性尿路造影　不推荐术前常规检查，仅适用于肿瘤较大可能侵及尿路的患者。

（四）血清肿瘤标志物

结直肠癌患者在诊断、治疗前、评价疗效、随访时必须检测 CEA、CA19-9；建议检测 CA242、CA72-4；有肝转移患者建议检测 AFP；有卵巢转移患者建议检测 CA125。

（五）病理组织学检查

病理活检明确占位性质是结直肠癌治疗的依据。活检诊断为浸润性癌的病例进行规范性结直肠癌治疗。如因活检取材的限制，活检病理不能确定浸润深度，诊断为高级别上皮内瘤变的病例，建议临床医师综合其他临床情况，确定治疗方案。确定为复发或转移性结直肠癌时，检测肿瘤组织 *K-ras* 基因状态。

六、诊断

直肠癌的诊断主要依靠上述症状体征和辅助检查内容，此处应强调的是直肠指诊应作为接诊可疑结直肠癌患者的必备检查。约 70% 的直肠癌直肠指诊时可触及，而直肠指诊对于直肠癌诊断的准确率高达 95%，因此直肠指诊对于直肠癌的诊断具有极其重要的价值，也是防止误诊、漏诊的简单易行的手段。

当与以下疾病相鉴别：

（1）痔：痔和直肠癌通常不难鉴别，然而临床上不乏有直肠癌行痔手术治疗者，误诊常因未行认真检查所致。痔一般多为无痛性便血，血色鲜红不与大便相混合，直肠癌便血常伴有黏液而出现黏液血便和直肠刺激症状；对便血患者必须常规行直肠指诊。

（2）肛瘘：肛瘘常由肛窦炎而形成肛周脓肿所致，患者往往有肛周脓肿病史，局部红肿疼痛，肛周条索状硬结、瘘口粪性溢液为常见表现；与直肠癌症状差异较明显，鉴别比较容易。

（3）阿米巴肠炎：症状为腹痛、腹泻，病变累及直肠可伴里急后重；粪便为暗红色或紫红色血液及黏液；肠炎可致肉芽及纤维组织增生，使肠壁增厚，肠腔狭窄，易误诊为直肠癌，纤维结肠镜检查及活检为有效鉴别手段。

（4）直肠息肉：主要症状是便血，纤维结肠镜检查及活检为有效鉴别手段。

第二节 直肠癌综合治疗的现状与进展

如前所述,结直肠癌是消化系统最常见的恶性肿瘤之一,而直肠癌占结直肠癌总数的70%。手术仍然是直肠癌治疗的核心,随着手术技术的进步、辅助治疗的改进以及新辅助治疗的兴起,近年来其5年生存率获得一定改善,而目前直肠癌的治疗模式已然步入了多学科综合治疗(multidisciplinary therapy,MDT)的阶段。

一、直肠癌多学科综合治疗

近年来,随着医疗水平的不断提高,学科发展的专科化、专业化不断加深,各个学科的发展和技术进步往往不为其他专科所充分了解;此外,人口老龄化愈加明显,老年患者比例逐渐增加,除原发病外往往合并一种或多种合并症,病情趋于复杂化,很多疾病尤其是恶性肿瘤的治疗逐渐走向多学科综合治疗模式,而不再是按照单一病种、单一科室或单一治疗手段,各自为政、而缺乏协作渠道的旧有模式。恶性肿瘤综合治疗需要相关各学科参与,各学科成员组成多学科综合治疗协作组,以患者为中心,多个相关科室相互协作,对患者的诊疗决策,通过集体讨论的形式来制订最佳治疗方案。MDT 的主要要求是根据患者的身心状况、肿瘤部位、病理类型、病期和发展趋向,结合细胞分子生物学的改变,有计划地、合理地应用现有的各种有效治疗手段,以最适当的经济费用取得最好的疗效,同时最大限度地改善患者的生活质量。在欧美国家的大型医院,多学科综合治疗模式已成为恶性肿瘤治疗的重要模式。在我国,临床多学科的概念也受到广泛重视,一些单位已将 MDT 作为医院制度化工作。

MDT 的基本组成应包括肿瘤外科医生、肿瘤内科医生、病理学医生、影像学医生、放疗医生、肿瘤基础研究人员、普通内科医生、护士以及社会工作者等。而由于专业的偏见和对肿瘤综合治疗内涵理解的差异,MDT 的开展和实施是临床工作的难点,如何克服专业偏见、加强不同学科间沟通、互动和良好协作才能确保综合治疗的有效运行。

同样,针对每一个体,直肠癌不再是单一病种,除肿瘤本身的肿瘤专科诊治,往往还涉及一些其他科室。直肠癌多学科综合治疗协作组主要包括:胃肠外科、肿瘤内科、放疗科、病理科、介入治疗科、医学影像科及超声介入科等多学科专家,有时根据患者肿瘤部位及周围侵犯情况,还可能要求妇科、泌尿外科等专科的专家一起参与讨论。直肠癌 MDT 工作模式和成员主要职责:

1. MDT 术前综合评估 进展期直肠癌,尤其是中低位直肠癌的治疗策略发生了很大变化,美国国家综合癌症网络(National Comprehensive Cancer Network,NCCN)指南和美国结直肠外科医师协会(American Society of Colon and Rectal Surgeons,ASCRS)的临床指南都基于大量循证医学证据提出了术前的新辅助治疗(新辅助放疗和/或化疗)。术前评估是术前新辅助治疗的主要依据,其流程应包括:①直肠指诊或直肠阴道指诊明确是否可以保留肛门括约肌;②完整结肠镜检查以排除其他部位肠道肿瘤;③医学影像学专家通过术前 MRI 和直肠内超声检查评价肿瘤局部 T 分期和 N 分期,以及获得环周切缘阴性的可能性;④影像学专家根据全身 CT 检查以排除肝、肺远处转移。术前规范 TNM 分期确定后,除 I 期患者外,Ⅱ~Ⅳ分期的患者需经过多学科讨论以决定是否需要行新辅助治疗,以制订整体治疗策略,切忌仓促施行手术。

2. 术前新辅助放化疗选择　按照国际指南和我国卫生计生委(原卫生部)结直肠癌诊疗规范的要求,对 T3 以上进展期直肠癌需要行术前新辅助治疗,这就要求肿瘤内科和放射治疗学专家的参与,以共同制订术前放化疗方案。尤其对于低位、超低位直肠癌患者,如拟行腹会阴联合直肠癌切除术(abdominalperineal resection, APR),此时应由造口护理师参加MDT 讨论,以便在术前对患者进行有关永久肠造口护理指导和心理指导,同时协助制订造口部位。这对接受 APR 手术的患者至关重要。

3. 直肠癌肝转移治疗策略制订　如前所述,结直肠癌同时性肝转移占 15%~25%,因此直肠癌肝转移的治疗策略的制订是 MDT 工作的一项重要内容。对合并肝转移的直肠癌患者,往往需要多学科综合治疗,包括新辅助化疗、手术、射频治疗、介入治疗、术后辅助化疗以及靶向药物的选择等。多学科综合讨论使患者的病情得到综合评价和充分讨论,从而制订适合于患者病情的最佳治疗策略。

如能够行肝转移瘤的根治性切除,患者仍可有良好的预后,因此对于合并肝转移的直肠癌患者,手术方案需要肝胆外科专家和结直肠外科医生共同制订。这也是临床多学科合作的典范。

4. MDT 中的病理学家的作用　术前临床病理分期对于新辅助治疗的选择至关重要,而新辅助治疗患者术后的辅助治疗仍然很重要。对患者进行规范临床病理分期,出具规范的病理报告,对于制订术后辅助治疗方案具有重要的指导意义。因此 MDT 协作组必须包括病理学专家。近年来,靶向治疗在直肠癌辅助治疗中的地位得以凸显,肿瘤组织 *K-ras* 基因突变型的检测对于靶向治疗药物的选择至关重要。根据结直肠癌 NCCN 指南(2014 年第 3 版),所有转移性结直肠癌都应对肿瘤组织的 *KRAS* 和 *NRAS* 突变基因进行检测分型,只要有可能,应对 *KRAS* 和 *NRAS* 的非外显子 2 突变状态进行检测;而 *K-ras* 突变或 *N-ras* 突变(外显子 2 或非外显子 2)的患者都不应使用西妥昔单抗或帕尼单抗。

5. MDT 的重要意义　由于患者疾病治疗尤其是肿瘤治疗往往是一个连续的过程,甚至终其一生,因此在临床上很多直肠癌患者常会接受多次 MDT 的临床评估和讨论,相对固定的 MDT 协作组可使患者的综合治疗得以延续,其治疗效果得到及时反馈和重新评估,使患者始终获得最佳治疗,一定程度上延长患者生存期也提高了患者生活质量。MDT 工作给临床医生,特别是低年资医师和实习生,提供了一个多学科的交流平台,从而使医生、医学生及进修生获得良好的学习机会,训练其临床思维,提高其解决复杂临床问题的能力。

二、直肠癌手术治疗

手术治疗仍然是可能治愈直肠癌的唯一手段,迄今为止直肠癌手术已经历了一百余年的发展。随着医学的不断发展、技术进步,以及医疗器械尤其是吻合器的应用及微创腹腔镜技术的引入,直肠癌的手术方式也不断演进。参照本章第三节。

三、辅助治疗

1. 化疗 可切除直肠癌的术后化疗沿用于结肠癌的标准,适用于Ⅲ期和高危Ⅱ期的病例。化疗方案有多种,常用方案为奥沙利铂+5-Fu/LV,含奥沙利铂的方案已经成为可切除直肠癌的化疗标准。在众多方案化疗中,应遵循这样的原则:①由于Ⅲ期病例在化疗中的获益率较高,那么治疗重点在于提高疗效,可以选择 FOLFOX 系列(5-Fu/CF/ 奥沙利铂)、XELOX(卡培他滨 / 奥沙利铂)方案。②高危Ⅱ期的病例,化疗的获益率较低,化疗的安全性应该得以重视,需避免出现严重毒副作用,可选用 Mayo Clinic 方案、De Gramont 方案或卡培他滨单药方案。

化疗仍是晚期结直肠癌治疗的主要手段,而其化疗方案的选择也同样存在较多争议。氟尿嘧啶联合奥沙利铂方案是治疗晚期结直肠癌的标准方案之一,而近年来 XELOX 方案以其使用的方便性和低毒性在临床上也越来越受推崇。多项临床研究表明,FOLFOX 和 XELOX 方案治疗晚期直肠癌生存获益相近,没有统计学差异。此外 FOLFIRI(5-Fu/CF/ 伊立替康),作为二线治疗方案已被广泛认同。

2. 放疗 直肠癌病理类型多为腺癌,对放射线敏感性较低。而放射治疗主要用于以下几个方面:①根治性辅助放疗:体外照射加近距离照射用于有禁忌或拒做手术的直肠癌患者;②姑息性体外照射治疗用于晚期直肠癌缓解疼痛、改善症状;③术前新辅助放疗。目前,术后放疗仅推荐用于局部晚期直肠癌、T3 期直肠癌且术前未经放疗和术后局部复发的患者。

3. 靶向治疗 如前所述,以手术、化疗及放疗为主的治疗模式是直肠癌标准的综合治疗模式;该治疗模式在过去、现在乃至将来都发挥着不可替代的作用,然而弊端也显而易见,一方面该治疗模式对直肠癌尤其是中晚期直肠癌的疗效难以获得进一步提高,另一方面其毒副作用也不容忽视。近年来分子靶向药物的出现,为恶性肿瘤的治疗开辟了一个新的领域。分子靶向药物是指利用靶细胞与正常细胞之间分子生物学上的差异(包括基因、酶、信号转导等不同特性),定向将药物作用于靶细胞,抑制该细胞的生长增殖,最后使其死亡的一类药物。

在结直肠癌领域,分子靶向药物研究主要有以下几个方面:①表皮生长因子受体信号(epidermal growth factor receptor,EGFR)通路抑制剂:在过去的一段时间内,西妥昔单抗(cetuximab,或 ERBITUX)、吉非替尼(gefitinib,或 iressa)等一系列靶向治疗药物相继研究成功,并在临床上获得了一定的应用。Buzaid 等采用西妥昔单抗联合伊立替康的治疗模式,对某些单一给药治疗失败的结直肠癌患者进行治疗,结果显示,疾病控制率可达 56%,而且不良反应较低,安全性较好。②以血管内皮生长因子(vascular endothelial growth factor,VEGF)为靶点的血管生成抑制剂:抑制肿瘤中的血管生成,成为了抗肿瘤药物研究中新的热点,目前,VEGF 抑制剂贝伐单抗(bevacizumab,或 avastin)是美国 FDA 批准的首个抑制肿瘤血管形成的分子靶向药物,已在多个国家应用于临床治疗。Hasan 等应用贝伐单抗进行体内外试验,研究结果显示,在结直肠癌治疗方面,贝伐单抗除了本身的抑制血管生成作用外,还具有诱导肿瘤细胞衰老的作用,该类药物可以在不依赖 p53 基因的情况下上调 p16 基因,进而从另一途径发挥抗肿瘤效应。③细胞凋亡诱导剂:临床前相关研究表明,细胞凋亡与肿瘤的发生、转移、治疗及预后均有着密切的关系,目前还处于起步阶段。

综上所述,分子靶向药物在结直肠癌治疗方面已经有了较大的进展,特别是 EGFR 信号通路抑制剂和血管生成抑制剂的研究已经在临床获得成功,并且在诸多国家和地区推广使用。但是,在细胞凋亡诱导剂等其他类型的应用研究还较少,有的甚至处于起步阶段。另外,目前的分子靶向药物价格十分昂贵,有时还会引起部分不良反应,使该类药物在临床应用方面受到很大限制。不过,有理由相信,随着分子生物学和肿瘤靶向治疗研究的进一步发展,高效、安全、经济的分子靶向药物一定会问世,并在结直肠癌治疗方面发挥不可替代的作用。

4. 中医中药治疗　中医中药治疗主要用于直肠癌手术及放化疗后的辅助治疗,可以起到补中益气、恢复元气,减轻放化疗的不良反应,同时可能存在放化疗增敏作用。直肠癌的中医中药治疗可以明显改善患者的临床症状,提高患者的生活质量,延长其生存时间,由此也可以帮助许多身体功能弱,无法耐受西医治疗的患者获得继续生存的机会。

5. 免疫治疗　直肠癌免疫治疗目前也多处于研究阶段,主要包括以下几个方面:①肿瘤疫苗治疗;②过继性细胞免疫治疗;③单克隆抗体治疗;④其他免疫治疗:主要是一些非特异性免疫调节剂。

6. 基因治疗　直肠癌的基因治疗目前尚处于实验室研究阶段。

四、新辅助治疗

提高局部控制及改善远期生存是直肠癌治疗的两大主题。多个大型随机对照试验结果均显示,术前辅以放疗及化疗即新辅助治疗,可实现不同程度的肿瘤降期,提高手术切除率及保肛率,降低局部复发率,因而,NCCN 直肠癌临床治疗指南已将之作为局部进展期直肠癌的标准治疗方案。新辅助治疗后约有 10%~50% 的患者可实现临床完全缓解(clinical complete remission,CCR),目前,有部分学者甚至认为对于这部分患者可以采取严密观察的策略,而外科手术仅作为局部复发后的补救治疗措施。由此可见,新辅助治疗在直肠癌治疗中的地位正逐步提高,尤其在局部晚期中低位直肠癌,新辅助放化疗已成为标准治疗模式。目前,普遍认为存在较高局部复发风险的直肠癌患者应考虑接受新辅助治疗,其适应证包括：①术前影像学评估为 T3~4 期或可能存在直肠周围区域淋巴结转移的直肠癌；②难以保肛的中、低位直肠癌，临床预估行新辅助治疗后可能保肛的患者；③肿瘤切除困难又不伴远处转移的直肠癌。部分同时伴有可切除的远处转移的患者，亦可接受新辅助放化疗，从而降低直肠病变切除术后局部复发的风险。

由于新辅助放化疗的选择依据是相对准确的术前分期，因此术前临床尤为重要。临床上对直肠癌 TNM 分期常用的影像学检查方法主要有 CT、MRI 和直肠腔内超声（EUS）。CT 对进展期直肠癌的 T 分期准确率可达 80%，但其难以辨别 T1 和 T2 期肿瘤，故在早期直肠癌的局部分期中受到限制。欧洲的 MERCURY 研究组报道高分辨率 MRI 可以精确地评估直肠环周切缘（CRM）的受累情况，预测肿瘤是否能获得根治性切除，从而指导术前治疗方案的制订。Brown 等报道 MRI 对肿瘤 T 分期和 N 分期的准确率分别可达到 94% 和 85%。EUS 能清楚显示肠壁层次、直肠周围邻近器官及肠周淋巴结肿大情况，其对肿瘤 T 分期和 N 分期的准确率分别可达到 80%~95% 和 70%~75%，尤其对于早期病变，其准确率甚至接近 100%。但肿瘤位置过高或肠腔严重狭窄患者，EUS 的应用则受到限制。因此强调综合应用上述手段，相互补充，以提高直肠癌术前分期的准确性，从而更好地指导综合治疗方案的正确制订。

1. 新辅助化疗　新辅助治疗的方式主要为放疗 ± 化疗，而近年来学者在新辅助化疗方面做了较多探索；但研究主要局限于病灶位置为直肠上段，临床特征提示为预后较好的肿瘤，而非位于中低位直肠。新辅助化疗的方案同术后辅助化疗。

2. 新辅助放疗　大量临床研究结果表明，与术后辅助放疗相比，新辅助放疗的优点在于：①使肿瘤降期提高了根治性切除的几率；②肿瘤退缩增加了中低位直肠癌保肛率；③明显降低了术后局部复发率；④放疗敏感性高，放射性损伤较小；⑤患者依从性较高。

目前临床常用的新辅助放疗治疗模式主要有两种：①长程放疗方案：剂量为 1.8~2.0Gy/次，5 次 / 周，共 5~6 周，总剂量控制在 45.0~50.4Gy。手术时间安排在放疗结束后 6~8 周。比较传统术后辅助放疗，新辅助放疗可使术后局部复发率降低 50%。长程放疗的弊端在于，一方面经长程放疗后手术标本难以准确分期，而影响术后治疗方案的选择；另一方面长程放疗至少使手术推迟 2 个月，从而使放疗敏感度差的患者有可能延误手术时机。②短程强化放疗方案：总剂量 25Gy，5Gy/d，共 5 天，放疗结束后 10 天内手术，瑞典为代表的北欧国家多采用此方案。此方案的推广依据早期瑞典的一项临床研究，该试验纳入 1168 例病例，随机分为新辅助短程强化放疗组及单纯手术组，结果显示新辅助短程放疗显著降低局部复发率（11% vs 27%），提高了 5 年生存率（58% vs 48%）。另一项荷兰的研究近期结果显示，对于环周切缘阴性的Ⅲ期直肠癌患者，新辅助短程强化放疗可显著增加 10 年生存率（50% vs 40%）。新辅助短程强化放疗的不足之处在于合并有较高的神经放射性损伤，且术后吻合口瘘、会阴部切口愈合不良及大便失禁的发生率明显增多。

3. 新辅助同步放化疗　对于肿瘤，化疗药物不仅可以控制其转移和播散，还能起到放疗增敏的作用。因此,新辅助同步放化疗能够促进肿瘤退缩和降期,提高中低位直肠癌保肛率及病理完全缓解率。一些大型 RCT 研究对比新辅助长程放疗和长程放疗同步 5-Fu 为基础的化疗的疗效。以法国对 T3~4 期直肠癌的 FFCD9203 研究为例,对比单纯放疗(45Gy/25f)与同步放化疗(45Gy 化疗 +5-Fu/LV 化疗),结果显示同步放化疗组 pCR 高于单纯放疗(11.4% vs 3.6%);长期随访结果显示,新辅助同步放化疗组 5 年局部复发率显著低于单纯放疗组(8.1% vs 16.5%),5 年总生存率差异无统计学意义(67.9% vs 67.4%),术后并发症未增加(20.9% vs 26.9%)。另一项来自德国的 Ⅲ 期临床研究对比新辅助同步放化疗与辅助同步放化疗,结果表明,新辅助同步放化疗明显降低 5 年局部复发率(13% vs 6%),而 5 年总生存率无统计学差异(74% vs 76%)。

第三节　直肠癌手术的历史沿革

根据直肠癌肿瘤位置的不同,以距齿状线的距离界定,分为高位、中位和低位直肠癌:齿状线上 5cm 以内的为低位直肠癌,5~10cm 内为中位直肠癌,而 10cm 以上者为高位直肠癌。如前所述,我国以中低位直肠癌为主,约 3/4 的直肠癌肿瘤位置在腹膜返折以下。我们一起回顾一下直肠癌手术治疗的发展历史。

一、保肛手术

长期以来,肿瘤手术第一要求是追求根治和长期生存,然而随着医学发展,在保证肿瘤根治性的前提下,如何提高患者生存质量成为新时代对肿瘤外科医生的要求。早在 1908 年 Miles 在 *Lancet* 上首次报道直肠癌经腹会阴联合切除术(APR,又称 Miles 术),并在此后的几十年中成为直肠癌手术的金标准。Miles 手术的优点在于彻底切除原发灶和区域淋巴结,然而 Miles 术伴随而来的是乙状结肠永久性造口,这为患者术后带来严重的生理和心理负担,产生社会认同感恐惧,同时还存在较多的近期或远期造口并发症,大大降低了患者的生存质量。其中更不乏因抗拒造口而放弃手术的直肠癌患者。

1939 年 Dixon 提出直肠癌切除骶前直肠 - 乙状结肠保肛手术,及直肠前切除术(lower anterior resection,LAR,又称 Dixon 术),该术式的理论基础在于:①直肠癌横向转移较少,特别是腹膜返折以上区域;②向下转移也较少:20 世纪 80 年代病理学研究表明,直肠癌向远端浸润的距离多局限在 2cm 范围内,因此保证 2cm 远切缘即可选择性保留肛门括约肌,理论上讲肿瘤距离齿状线 3cm 以上可行保肛手术。而 NCCN 指南建议远切缘大于 1cm 即可,如小于 1cm 需行快速病理检查,以保证切缘阴性。随着医务人员对直肠癌认识的增加、患者对生存质量要求的提高,尤其是由于医疗器械的迅猛发展,保肛手术得到了前所未有的突破,近年来直肠癌保肛手术率达到 80% 以上。

直肠癌保肛手术的术式主要包括直肠癌局部切除术、低位直肠前切除术及各种拖出式直肠切除吻合术等。总之,保肛手术应将肿瘤根治放在第一位,在不降低肿瘤根治性前提下最大限度地提高保肛率;肿瘤巨大肠外广泛浸润转移、直肠癌浸润肛管、盆腔过小,尤其是肥胖、复发性肿瘤等,应避免保肛手术以确保手术效果。同时保留的肛门具有完整的感觉、控制功能,严格掌握保肛手术治疗直肠癌的适应证是预防并发症和减少复发的关键。

二、局部复发与 TME

解剖学上,腹膜返折以下直肠无浆膜局限作用、同时直肠周围充填有脂肪组织、广泛的淋巴管道和淋巴结,组织疏松有利于肿瘤细胞的浸润转移。因此直肠癌在还没有区域或局部淋巴转移时,直肠系膜中已有癌细胞巢或癌结节,而这种系膜中的癌细胞浸润播散,不论是腹会阴联合切除术、保肛手术或扩大根治术,癌细胞都会遗留或造成术野种植,这就是以往直肠癌术后局部复发率居高不下的主要原因。同时,由于骨盆腔狭小,盆腔解剖复杂,操作难度大,局部复发一直是中低位直肠癌治疗失败的重要原因。

1982 年,英国外科专家 Heald 等人首次报道了直肠全系膜切除(total mesorectal excision,TME)的概念。TME 是一种针对直肠中下段癌的规范手术操作方式。中低位直肠癌切除应遵循全直肠系膜切除的原则(TME),其规范要求:①直视下在骶前间隙中进行锐性分离,保证盆腔筋膜脏层的完整性,尽可能锐性游离直肠系膜,将脏层筋膜与包绕的直肠周围脂肪、血管和淋巴管即所谓的直肠系膜整块切除;②癌远端直肠系膜的切除不少于癌下缘 5cm;③直肠的远切缘距肿瘤病灶至少 2cm,近切缘通常超过 10cm。

由于盆筋膜脏壁两层之间有一潜在间隙,此外科平面为直肠癌及其系膜的完整切除设定了切除范围,而且直肠癌浸润通常局限于此范围内。因此,遵循 TME 原则,可以清除存在于直肠系膜中的癌结节和癌细胞巢,这些肿瘤病灶可超出直肠癌沿肠管纵向侵犯的距离而浸润至原发肿瘤上、下 5cm 范围的系膜内,保证全系膜切除和盆筋膜脏层的完整,减少术中肿瘤细胞播散种植,保证了根治手术的质量,使局部复发率下降到 2.2%~7.3% 这一前所未有的水平。同时该外科平面的分离使手术操作变得简单易行、出血少、创伤小,手术时间更短,术后恢复更快,实际上体现了微创的概念,这正是 TME 的优势所在。

1986 年,Quirke 等提出环周切缘(circumferntial resection margin,CRM)的概念,并指出直肠癌 CRM 阴性患者的局部复发率较低。CRM 阳性定义为:切除后直肠标本横断面上,镜下可见肿瘤组织、癌结节或转移淋巴结与实际 CRM 间距离≤1mm,CRM 的检测最好采用特殊的大切片制作机,将整个断面进行制片,然后镜下评估。CRM 是否受累明显影响着术后局部复发率和生存率,是直肠癌预后的关键因子。荷兰学者通过 17 500 例患者的分析发现,CRM 不仅与局部复发率显著相关,在未行新辅助治疗的患者中,危险比是 6.3,且与远处转移也相关,危险比为 2.8。Bait 等研究发现 CRM 阴性者的 5 年局部复发率为 11.3%,而阳性者为 35.2%。NCCN 的研究显示 CRM <1mm,局部复发率为 25%,CRM >1mm,局部复发率仅为 3%。

三、侧方清扫

自 1982 年 Heald 提出全直肠系膜切除术概念,TME 理念已广为接受并成为直肠癌根治术的"金标准";这一规范的贯彻执行也的确使直肠癌的治疗水平获得明显提高,患者术后生存率及局部复发率明显改善。然而,是否行扩大的侧方淋巴结清扫,几十年来一直存在争论。意见主要两种:①欧美等国家学者认为,侧方淋巴结转移属远处转移,局部的扩大清扫无法提高生存率,且术后并发症较多,尤其是盆腔自主神经损伤造成的排尿和性功能障碍,故不主张行侧方淋巴结清扫;②日本学者认为 TME 仅切除了直肠深筋膜和直肠系膜内的淋巴结和转移灶,未能清除侧方淋巴结,而侧方淋巴结转移是客观存在的,其平均转移率可高达 10%;因此,在日本,侧方淋巴结清扫的直肠癌扩大根治术被当作标准术式推广。同样国内学者对侧方淋巴结清扫也存在不同见解:①大部分学者认同欧美观点,不主张常规进行侧方淋巴结的清扫;②董新舒、刘宝善、师英强等人,则主张侧方淋巴结清扫;他们的研究提示,进展期中低位直肠癌应该在上方淋巴结清扫的同时加行侧方淋巴结清扫,这样既可进一步降低术后局部复发率,又可通过侧方清扫了解肿瘤的转移范围,从而更准确地评估患者预后和指导后续辅助治疗,改善术后患者的预后,提高生存率。

1. 直肠淋巴结引流途径　直肠癌淋巴引流途径主要有三个方向:①向上引流是直肠肛管肿瘤淋巴引流的主要方向,主要沿直肠上动脉、肠系膜下动脉及腹主动脉周围淋巴管及淋巴结引流;②向侧方为腹膜返折以下直肠及肛管的引流途径;③向下引流为齿状线周围肿瘤的引流途径,主要经过盆底淋巴管道和腹股沟淋巴结引流。上方和侧方途径的界限为直肠横襞(Houston 瓣),相当于腹膜返折处。侧方引流途径最早由 Gerota 提出,以后的研究明确侧方引流有前、中、后 3 个方向:①向前外侧沿膀胱上动脉、膀胱下动脉、输精管动脉、闭孔动脉到髂外动脉内侧缘的淋巴结;②向外侧沿直肠中动脉至髂内淋巴结,然后经髂总淋巴结上行至腹主动脉旁淋巴结;③向后引流:沿骶中动脉入骶岬淋巴结(骶淋巴结),再向上入腹主动脉分叉处淋巴结。侧方淋巴结清扫的直肠癌扩大根治术也正是依据上述淋巴引流模式提出的。

2. 侧方淋巴结清扫的价值　探讨侧方淋巴结清扫价值,主要应有两方面指标:一是直肠癌侧方淋巴结的转移率,二是行侧方清扫后对患者局部复发率和总体生存率有无影响。对于直肠癌侧方淋巴结转移率报道差异较大,尤其在东、西方学者间存在较大的争议。日本学者报道清扫的侧方淋巴结的转移率为 5%~20%,平均在 10% 左右,认为侧方淋巴结清扫可降低盆腔局部复发率。

然而也有学者认为,侧方淋巴结转移率低,欧美国家的数据表明侧方淋巴结转移率在 2% 左右;同时侧方清扫增加了手术创伤、手术时间延长、出血量增大,尤其由于盆腔自主神经损伤造成术后排尿和性功能障碍发生率极高,术后患者能否提高生存率及保证生活质量尚存在争议。有 meta 分析结果表明,直肠癌扩大侧方清扫和常规直肠癌根治性手术患者的

5 年生存率、局部或远处复发率及 5 年无病生存率都无统计学意义,而侧方清扫组存在较高术后排尿和性功能障碍。另一项多中心回顾性研究结果表明,常规根治组和扩大侧方清扫组患者的局部复发率和 5 年生存率分别为 7.4% vs 10.5% 和 79.5% vs 75.8%,差异均无统计学意义;但对于Ⅱ期低位直肠癌患者,行侧方淋巴结清扫组 5 年生存率为 87.0%,明显高于未行侧方淋巴结清扫组的 67.1%;文章也指出,未行侧方淋巴结清扫是不良预后的一项独立危险因素,对于部分晚期直肠癌患者,侧方淋巴结清扫的意义还不确定,期待前瞻性研究证实。

目前少有循证医学证据表明侧方淋巴清扫的必要性,因此,仅在日本和我国北方的一些医院将此作为常规淋巴结清扫。

3. 侧方淋巴结清扫的并发症 侧方淋巴结清扫的扩大直肠癌根治术,由于创面增大,增加了手术复杂性,导致更大的创伤和出血量;同时,侧方清扫伴随而来的是盆腔自主神经损伤几率明显增加。国内吴小剑等对 27 项 RCT 进行 meta 分析,纳入 9558 例患者,结果表明侧方清扫组的手术时间明显延长,出血量及术后排尿功能障碍发生率明显增加。曹家庆等的荟萃分析也显示,侧方清扫组的围术期并发症明显增加、手术时间延长、手术出血量增加,术后性功能和泌尿系统功能障碍的发生率也均有所增加。

这里我们结合自己的尸体解剖和腔镜解剖学研究简要分析一下侧方清扫造成盆腔自主神经损伤的部位和成分。尸体解剖研究结果表明,腹主动脉丛呈左右干行走于腹主动脉前方两侧,左干在肠系膜下动脉根部稍下方越过主动脉表面;上腹下丛位于腹主动脉的分叉处至骶骨岬下 2cm 范围内。肠系膜下动脉根部结扎是安全的,但应避免过度清扫其根部周围及腹主动脉表面结缔组织,减少腹主动脉丛的损伤;根据腹主动脉分叉和骶骨岬,定位上腹下丛范围,并紧贴直肠系膜游离,避免损伤上腹下丛。直肠系膜后方均见疏松网状结缔组织,靠近骶髂关节水平,疏松网状结缔组织下方可见上腹下丛发出的左右腹下神经。双侧腹下神经经由侧盆壁走向前下,此处如直肠后间隙游离层次不清或钝性游离极易造成损伤,尤其在侧方清扫时如不能清晰辨认并游离保护非常容易造成损伤,这也是侧方清扫术后多发排尿和性功能障碍的主要原因。下腹下丛是上腹下丛的向下延续,位于直肠两侧,接受骶交感干的节后纤维和第 2~4 骶神经的副交感节前纤维组成。位于直肠外侧,精囊及前列腺的后外侧,发出分支支配直肠、膀胱和前列腺。该部位副交感神经也容易在侧方清扫过程中受到损伤。

尸体解剖显示侧韧带内部的神经纤维来自于下腹下丛。腹腔镜下辨别侧韧带困难,直肠系膜侧方疏松网状结缔组织是辨认标志,当疏松组织为致密组织取代,便为侧韧带处。手术过程中,应保证侧方疏松网状结缔组织完整,紧贴直肠系膜切断侧韧带,避免损伤外侧下腹下丛。避免暴力牵拉,否则下腹下丛可能被牵至系膜侧,误当直肠侧韧带而切断。

针对较高的术后排尿和性功能障碍发生率,日本学者土屋周二于 20 世纪 90 年代提出保留盆腔自主神经的侧方淋巴结清扫术,收到良好效果。Morita 等系统归纳了自主神经保护的 4 种方式:①完全性自主神经保留;②单侧自主神经保留;③盆壁丛自主神经保留;④单侧盆壁丛自主神经保留。另外,由于腹腔镜的术野放大效果和精细操作,腹腔镜下侧方淋巴结清扫有利于自主神经的保留,术后排尿和功能障碍的发生率有望得到降低。

四、直肠癌手术微创化

1991 年,Jacob 报道了首例腹腔镜结肠切除术,迄今,腹腔镜已能开展几乎所有类型的结直肠手术。早期,由于在肿瘤切除的彻底性、转移、复发等问题上缺少循证医学证据,腹腔镜直肠癌手术的应用在 NCCN 指南中仅推荐为"临床研究应用";而 2015 年 Bonjer HJ 等的多中心 RCT 研究充分肯定了腹腔镜直肠癌手术的安全性,同时腹腔镜直肠癌手术有着术中出血少、疼痛轻、恢复快等明显优势。相信随着临床研究结果的进一步展现,腹腔镜直肠癌手术将会获得业界的广泛认同。腹腔镜下直肠癌根治术切除范围及手术方式基本上同传统的开腹手术,但对术者的技术要求较高,它不仅要求术者有娴熟的腹腔镜手术技术,同时还要有丰富的直肠癌手术经验;此外腹腔镜直肠癌根治术的总体费用较高。对于腹腔镜直肠癌根治术的根治效果和戳孔复发问题,随着腹腔镜技术的成熟,基本上已达到与开腹手术相同的效果。相信随着手术技术的成熟和器械的改进,以后腹腔镜下直肠癌根治将成为常规手术。总之,微创外科手术是现代医学发展的一个重要方向,腹腔镜技术在大肠癌外科中取得了许多令人鼓舞的成果,尤其是新近新英格兰杂志有关腹腔镜直肠癌肿瘤学和手术学安全性的报道已通过大样本多中心随机对照研究确认了其安全性。

五、经肛门内镜手术

1984 年,德国医生 Buess 和 Mentges 首次报道了经肛门内镜显微手术(transanal endoscopic microsurgery,TEM)。TEM 通过一种特殊设计的直肠镜,把高质量的视觉系统和压力调节充吸气装置结合起来,直肠镜直径 4cm,轴长分 12cm 和 20cm 两种,适应不同部位的病灶;通过固定装置固定于手术台,直肠镜面板上有四个用特制的橡胶袖套密闭的操作孔,各式特殊的内镜器材,通过操作孔进行手术操作,另有一通道供立体视镜使用并可连接图像监视系统,低压(15mmHg)CO_2 持续充气扩张直肠,使直肠及病灶充分暴露。近年来,经肛门内镜显微手术正在国内外推广,TEM 不同于传统的经肛门手术和一般的内镜手术,具有创伤小、显露良好和切除准确等优点,同时可以达到中上段直肠,是治疗直肠肿瘤的微创新技术。其特点主要有以下三点:①可视图像是从先进的体视光学双目镜获得的,提供的视野深度大大得到改善;②设备是特制的,器械插入和操作是在平行的平面上进行,明显有别于腹腔镜手术;③TEM 能治疗传统器械不能及的较高部位的腺瘤和经选择的早期癌。

目前 TEM 的主要适应证是:①瘤体最大径超过 1.5cm 的无蒂广基型良性直肠腺瘤(T0期),一般肿瘤占据肠腔应在 3/4 周径以内。②直肠原位癌(Tis 期)或 T1 期低复发危险的直肠癌(如肿瘤高、中分化,瘤体小,活动度大),TEM 特殊器械的设计使这项技术能够切除位于距肛缘 5~20cm 任何距离的直肠肿瘤。虽然,T1 期高复发危险或者更后期(例如 T2 期或以上)的直肠癌,在局部切除术后有较高的复发机会,但是对于那些有高手术风险的患者,比如高龄或者有严重并发症者,TEM 仍然提供了一种理想的姑息性治疗方法。在欧洲,TEM 局部切除术联合辅助放疗治疗 pT2 期直肠癌的临床试验正在进行。TEM 的其他适应证:直肠类癌、间质瘤、直肠狭窄甚至直肠阴道瘘。TEM 的禁忌证:T1 期高复发危险或者更后期(例如 T2 期或以上)的直肠癌,如果并非出于姑息治疗的目的则不适宜行 TEM。同时性多原发结直肠肿瘤是 TEM 的禁忌证。相信随着手术方法的成熟和对辅助治疗手段的应用,TEM 治疗直肠癌的适应性将进一步得到拓展。

六、直肠癌肝转移的外科处理

结直肠癌患者中约有 50% 最终将发生肝转移(colorectal cancer liver metastasis,CRLM),肝转移是结直肠癌患者最主要的死亡原因,CRLM 治疗策略的选择一直是结直肠癌研究的热点和难点之一。在所有的结直肠癌患者当中,有 20%~25% 在确诊时即发现合并有肝转移,而另有 20%~25% 的患者将在结直肠癌原发灶根治术后发生肝转移。外科手术是治疗结直肠癌肝转移最有效的方法。

通常直肠癌肝转移瘤分为:可切除(resectable)、潜在可切除(potentialresectable)和不可切除(unresectable)三种。可切除的肝转移应具备以下条件:直肠原发灶能够根治性切除,转移癌仅累及一侧肝叶,转移灶不超过 4 个,最大病灶直径 <5cm,肝切除量 <50%,没有重要血管侵犯的肝转移。对于一些直肠癌肝转移瘤,经过多学科讨论,可以经过化疗将其转化为可切除病灶,称为"潜在可切除"患者。此外,对于肝脏多发的满布肝脏的转移灶,称为不可切除病例。

1. 同期切除适应证 结直肠癌原发灶能够获得根治性切除;根据肝脏解剖学基础和病灶范围进行评价,全部肝转移灶可 R0 切除;肝转移灶小且多位于周边或局限于半肝,肝切除量 <50%;患者全身状况允许,没有不可切除的肝外转移病变。结直肠癌原发灶根治术的同一手术切口或仅适当延长后的切口内完成肝转移灶切除(如右半结肠癌伴肝转移);如原发灶位于盆腔(直肠癌和乙状结肠癌)I 期同步切除并非不可,但应更为慎重;肝门部淋巴结、腹腔或其他远处转移灶被评价为可切除时亦可行同期切除。

2. 潜在可切除肝转移的转化治疗 部分患者肝转移灶在发现时无法获得根治性切除。对于 CRLM 患者建议应采用 MDT 模式,各个专业共同制订适合的诊断方法和最佳的综合治疗策略,促使最初无法切除的肝转移灶转化成可切除病灶,达到手术根治性切除,改善预后,延长生存期。主要包括:①新辅助化疗和靶向治疗。新辅助治疗可提高 R0 手术的机会,增加术后残余肝脏体积。结直肠癌原发灶无出血、梗阻或穿孔等情况时,可以考虑先行 2~3 个月新辅助化疗。可联合分子靶向治疗,但其效果仍有争议。新辅助化疗后再次行影像学检查,评价疗效,如果转移灶转化成可切除时,同期切除原发灶和肝转移灶。需要注意的是新辅助化疗不应以完全缓解为目标,过度的化疗不仅导致肝脏损伤,还使病灶消失,增加手术难度。

②经皮经导管选择性门静脉栓塞术(PVE)。部分肝多发转移患者肝切除范围较大,若立即行肝切除,未来剩余肝体积(future remnant liver,FRL)则不足以维持肝脏的正常功能。术前通过经皮经导管选择性门静脉栓塞术,使拟切除的肝叶萎缩,其余肝组织代偿肥大,增加术后残余肝体积,提高手术的切除率和安全性。

第四节　直肠癌手术面临的问题

一、骶前静脉出血

骶前静脉出血是指骶前静脉丛或骶椎椎体静脉的大出血,是直肠癌手术的常见并发症,出血量大而凶猛、常难以控制。究其原因,主要有:①解剖因素:脊椎静脉系统主要引流脊髓、脊髓膜、神经根及椎旁组织之血液,是上下腔静脉间的侧支通路,缺乏静脉瓣,其末端部分构成骶前静脉丛;该静脉丛还沟通两侧髂内静脉、盆腔静脉、臀部静脉与脊椎静脉系统;该静脉丛在平卧位或截石位时处于最低位置,相对压力较高,且麻醉状态下,上述静脉处于扩张状态,因此在骶前静脉损伤后更易出血而难以自止。②病灶因素:多数发生在低位的直肠癌病变多位于直肠后壁,癌块较大与周围组织呈炎性浸润和癌性浸润,固定、破坏正常的组织关系,使直肠后间隙消失,此时如盲目粗暴分离或钳夹,极易撕裂骶前筋膜导致难以制止的出血;③性别因素:男性患者骨盆腔相对狭窄而深,患者肥胖以及麻醉效果不好等均可造成手术野不好,无法在直视下进行手术操作。④术者因素:对骶前及直肠周围解剖关系不熟悉,手术适应证的选择不准确,手术技巧及方法存在一些问题,或由于术者心理准备不足,一旦出血不能冷静寻找最好的办法加以止血,而是盲目慌乱处理,导致不必要的失血甚至患者死亡,不能根据具体情况及时终止手术或改变术式。或者由于对直肠后间隙与骶前间隙的解剖层次认识不足,在直肠后方分离时误入骶前间隙,不但容易造成骶前出血,而且层次解剖错误往往造成腹下神经损伤,尤其是在骶前出血发生盲目止血更易增加盆腔自主神经损伤发生的几率。

骶前静脉大出血若不能得到及时处理,出血量大后果严重,预防显得更为重要。首先,术者应认清直肠局部解剖,一定要在骶前筋膜直肠后间隙内进行锐性或钝性分离,不可误入骶前筋膜下或撕脱骶前筋膜。坚持手术全过程必须在直视下操作的原则,直视下操作可以减少骶前出血的发生。如一旦发生出血,有利于快速准确找到出血部位,判定出血的程度,找到最佳止血方法,及时终止手术或改变术式等。其次,严格掌握手术适应证,对直肠肿物已侵及直肠周围组织,并已固定或有远处转移时,应放弃根治术。若直肠后壁与盆筋膜壁层间有纤维素带粘连,应行锐性分离,切忌强行钝性分离。游离直肠后壁时,深度要达尾骨平面,从而避免会阴部游离时过深,误入骶前筋膜,造成大出血。

一旦发生骶前静脉出血,术者应冷静对待之,不要在视野不清出血部位不清时而盲目采取钳夹、缝扎、电灼等止血方法,而应尽快显露手术野,准确找到出血点,用手指或纱布予以压迫出血部位数分钟,待出血稍缓和后,再采取钳夹、缝扎、电灼等止血方法。如出现骶椎体静脉出血,可采取凿裂骨孔涂骨蜡,或图钉、不锈钢止血钉都可以收到较满意的效果。结扎双侧髂内动脉对止血无效,甚至加重出血的观点,目前大家意见趋于一致。虽然止血方法很多,但是在实际工作中,我们常常感到诸多方法在骶前静脉丛大出血面前都显得无能为力、无所适从。需要一提的是,纱布条填塞压迫止血是一种既简单快速又十分有效的止血方法,仍是首选,尽快采用该方法可获得最终止血。止血过程我们还应强调注意腹下神经的走行和大体位置,精准止血,避免不必要的盆腔自主神经损伤。

二、术后排尿及性功能障碍

既往传统手术人们只把重点放在减少局部复发,延长患者生存的目的上,对患者术后生活质量关注甚少。早期文献报道,高达 7%~70% 的低位直肠癌患者接受扩大淋巴结清扫术后出现排尿障碍,而性功能障碍则高达 40%~100%,其中 25%~100% 男性患者发生完全或部分勃起功能障碍,9%~59% 患者丧失射精功能。而腹会阴联合直肠癌根治术后发生男性勃起障碍的发生率较 Dixon 术高,大于 40% 腹会阴联合直肠癌根治术后患者发生永久性阳痿。随着 TME 手术的引入,仍然有较多患者出现排尿及性功能障碍(特别是男性),极大地影响了患者的生活质量。Maurer 等认为 TME 与传统根治术两组术后泌尿功能障碍发生率相似,但性功能损害传统组高于 TME 组,尽管如此,TME 组术后性功能障碍发生率可达 20%~50%。因此,人们在探索一种手术方式,既能保证肿瘤的根治性,又能最大限度地提高患者术后生活质量,减少患者术后排尿及性功能障碍的术式。

下面回顾一下盆腔自主神经的解剖。盆脏筋膜包绕直肠周围脂肪结缔组织、淋巴组织、供应直肠血管回流血管和神经等形成直肠系膜。而盆脏筋膜与盆壁筋膜之间有层疏松网状结构,在直肠后方明显,而直肠侧方因有直肠神经出入显得致密,而直肠前方位于邓氏筋膜的后方,呈环周状包绕直肠的深筋膜。TME 的最佳外科平面应该是:在直肠后方是位于疏松网状结构的上方,在前方是位于邓氏筋膜及疏松网状结构的下方,在侧方应该位于疏松网状结构的内侧,紧贴直肠系膜锐性切断侧韧带。手术时应紧贴直肠系膜,保证系膜完整性,才能达到根治效果。

在腹主动脉前方可观察到腹主动脉丛、上腹下丛行走,在肠系膜下动脉分出时,上腹下丛处于两血管的夹角中,并发出分支沿肠系膜下血管支配肠管。在直肠系膜后方,可见疏松网状结构,里面无明显血管通过,靠近骶髂关节水平,此层疏松网状结构下方可见上腹下丛发出的腹下神经。沿着左右腹下神经追踪,可见腹下神经转至直肠系膜的侧方,将直肠提向侧上方,可在直肠侧方清晰显示透亮灰白的疏松组织界面,腹下神经位于此灰白色疏松组织界面外侧。在直肠系膜与侧盆壁间存在不甚透亮,为下腹下丛发往直肠的神经纤维和周围结缔组织。有时偶尔在此韧带中可解剖出直肠中动脉。邓氏筋膜外侧部,紧贴精囊和前列腺外缘,可见来自于下腹下丛发出的支配精囊腺和前列腺的神经走行于此,还有精囊腺和前列腺的滋养小血管。

在 20 世纪 80 年代,日本学者土屋周二开展了保留盆腔自主神经(pelvic autonomic nerve preservation,PANP)的直肠癌手术,并在日本推广。要求外科医生必须相当掌握盆腔内脏神经的解剖分布,在保证直肠癌根治的前提下,保护好盆腔内脏神经,以便患者术后获得更好的生活质量,而又保证了根治性。保留盆腔自主神经的直肠癌手术让人们看见了希望,没有明显增加局部复发率及降低 5 年生存率,又能最大限度地提高患者术后生活质量,减少患者术后排尿及性功能障碍。

三、局部复发

如前所述,由于盆腔空间狭小、局部解剖复杂,局部复发一直是中低位直肠癌综合治疗失败的主要原因。规范全直肠系膜切除的广泛应用和新辅助放化疗理念的推广,一定程度上降低了中低位直肠癌的局部复发率,然而就全球范围而言,中低位直肠癌的局部复发率仍可达 10% 左右。直肠癌术后局部复发是指局限在盆腔或吻合口的肿瘤复发,78% 的复发病灶位于盆底和骶前,通常表现为疼痛、出血、腹泻、梗阻和排便习惯改变,多数与曾接受的术式相关,患者的生活质量明显受限。直肠癌术后局部复发的治疗决策仍存在较大争议,目前认为仍以手术、局部放射照射及药物治疗为主。我国卫生计生委 2015 年发布的《结直肠癌诊疗规范》和 2015 版 NCCN 指南均提出:①对于直肠癌术后局部复发应根据患者和病变的具体情况评估;②可切除或潜在可切除患者争取手术治疗,并与术前放化疗、术中放疗、辅助放化疗等结合使用;③不可切除的患者建议放、化疗结合的综合治疗。目前,寻求一种合理有效的综合治疗模式是直肠癌局部复发的治疗重点,其治疗宗旨是在缓解症状,提高患者生活质量的基础上,竭尽全力提高根治的水平。

手术切除是唯一能达到根治的治疗手段,然而由于术后局部解剖结构改变、组织粘连及复发病灶的不确定性,中低位直肠癌术后局部复发的治疗难度较初治患者显著增加。能否通过手术完整切除复发肿瘤直接影响患者预后。一项 Meta 分析资料显示,1460 例直肠癌术后局部复发患者 R0 切除率可达 57%,中位生存时间 62 个月,R0 切除比 R1 切除中位生存期延长 37.6 个月,而 R1 切除又比 R2 切除延长 13.3 个月。根据肿瘤位置,局部复发可分为中心型、前向型、侧方型和后向型,LAR 或经肛门局部切除术后局部复发多表现为中央型或前向型,R0 切除率通常可达 72%~90%;APR 术后局部复发类型多为后向型或侧方型,而侧向型病变累及盆壁时 R0 切除率只有 6%~36%。术前影像学评估对于直肠癌术后局部复发的手术治疗至关重要,可以了解复发病灶的大小、界限及其与周围重要组织结构尤其是大血管的关系,影像学检查尤以 MRI 为佳。探查术中发现盆腹腔内种植或远处转移应放弃根治性切除而以姑息手术为主;二次手术组织结构紊乱,尤其是如术前新辅助放化疗后组织粘连、瘢痕增生严重,手术应以分离盆腔脏器为主导,如发现合并有前盆腔脏器的局限性侵犯可行联合脏器切除甚至全盆腔切除术。输尿管支架置入对于病灶分离和避免输尿管损伤具有重要价值。此外,对于病灶后方应注意避免骶前血管损伤和出血。

中低位直肠癌术后局部复发的放射治疗要根据患者的治疗史和肿瘤局部情况决定。如局部复发病灶已无法手术切除,姑息放疗的目标是改善生活质量和延长生存期,放射剂量至少要求达到54Gy。如患者既往未行放疗,复发病灶的照射可参照初治直肠癌。放疗应采用三野或四野照射技术,放疗方法包括三维适形、调强和立体定向照射,对于初次接受放疗者建议选用三维适形;放疗方案多推荐采用长疗程放疗。放射野应包括肿瘤、瘤床、骶前区淋巴结区和髂内淋巴结区,放射边界2~5cm;前向型复发并邻近器官侵犯者,放疗野还应包括髂外淋巴结区;肛管侵犯者还需包括腹股沟淋巴结区;Miles术后放疗,会阴切口也应涵盖。盆腔照射常规剂量为45~50Gy,但对于侵犯周围器官者,还应予以术中放疗。

目前,可用于复发直肠癌的治疗药物包括氟尿嘧啶类药物、奥沙利铂、依立替康、西妥昔单抗和贝伐单抗。对于可手术切除的局部复发,化疗主要起着放疗增敏及术后辅助治疗作用;而对于已有转移且不可手术切除的复发患者,化疗仅起改善生活质量、延长患者生存时间的作用。

第五节　直肠癌手术后患者生存质量评价

长期以来人们对于直肠癌疗效的关注主要集中在生存时间上。与其他肿瘤一样,目前常用的直肠癌疗效观察指标包括总生存期(overall survival,OS)、无病生存期(disease free survival,DFS)、无进展生存期(progress free survival,PFS)、疾病进展时间(time to progress,TTP)、治疗失败时间(time to failure,TTF)、客观缓解率(objective response rate,ORR)。其中客观缓解率包含完全缓解(complete response,CR)和部分缓解(partial response,PR),是Ⅱ期试验的主要疗效评价指标,可以提供手术或药物治疗具有生物活性的初步证据,并提供了进一步进行Ⅲ期试验的可信证据,但一般不作为Ⅲ期临床试验的主要疗效指标。此外,反映治疗具有抗肿瘤活性的初步可靠证据还包括受试者报告结果(patient report outcome,PRO)和生物标记物等。不同指标具有自身的优点和缺点,应根据所研究的药物类别、肿瘤类型、当前临床治疗状况以及开发目标等来综合考虑,选择合适的主要和次要疗效观察指标。

然而人们在关注远期生存时,患者的实际生存质量(quality of life,QOL)往往容易忽视。生活质量,在医学领域也称作健康质量,主要是指个体生理、心理、社会功能三方面的状态评估。因此,直肠癌患者术后生活质量也是评估手术及相关治疗有效性的一个重要指标。随着直肠癌手术、放化疗及生物治疗等的研究进展,直肠癌的总体生存率有了明显改善,因此近年来如何改善患者生活质量,尤其是术后远期生活质量,越来越受到学者的重视。

症状和体征的改善通常被认为是临床受益,如体重的增加、疼痛的减轻或止痛药用量减少等。对大多数肿瘤患者而言,症状的明显改善将成为衡量疗效的最好途径。当然,症状描述往往具有一定的主观性和局限性,对于症状的描述又受环境因素、经济状况及患者受教育程度影响。因此目前多采用生活质量评分评估术后生活质量。

合适的量表是准确评估直肠癌术后生活质量的基础,量表中各项目的评价应尽可能采用定量或等级来反映观察项目变化的程度,应尽可能避免采用"是或否"、"出现或未出现"这样的二元数据。目前生活质量评分量表有多种,如 Karnofsky 计分制(表1-6),我国肿瘤患者生活质量评分(表1-7)。

表 1-6　行为状况评分标准(Karnofsky 计分制)

表现	评分
一切正常,无不适病症	100
能进行正常活动,有轻微病症	90
勉强可以进行正常活动,有一些症状或体征	80
生活可自理,但不能维持正常活动较重的工作	70
生活能大部分自理,但偶尔需要别人帮助	60
需要别人更多的帮助,并经常需要医疗护理	50
失去生活能力,需要特别照顾和帮助	40
严重失去生活能力,需住院,但暂无死亡威胁	30
病重,需要住院和积极的支持治疗	20
垂危	10
死亡	0

注:在治疗前及每个疗程结束后评分,凡在疗程结束后较治疗前评分增加大于10分者为提高,减少大于等于10分者为降低,增加或减少不及10分者为稳定

除了上述肿瘤相关的常规生存质量评价外,由于直肠与盆腔自主神经的解剖关系,由于盆腔自主神经损伤造成的术后排尿和性功能障碍无疑也是直肠癌术后生活质量的重要影响因素。笔者认为采用国际前列腺症状评分问卷调查方法(international prognostic scoring system,IPSS)(表1-8)和尿流动力学是患者排尿功能状况评价的较好指标,而国际勃起功能问卷表(international index of erectile function,IIEF)和射精功能评级可用于男性性功能状况的评价(表1-9,表1-10)。对于女性性功能状况的评价尚缺乏较为客观的评价指标,大体可以根据女性性功能自我评定问卷进行评价(表1-11)。

表 1-7 我国肿瘤患者生存质量评分(1990 年)

项目	评分细则
食欲:	①几乎不能进食;②食量 < 正常 1/2;③食量为正常的 1/2;④食量略少;⑤食量正常
精神	①很差;②较差;③有影响,但时好时坏;④尚好;⑤正常,与病前相同
睡眠	①难入睡;②睡眠很差;③睡眠差;④睡眠略差;⑤大致正常
疲乏	①经常疲乏;②自觉无力;③有时常疲乏;④有时轻度疲乏;⑤无疲乏感
疼痛	①剧烈疼痛伴被动体位或疼痛时间超过 6 个月;②重度疼痛;③中度疼痛;④轻度疼痛;⑤无痛
家庭理解与配合	①完全不理解;②差;③一般;④家庭理解及照顾较好;⑤好
同事的理解与配合(包括领导)	①不理解,无人照顾;②差;③一般;④少数人理解关照;⑤多数人理解关照
自身对癌症的认识	①失望,全不配合;②不安,勉强配合;③不安,配合一般;④不安,但能较好地配合;⑤乐观,有信
对治疗的态度	①对治疗不抱希望;②对治疗半信半疑;③希望看到疗效,又怕有副作用;④希望看到疗效,尚能配合;⑤有信心,积极配合
日常生活	①卧床;②能活动,多半时间需卧床;③能活动,有时卧床;④正常生活,不能工作;⑤正常生活工作
治疗的副作用	①严重影响日常生活;②影响日常生活;③经过对症治疗可以不影响日常生活;④未对症治疗可以不影响日常生活;⑤不影响日常生活
面部表情	分①～⑤个等级

注:目前试用的生活质量分级:生活质量满分为 60 分,生活质量极差的为 <20 分,差的为 21~30 分,一般为 31~40 分,较好的为 41~50 分,良好的为 51~60 分

表 1-8 国际前列腺症状评分表(I-PSS)

在过去 1 个月里,您有无以下症状?	没有	在 5 次中少于 1 次	少于半数	大约半数	多于半数	几乎每次	症状评分
1. 是否经常有尿不尽感?	0	1	2	3	4	5	
2. 两次排尿间是否经常短于两小时?	0	1	2	3	4	5	
3. 是否经常有间断性排尿?	0	1	2	3	4	5	
4. 是否经常有憋尿困难?	0	1	2	3	4	5	
5. 是否经常有尿线变细现象?	0	1	2	3	4	5	
6. 是否经常需要用力及使劲才能开始排尿?	没有	一次	二次	三次	四次	五次	
	0	1	2	3	4	5	
7. 从入睡到早起一般需要起来排尿几次?	0	1	2	3	4	5	
症状计分的总评分 =							

注:总的评分范围是 0~35,并按以下标准分为轻、中、重三个类型:0~7 为轻度症状;8~19 为中度症状;20~35 为重度症状

表 1-9　国际勃起功能评分表

请根据您过去 6 个月的性生活实际情况回答以下问题,选择适当的编号标记(√)

项目	0	1	2	3	4	5	得分
1. 对阴茎勃起及维持勃起有多少信心?		很低	低	中等	高	很高	
2. 受到性刺激后有多少次阴茎能够坚挺地插入阴道?	无性活动	几乎没有或完全没有	只有几次	有时或大约一半时候	大多数时候	几乎每次或每次	
3. 性交时有多少次能在进入阴道后维持阴茎勃起?	没有尝试性交	几乎没有或完全没有	只有几次	有时或大约一半时候	大多数时候	几乎每次或每次	
4. 性交时保持勃起至性交完毕有多大的困难?	没有尝试性交	非常困难	很困难	有困难	有点困难	不困难	
5. 尝试性交时是否感到满足?	没有尝试性交	几乎没有或完全没有	只有几次	有时或大约一半时候	大多数时候	几乎每次或每次	

IIEF-5 评分:

注:IIEF-5 评分小于 7 分为重度勃起功能障碍,8~11 分为中度勃起功能障碍,12~21 分为轻度勃起功能障碍

表 1-10　射精功能分级

分级	主要表现
Ⅰ级	有射精,射精量正常或轻度减少,为射精功能正常
Ⅱ级	出现逆行射精,有射精功能障碍
Ⅲ级	完全无射精

表 1-11　女性性功能自我评定问卷

问卷内容	非常差或糟糕	不好不坏	非常好或满意
你认为自己对伴侣的性吸引力如何?			
你常有性冲动吗?			
你在性生活中是否主动?			
在性生活时,你的性伴侣的主动性如何?			
性伴侣提出性要求时,你的性反应如何?			
你常有性幻想或性梦吗?			
在遇到性刺激时你的阴道润滑程度如何?			
在遇到性刺激时你能感到乳房肿胀和乳头变硬吗?			
性活动中你能感到心率增快和呼吸急促吗?			

续表

问卷内容	非常差 或糟糕	不好 不坏	非常好 或满意
性活动中能感到阴道律动、盆腔温热、肌张力增高吗？			
性交后你有全身松弛和出汗现象吗？			
在性生活之后你感到满意吗？			
性生活会给你带来身体或心理的痛苦吗？			
你在性生活中遇到过困难吗？			
你的伴侣在性生活中遇到过困难吗？			

注：每题评分从1分到5分，非常差或糟糕为1分，非常好或满意为5分，不好不坏为3分。最后计算总分：45分为及格，70分为优秀。45分以下者应及时寻求专业人士的帮助

　　女性性功能障碍分类较多，均依据女性性反应周期来划分。1994年我国（中国）精神疾病分类与诊断标准将其分为性欲减退、性交疼痛、阴道痉挛（性恐惧症）和性高潮缺乏。1998年美国泌尿系统疾病性功能健康委员会在综合各种分类的基础上提出新分类法。根据这一分类，女性性功能障碍分为4类，各分类及临床特征如下：

　　1. 性欲障碍（sexual desire disorders）　包括低反应性性功能和性厌恶。低反应性性功能障碍指持续或反复发作的性幻想或性欲低下或缺如，并引起心理痛苦。性厌恶指持续或反复发生的恐惧性性厌恶和避免与性伴侣性接触，并引起心理痛苦。

　　2. 性唤起障碍（sexual arousal disorders）　指持续或反复发生不能获得或维持足够的性兴奋，并引起心理痛苦。具体表现为性活动时主观上持续缺乏性愉悦和性兴奋，客观上部分或完全缺乏阴道湿润和生殖器充血。

　　3. 性高潮障碍（sexual orgasmic disorders）　指足够的性刺激和性兴奋后，持续或反复发生的性高潮困难、延迟、缺如，并引起心理痛苦。

　　4. 性交疼痛障碍（sexual pain disorders）

　　（1）性交疼（dyspareunia）：指反复或持续发生性交相关生殖器和盆腔疼痛。

　　（2）阴道痉挛（vaginismus）：指反复或持续发生阴道外1/3段肌肉不自主痉挛以干扰或阻止阴茎插入，并引起心理痛苦。

　　（3）其他性交疼：指反复或持续发生由非性交性刺激引起的生殖器疼痛。

　　上述每种性功能障碍均分为终身性（原发性）和获得性（继发性）、完全性和境遇性、器质性和功能性。

　　总之，对于直肠癌术后生活质量评价需要依赖众多量表，但量表本身具有一定的主观性和局限性，随着研究的深入量表的设计可能需要调整。对于排尿和性功能而言，排尿功能可以依据相对客观的尿流动力学和国际前列腺症状评分，而性功能评价的主观性更为明显，在临床研究中要注意其评价的个体性差异，应强调个体在术前术后的变化情况。

第六节　盆腔自主神经保护在直肠癌手术中的重要性

　　一直以来,人们关注的焦点是如何延长直肠癌患者术后生存时间,学者们通过手术的扩大化(如侧方淋巴结清扫、扩大直肠癌根治术等)以期提高患者术后远期生存率。然而,手术范围不断扩大,在有限地降低术后局部复发率和改善生存期的同时,却带给患者更大的创伤,特别是盆腔自主神经损伤导致的术后排尿和性功能障碍,降低患者的生活质量。Heald提出 TME 原则后,直肠癌根治术取得令人瞩目的成绩,术后患者局部复发率明显降低,同时也显著提高保肛成功率,延长患者远期生存率。但是,TME 手术后,仍然有较多患者出现排尿及性功能障碍(特别是男性),极大地影响患者的生活质量。Maurer 等认为 TME 与传统根治术术后排尿功能障碍发生率相似,但性功能损害传统组高于 TME 组,尽管如此,TME 组术后性功能障碍发生率可达 20%~50%。因此,人们在探索一种手术方式,既能保证肿瘤的根治性,又能最大限度地提高患者术后生活质量,减少患者术后排尿及性功能障碍。

　　首先,我们了解一下排尿和性功能(包括勃起和射精功能)的正常生理。

一、排尿功能

　　排尿(micturition)是贮存于膀胱中的尿液,达到一定量,一次地通过尿道排出体外的过程。排尿是一个复杂反射活动,受中枢神经系统控制。膀胱是中空肌性器官,位于骨盆的前部,由韧带与盆腔相连。膀胱壁内衬皱褶的黏膜,外层有平滑肌纤维束交织成网构成的逼尿肌。在膀胱和尿道连接处,平滑肌纤维束较多,形成交叉的肌肉襻,称为尿道内括约肌,在功能上起到括约肌的作用。尿道在通过尿 - 生殖隔膜的部位被环状横纹肌纤维包绕,该横纹肌环组成尿道外括约肌。平时,膀胱逼尿肌舒张,尿道括约肌收缩,膀胱起贮存尿液的作用;膀胱尿液超过 400~500ml(成人)时,逼尿肌紧张并伴有节律性收缩和松弛;最终膀胱逼尿肌收缩而尿道括约肌舒张,引起排尿(图 1-4)。

(一)与排尿相关的外周神经

　　1. 腹下神经　传出纤维来自脊髓胸 $_{12}$~ 腰 $_{1,2}$ 段侧柱,属交感神经,支配膀胱及尿道内括约肌等,传导兴奋以增强尿道内括约肌的紧张性和减弱膀胱逼尿肌的紧张性,这与膀胱贮尿功能有关。

　　2. 盆神经　传入纤维传导膀胱和尿道内括约肌的充胀感觉,传出纤维起自脊

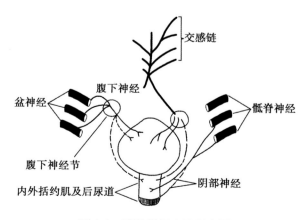

图 1-4　膀胱神经支配示意图

髓骶 $_{2\sim4}$ 段侧柱,属副交感神经,支配膀胱与尿道后括约肌。传导兴奋引起逼尿肌收缩和尿道括约肌松弛,促进排尿。

3. 阴部神经 它的传入纤维传导后尿道的感觉(包括痛觉)。它的传出纤维起自脊髓骶 $_{2\sim4}$ 段前角细胞,为躯体神经,支配尿道外括约肌和会阴部的横纹肌,能引起尿道外括约肌的紧张性收缩。可阻止膀胱排尿和中断排尿。

(二)脊髓的排尿反射

排尿的基本反射中枢位于脊髓,包括 2 个反射活动。

1. 膀胱充盈,通过牵拉膀胱壁内的牵张感受器产生充胀感,该感觉冲动经盆神经传入,到达脊髓骶 $_{2\sim4}$ 段侧柱的排尿中枢。经盆神经传出,引起逼尿肌收缩与尿道内括约肌松弛,后尿道放宽,阻力减小,尿液被压入后尿道。

2. 尿液进入后尿道,刺激其中的感受器,经盆神经传入脊髓排尿中枢,抑制骶 $_{2\sim4}$ 段前角细胞,减少阴部神经的紧张性传出冲动而使尿道外括约肌松弛,于是尿液被迫驱出。

脊髓下段截瘫,排尿反射消失,引起尿潴留;但只要脊髓骶段中枢、膀胱和尿道的神经通路完整,经过锻炼可恢复排尿反射,但不能排空膀胱,这样的患者既无"尿意",不能随意控制排尿,呈"尿失禁"状态。因此膀胱的贮尿与排尿,以及"尿意"和排尿控制,都要有高级中枢参与。

(三)大脑对排尿功能的控制作用

大脑皮层是排尿控制的高级中枢。来自膀胱内感受器和后尿道内感受器的冲动经由盆神经、腹下神经与阴部神经传入脊髓;并经脊髓 - 丘脑通路上行传导,随后经丘脑投射于大脑皮层。大脑皮层可以随意控制排尿动作,可实现排尿抑制和继续憋尿,同时可中断排尿。来自大脑皮层的下行指令通过皮层脊髓束与锥体外通路,最终抑制脊髓排尿中枢和兴奋有关的横纹肌的运动神经元,以实现排尿的抑制。目前大脑的排尿抑制区定位还不明确。

二、勃起功能

男子正常的性功能包括性兴奋、阴茎勃起、性交、射精和性欲高潮等过程,阴茎勃起是其中的基本环节。阴茎勃起有赖于健全的神经反射通路、正常的内分泌功能、充分的动脉血输入和有力阻断静脉血液流出、正常的阴茎解剖结构等四个环节的相互协调和配合。

1. 血管分布 阴茎内动脉各分支的终末分支为螺旋动脉,终止于小毛细血管,后者又开口于海绵体腔。静脉回流有两条通路,浅表背静脉引流整个尿道海绵体(包括龟头和尿道球)的血液,深部背静脉引流阴茎海绵体血液。尿道海绵体和 2 个阴茎海绵体行使阴茎勃起组织的功能,海绵体内部存在大量血窦,每个血窦都有深动脉和输出静脉与其直接相通。在血管管壁上存在瓣膜状平滑肌皱襞,受勃起神经调节,当神经冲动作用于该皱襞时,动脉开放,而输出静脉部分关闭,故入窦血量增多,导致海绵体的充盈及勃起。射精后,由于腹下神经中的交感神经纤维兴奋,阴茎内动脉收缩,使窦深动脉壁平滑肌皱襞增厚,形成瓣膜样部分关闭,窦血流减少,输出静脉交通支完全开放,静脉回流增加,阴茎很快疲软。

2. 神经反射　人的性活动是由一系列复杂的条件反射和非条件反射组成,并受到中枢神经系统高级部位的控制和支配,它们能提高或抑制性感。阴茎勃起是一个复杂的反射系统,反射通路包括感受器、大脑皮层、皮质下中枢(间脑、下丘脑)、腰骶部脊髓的勃起和射精中枢、阴茎血管壁神经肌肉终端的各级结构。

性欲和勃起本身亦是大脑综合了许多外界刺激后产生的,尤其是条件反射更为重要。后天性条件反射联系,可以使大脑皮质和高级感觉器官的刺激,如各种思维联想、回忆、视、嗅、听及其他感觉与非条件反射一样,引起大脑皮层性兴奋。同时,大脑皮层又参与着人类精神、情绪活动。因此,人类的各种精神和心理因素都会干扰大脑性活动中枢的正常反射过程。

凡来自大脑皮质的后天性条件反射的性兴奋,可以扩散到皮质下中枢和脊髓中枢而引起的阴茎勃起,称为心理性勃起。来自阴茎的刺激,引起勃起中枢兴奋后形成的勃起,称为反射性勃起。不论哪种勃起都由位于脊髓的勃起中枢发出指令,并通过神经来传递和撤销这种指令。

3. 内分泌影响　雄激素是性兴奋、勃起的关键因素之一。雄激素虽然不直接刺激性中枢,但可提高性中枢的兴奋性,使性中枢保持一定的反应能力。睾酮水平低下常伴有性欲减低和阳痿,而补充睾酮后症状又可得到缓解。当然双氢睾酮并非性兴奋和勃起所必需,如5-α还原酶缺乏者,无双氢睾酮,但阴茎同样能勃起。但激素和性行为之间的确切关系仍不明确。

4. 正常的解剖结构　阴茎正常的生理解剖结构是其勃起的物质基础。如因遗传或激素水平的原因,外生殖器不发育、阴茎严重畸形、睾丸纤维化、睾丸畸形、睾丸严重外伤或切除等原因,阴茎均不能勃起。

三、射精功能

射精(ejaculation)是一种神经反射性动作,指男性性行为时通过生殖系统各部位一系列协调动作,由阴茎射出精液。射精神经生理学目前仍不十分清楚,不同于勃起功能的副交感神经支配,射精反射主要有躯体神经分支和交感神经控制。射精神经反射包括两步脊髓反射,初级中枢在腰骶段脊髓,其感觉冲动由阴茎龟头的触觉感受器传入。研究表明多巴胺能系统促进射精而血清素激活系统抑制射精。射精的主要神经机制是躯体的神经支配,但也包括阴部来自自主神经系统的神经和纤维。

通常认为,射精第一步由交感神经传出冲动引起输精管和精囊腺平滑肌收缩,从而将输精管和精囊腺中精液移送至尿道;第二步借助于阴部神经的传出冲动,使阴茎海绵体根部横纹肌收缩,从而将尿道内精液射出。脑的高级部位的兴奋通过下行途径,对脊髓的勃起中枢与射精中枢亦起作用。正常人性兴奋刺激来自各种感官通过大脑影响脊髓反射活动。

盆腔自主神经损伤主要影响射精反射的第一步,造成射精障碍,主要表现为射精量减少、逆行射精或无射精。

基于对盆腔自主神经保护的重视,我们先后做了大量尸体解剖学研究、术中活体观察及神经电生理研究,并结合术后随访工作,将术中盆腔自主神经损伤的易发部位总结如下:①腹主动脉丛:腹主动脉丛呈丛状经由腹主动脉前方和侧方下行,包绕肠系膜下动脉根部,因此术中在对肠系膜下动脉根部和腹主动脉前方的淋巴结进行清扫时,或者在结扎肠系膜下动脉时容易损伤腹主动脉丛;同时,当向上牵拉乙状结肠时,肠系膜上动脉距离腹主动脉丛的距离变大,距离肠系膜下动脉根部 1~1.5cm 结扎,可以避免损伤腹主动脉丛。②腹下神经:两侧腹下神经于骶骨岬处,游离直肠后方时,应在疏松网状结构上方,紧贴直肠光滑系膜,锐性往下分离,避免损伤疏松网状结构下方的上腹下丛、左右腹下神经。③下腹下丛保护:切断侧韧带时,应紧贴直肠系膜切断直肠侧韧带,可以避免损伤外侧下腹下丛,而又不会造成出血。④下腹下丛传出支保护:邓氏筋膜外侧部,紧贴精囊和前列腺外缘,可见来自于下腹下丛发出的支配精囊腺和前列腺的神经走行于此,还有精囊腺和前列腺的滋养小血管。游离下段直肠前方时,应保护精囊腺包膜和邓氏筋膜的完整性(亦即在直肠前间隙锐性分离),紧贴直肠系膜在疏松网状结构下方游离。可避免术中出血,术后排尿和性功能障碍(图 1-5~ 图 1-7)。

同时在开腹手术,切开盆筋膜,游离前列腺与直肠壁时,可能导致周围盆丛传出神经分支的损伤,而在进行直肠韧带的处理时亦有可能损伤盆丛神经。同时对于肛门腹腔联合手术,在进行会阴部位操作时,如果手术切除范围未能有效把握,则亦有出现术后勃起功能障

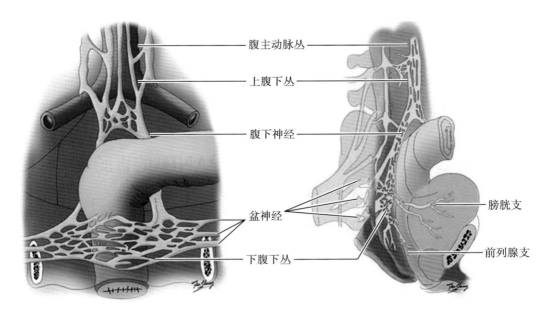

图 1-5　盆腔自主神经走行
A. 正面观;B. 侧面观

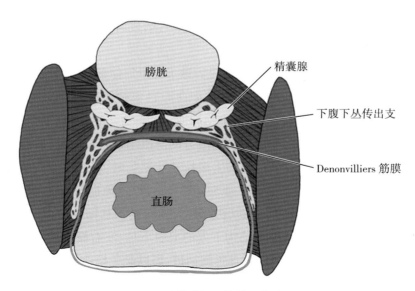

图 1-6　邓氏筋膜与血管神经束的关系

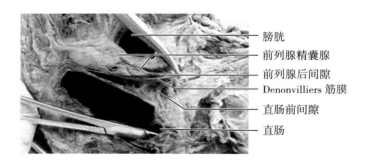

图 1-7　邓氏筋膜及其前后间隙

碍的可能,最后在对腹主动脉及髂血管周围淋巴结进行处理时,可能会伤及腹下神经,而导致患者术后的射精功能障碍。

第七节　盆腔自主神经保护(PANP)的直肠癌根治术应用现状和存在的问题

　　目前,针对直肠癌的治疗,已不能满足于单纯肿瘤根治和术后远期生存,对术后正常生理功能和生活质量提出了更高的要求。如何在保证肿瘤根治前提下,解决好"根治"与"保功能"间的关系,最大限度地保留排便、排尿及性功能,符合现代直肠癌外科研究和发展的趋势,同时也是直肠癌根治术的重要原则。

　　纵观直肠癌手术的历史,1908 年 Miles 首次提出腹会阴联合直肠癌根治术揭开了直肠癌手术治疗的序幕;然而,Miles 术后患者永久性人工肛门给患者的生活带来了诸多困扰。直到 1939 年 Dixon 根据直肠癌浸润特点采用直肠前切除术,为部分中低位直肠癌患者保留了肛门,提高了患者生活质量。然而直肠癌术后高局部复发率一直是困扰人们的难题,1982年 Heald 根据直肠系膜的解剖学研究首次提出了全直肠系膜切除的概念,既为手术提供了方便操作的解剖平面,又大大降低了局部复发率,为直肠癌规范化手术翻开了新的篇章。然而 TME 概念的引入仍然没有解决患者术后排尿及性功能障碍高发的尴尬局面,1983 年日本学者土屋周二提出实行 PANP 手术以最大限度地保留患者排尿及性功能。随后,学者们对 PANP 实施的解剖学基础及功能学评价进行了大量探索,1996 年 Sugihara 提出了保留自主神经的Ⅳ型分类法:Ⅰ型完全保存骨盆自主神经;Ⅱ型切除下腹神经,保留双侧骨盆丛;Ⅲ型切除下腹神经丛及骨盆神经丛(保留单侧骨盆丛);Ⅳ型完全切除骨盆自主神经。具体盆腔自主神经如何保留要根据肿瘤的部位、浸润深度、有无神经侵犯、淋巴结转移情况等决定。随着人们对盆腔自主神经解剖学认识的深入、保留盆腔自主神经价值的认可以及对 PANP手术的重视,尤其在近年来,直肠癌浸润转移规律重新认识,尤其是新型胃肠吻合器的使用,直肠癌的保功能手术取得了长足的发展和进步。

国内、外学者对 PANP 的手术指征意见较为一致,认为在根治的前提下 PANP 适合于 60岁以下、Dukes C 期以前的男性患者。术前评估强调通过腔内超声、CT 或 MR 了解肿瘤浸润的范围及与盆腔自主神经的关系,并结合术中肿瘤分期来选择 PANP 手术方式,及是保存所有骨盆自主神经还是保留单侧,或选择性保留盆内脏神经和盆丛,还是只保存骶₄盆内脏神经(即只保存排尿功能)。另外,对于姑息性手术病例,则应尽可能地避免伤及骨盆内所有神经。

PANP 手术的关键是首先要熟悉盆腔自主神经的解剖位置及直肠各段肿瘤淋巴转移的规律;其次要注意手术中的解剖层次感;腹膜返折以下的手术更需要充分的术野暴露。

第八节　盆腔自主神经保护(PANP)的直肠癌根治术的应用前景

由于中低位直肠处于小骨盆范围之内,位置深在,手术难度大、并发症多。在过去的30 年间,全直肠系膜切除已成为中低位直肠癌外科手术的金标准。然而该部位与膀胱、生殖器官毗邻,盆腔自主神经交互分布,因此中低位直肠癌手术容易造成盆腔自主神经损伤。如何在保证肿瘤根治效果的同时保护盆腔自主神经、改善其排尿和性功能提高生活质量,正逐步受到业界的重视。然而,该领域的基础及临床研究相对滞后,虽历经多年的探索仍未有大的改观。研究表明,开腹盆腔自主神经保护的全直肠系膜切除术(open TME with pelvic autonomic nerve preservation,O-PANP-TME),可以从一定程度上降低男性患者术后的排尿和性功能障碍的发生率,提高患者术后的生活质量。然而,O-PANP-TME 手术后仍有 33%~38% 的患者出现排尿功能障碍,32%~39% 的患者出现勃起功能障碍,26%~44% 的患者出现射精功能障碍。因此旨在通过开放手术途径寻求突破的努力已陷入了举步维艰的尴尬境地。

目前,腹腔镜全直肠系膜切除术已日臻成熟,其可行性、安全性和中远期疗效已被多项研究证实。其放大清晰的手术视野,使外科医生能在狭小的盆腔内进行直视下的精细操作,也使真正意义上的 PANP 手术成为可能。笔者早在 20 世纪 90 年代初就致力于该领域的基础与临床研究,包括解剖学和功能学研究,积累了大量一手资料,为国内直肠癌保功能手术的先行者之一。根据多年的直肠癌保功能手术经验,我们总结出一整套操作规范,也通过一系列的临床研究证实该操作规范对盆腔自主神经保护的重要意义和良好效果,我们会在后续章节中逐一介绍。

然而,必须认识到至今国内外在该领域的研究报道较少,缺乏统一的手术操作规范,已有研究样本量小、评价指标欠客观,结果难以令人信服。因此,大样本、多中心、前瞻性随机对照研究的开展对于提高广大中低位直肠癌患者术后生活质量具有极其重大的意义。

(魏波　卫洪波)

参 考 文 献

1. Cummings JH, Bingham SA, Heaton KW, et al.Fecal weight, coloncancer risk, and diet ary intake of nonstarch polysaccharides(dietary fibers)[J].Gastroenterology, 1992, 103(6):1783-1789.
2. 郑树,善荣 . 中国大肠癌的病因学及人群防治研究[J]. 中华肿瘤杂志, 2004, 26(1):1-3.
3. 顾晋 . 中低位直肠癌手术盆腔自主神经保护的现状[J]. 中国普外基础与临床杂志 . 2005, 12(1):4-6.
4. 土屋周二 . 直肠癌の手术,自律神经を温存する手术[J]. 手术, 1983, 12:1367-1370.
5. Heald RJ, Husband EM, Ryall RD. The mesorectum in rectal cancer surgery-the clue to pelvic recurrence? [J] Br J Surg, 1982, 69(10):613-616.
6. Sugihara K, Moriya Y, Akasu T, et al. Pelvic autonomic nerve preservation for patients with rectal carcinoma, Oncologic andfunctional outcome [J]. Cancer, 1996, 78(9):1871-1880.
7. 汪建平 . 低位直肠癌手术的性功能保护[J]. 中国使用外科杂志 . 2005, 25(3):134-136.
8. 汪建平,黄美近,宋新明,等 . 全直肠系膜切除并自主神经保留术治疗[J]. 直肠癌的疗效评价 . 中华外科杂志, 2005, 43(23):1500-1502.
9. 兰平,肖健,柯嘉 . 从循证医学角度谈中低位直肠癌局部复发治疗策略[J]. 中国使用外科杂志 . 2014, 34(9):848-851.
10. 陈伟,王锡山 . 直肠癌侧方淋巴结清扫的争论[J]. 中国肿瘤临床与康复 . 2013, 20(3):283-285.
11. 章群,钱晓萍,刘宝瑞 . 晚期结直肠癌靶向治疗进展与出路探讨[J]. 现代肿瘤医学, 2013, 21(11):2589-2593.
12. 顾晋 . 直肠癌多学科综合治疗模式与实践[J]. 中华外科杂志 . 2010, 48(21):1607-1609.
13. 赵忠新,钟武,张磊昌,陈利生 . 直肠癌治疗新进展 . 结直肠肛门外科[J]. 2014, 20(2):150-152.
14. 章真 . 中低位直肠癌放射治疗[J]. 中国实用外科杂志 . 2014, 34(9):854-856.
15. 郑宗珩,卫洪波,陈图锋,等 . 盆腔自主神经保护的腹腔镜直肠癌根治术对患者排尿功能的影响[J]. 中

华医学杂志 . 2009,89(42):2976-2979.

16. 卫洪波,王吉甫,张维麟 . 直肠癌根治术后尿流动力学变化的研究[J]. 癌症 . 1993,12(5):422-425.

17. 卫洪波,王吉甫,张维麟 . 直肠癌根治术后性功能障碍的研究[J]. 中国肛肠病杂志 . 1998,18(10):16-18.

18. 卫洪波,朱天伦,冯笑山 . 直肠癌根治术后性功能障碍及其预防[J]. 当代肿瘤学杂志 . 1994,3:227-228.

19. 黄江龙,郑宗珩,卫洪波,等 . 盆腔自主神经活体尸体比对研究[J]. 中华外科杂志 . 2014,52(7):1-5.

20. 黄江龙,郑宗珩,卫洪波,等 . 直肠系膜结构解剖和腔镜下观察的对比研究[J]. 中山大学学报 . 2014,35(3):407-411.

21. Kim JH,Kinugasa Y,Hwang SE,Murakami G,Rodríguez-Vázquez JF,Cho BH. Denonvilliers' fascia revisited [J]. SurgRadiolAnat. 2015;37(2):187-197.

22. 21.M. M. Bertrand,B. Alsaid,S. Droupy,G. Benoit,M. Prudhomme. Optimal plane for nerve sparing total mesorectal excision,immunohistological study and 3D reconstruction:an embryological study [J]. Colorectal Disease 2013,15:1521-1528.

23. Heald RJ,Moran BJ,Brown G,Daniels IR. Optimal total mesorectal excision for rectal cancer is by dissection in front of Denonvilliers' fascia [J]. Br J Surg. 2004,91(1):121-123.

24. 卫洪波,黄江龙,郑宗珩,等 . 腹腔镜直肠癌根治术中保留 Denonvilliers 筋膜对男性排尿及性功能的影响 [J]. 中华胃肠外科杂志 . 2015,18(3):82-87.

25. Bonjer HJ,Deijen CL,Abis GA,et al.A randomized trial of laparoscopic versus open surgery for rectal cancer[J]. N Engl J Med. 2015;372(14):1324-1332.

第二章

盆腔器官的胚层发育及神经支配

第一节　前肠、中肠、后肠的胚层发育进程

人胚第 3~4 周,胚盘向腹侧卷折,形成圆柱状胚体,内胚层被卷入胚体内,形成一条头尾走向的封闭管道,称为原始消化管或原肠。其头端起自口咽膜,尾端止于泄殖腔膜,它们分别于第 4 周和第 8 周破裂、消失,原始消化管遂与外界相通。从头端至尾端,原始消化管依次分为 3 段,分别称为前肠、中肠和后肠。中肠的腹侧与卵黄囊相通,随着胚体和原始消化管的增长,卵黄囊相对变小,它与中肠的连接部逐渐变细,形成卵黄蒂,或称为卵黄管。卵黄蒂于第 6 周闭锁并逐渐退化消失。

前肠将分化为口咽底、舌、咽至十二指肠乳头的消化管、肝、胆囊、胆管、下颌下腺、舌下腺、胰腺、喉及其以下的呼吸道、肺、胸腺、甲状腺和甲状旁腺等器官。中肠将分化为自十二指肠乳头至横结肠右 2/3 之间的消化管。后肠将分化为横结肠左 1/3 至肛管上段的消化管以及膀胱和尿道的大部。前肠中肠所分化的器官与本书主题内容相关性较少,在此略过不述。

第二节　后肠的演变

当中肠袢退回到腹腔时,后肠的大部被推向左侧,形成横结肠的左 1/3、降结肠和乙状结肠。后肠的末段膨大,称泄殖腔,其腹侧与尿囊相连,末端以泄殖腔膜封闭。第 6~7 周,尿囊与后肠之间的间充质增生,由头侧向尾侧,由两侧向中线生长,形成一突入泄殖腔的镰状隔膜,称尿直肠隔。当尿直肠隔与泄殖腔膜接触后,泄殖腔即被分为腹、背两份。腹侧份称尿生殖窦主要发育为膀胱和尿道。背侧份称肛直肠管,发育为直肠和肛管上段。泄殖腔膜被分为腹侧的尿生殖膜和背侧的肛膜,尿直肠隔的尾侧端则形成会阴体。肛膜外方为一浅凹,

称肛凹或原肛。肛膜第 8 周破裂,肛凹加深并演变为肛管的下段。肛管上段的上皮来自内胚层,下段的上皮来自外胚层,两者的分界线为齿状线。

第三节 盆腔泌尿生殖器官与直乙状结肠的胚胎发育关系

尿直肠隔与泄殖腔膜在泄殖腔向肛门直肠发育过程起到了重要的作用,而尿直肠隔是否与泄殖腔膜融合是目前争论的焦点之一。Van der Putte 通过对猪和人的胚胎形态学研究发现:泄殖腔分隔过程中,泄殖腔背侧连同其间质成份向尾沟移动,上皮细胞和泄殖腔膜向腹侧延伸的同时,背侧泄殖腔膜逐渐变薄破裂,形成肛门直肠对外界的开口。Kluth 等认为泄殖腔正常发生过程中产生了尿直肠隔这一结构,但未观察到尿直肠隔与泄殖腔膜的融合,并且强调在此过程中泄殖腔构型变化的重要性。Paidas 认为尿直肠隔与泄殖腔膜的距离的进行性减小是泄殖腔构型变化的结果,伴随着胚胎的生长、伸展、旋转、尿直肠隔和泄殖腔膜距离不断减小,未观察到尿直肠隔和泄殖腔膜的融合。我国学者李靖华研究后指出:肛门直肠的生长发育与其毗邻组织的形态、空间位置之间存在密切联系。胚胎 3~5 周,尿生殖窦周围的间质与肛门直肠区间质的不对称性发育,泄殖腔发生位置和构象的重大改变;同时使得尿直肠隔在发育过程中不断接近泄殖腔膜,其间隙变得越来越狭小。而在胚胎 5~7 周时,随着背侧泄殖腔向尾沟的不断接近,泄殖腔逐渐缩小;背侧泄殖腔膜在第 7 周时崩解,直肠自此与羊膜腔相通,这清楚地表明在人类胚胎肛门直肠发育过程中并未发现尿直肠隔与背侧泄殖腔膜的融合。同时国内学者李靖华等还发现,泄殖腔膜腹侧部分较背侧部分明显为厚,此结果提示在泄殖腔膜的整个胚胎发育过程中存在。并指出在背侧泄殖腔膜崩解后,尿直肠隔进一步向头侧及腹侧移位,向生殖结节延展,与腹侧泄殖腔膜融合,直接参与了尿道近-远轴的建立,其间质参与了会阴体的形成。提示腹侧泄殖腔膜在泌尿生殖道和会阴的胚胎发育中具有重要意义,特别是在保持尿道完整性方面发挥了不可忽视的作用。进一步说明腹侧和背侧泄殖腔膜分别在正常的泌尿生殖系统和直肠发育中发挥了至关重要的作用。

第四节 盆腔器官的支配神经来源

盆腔内脏受交感神经、副交感神经和躯体神经共同支配。交感神经由胸$_{11}$到腰$_2$神经结发出,分别绕过肠系膜下动脉根部,在腹主动脉前形成上腹下神经丛,在腹主动脉分叉处形成左、右腹下神经(射精神经),沿骨盆壁相连成袢并发出分支;副交感神经纤维来自骶髓$_{2~4}$段,构成盆内脏神经(勃起神经),勃起神经和腹下神经及交感神经节发出的节后纤维共同构成下腹下丛(盆神经丛),盆神经丛位于腹膜返折下直肠两侧,呈菱形和三角形的网状神经板;它再发出直肠支、膀胱支、子宫支及前列腺支等。膀胱支控制膀胱肌的收缩和舒张,子宫支及前列腺支则支配女性与男性的性器官功能。盆神经丛一部分与直肠中动静脉、淋巴管及结缔组织构成侧韧带。腹下神经损伤引起贮尿和射精障碍,骨盆内脏神经损伤则引起排尿和勃起障碍,直肠癌手术中保留自主神经即指保留上述交感与副交感神经。

(郑宗珩)

参 考 文 献

1. Lrry R.Cochard. 奈特人体胚胎学彩色图谱[M]. 高英茂,译. 北京:人民卫生出版社,2004.
2. van der Putte SC. Normal and abnormal development of the anorectum [J]. J Pediatr Surg. 1986,21:434-440.
3. van der Putte SC. The development of the human anorectum [J]. Anat Rec,2009,292:951-954.
4. Kluth D,Klossok M,Mildenberger H.The development of the early genital anlage and its significance for the development of the large intestine--studies of rat embryos [J].Z Kinderchir. 1989,44:37-40.
5. Kluth D,Hillen M,Lambrecht W. The principle of normal and abnormal hindgut development [J]. J Pediatr Surg,1995,30:1143-1147.
6. Paidas CN,Morreale RF,Holoski KM,Lund RE,HutchinsGM.Septation and differentiation of the embryonic human cloaca[J].J Pediatr Surg. 1999,34:877-884.
7. 张涛,张胜逆,李靖华,等. 人类后肠及肛门直肠胚胎发育中凋亡及细胞增殖的时空分布研究[J]. 河北医药,2014,36:3541-3544.

第三章

盆腔自主神经的局部解剖

第一节 上 腹 下 丛

腹主动脉的分叉处至骶骨岬下方的范围内可见上腹下丛,由腹主动脉丛经第5腰椎体前面下降而来。靠近骶髂关节水平,直肠系膜后方疏松网状结缔组织内,可见上腹下丛发出的左右腹下神经,大约第3骶椎水平转向外侧,与同侧的盆内脏神经和骶交感节的节后纤维共同组成左右腹下神经丛(图3-1)。

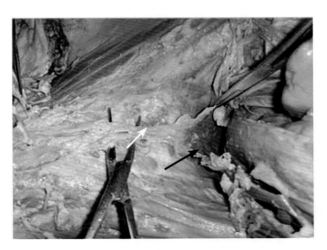

图 3-1 上腹下丛及腹下神经解剖表现
白色箭头为上腹下丛,黑色箭头为右侧腹下神经

第二节   骶   丛

由腰交感干延续而来,沿骶骨前孔内侧下降,共约3~4对串珠样的骶交感节,至尾骨前方,两侧骶交感干互相联合,形成单一的奇神经节。骶交感干的节后纤维组成骶内脏神经,其细小的骶交感节的节后纤维走向前外侧与盆内脏神经汇合后,形成左右侧的下腹下丛(图3-2)。

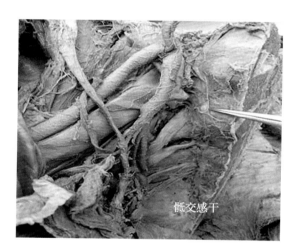

图 3-2   骶丛
红色箭头所指为骶交感干

第三节   盆内脏神经

又称盆神经,较为细小,穿致密的骶骨筋膜形成。这些细小神经纤维为来自 S_2~S_4 骶神经的前支中的副交感神经节前纤维。加入盆丛后一起行走至盆腔内脏器(图3-3)。

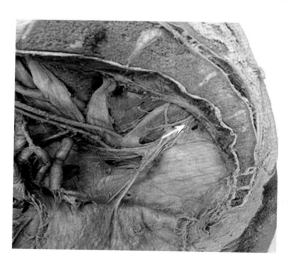

图 3-3   盆内脏神经解剖
白色箭头所示盆内脏神经

第四节　下腹下丛(盆丛)

下腹下丛位于直肠两侧,是上腹下丛向下的延续,接受骶交感干的节后纤维和 S_{2-4} 骶神经的副交感节前纤维组成。位于腹膜返折稍下方,直肠外侧,前列腺、精囊腺的后外侧(图3-4A)。下腹下丛发出分支主要分布于直肠和尿生殖器官。分布于直肠的下腹下丛神经纤维索构成直肠侧韧带的主要成分(图 3-4A)。下腹下丛分布于尿生殖器官的分支走行于邓氏筋膜外侧部,紧贴精囊和前列腺外缘,进入邓氏筋膜前方(图 3-4B)。

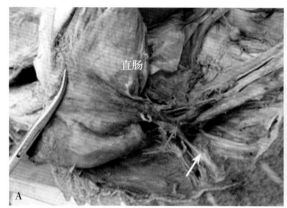
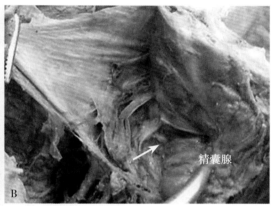

图 3-4　下腹下丛解剖

A. 中白色箭头所指处为右侧下腹下丛,位于直肠外侧,橙色箭头所指处为侧韧带;B. 显示下腹下丛分布于尿生殖器官的分支解剖(白色箭头),橙色箭头所指为邓氏筋膜

第五节　盆腔自主神经与泌尿生殖器官的关系

盆丛位于直肠、精囊和前列腺(女性为子宫颈和阴道穹)的两侧,膀胱的后方,其纤维除了分布直肠外,还分布于膀胱、直肠、精囊前列腺(男性)、子宫阴道(女性)。

1. 盆腔自主神经与精囊腺　精囊腺为一对长椭圆形的囊状腺体,膀胱后方、前列腺底的后上方、直肠前方,位于盆丛内侧,接受侧后方盆丛发出的神经纤维。

2. 盆腔自主神经与阴道　盆丛的下行终末分支主要分布于膀胱宫颈韧带的后叶,并发出分支到达阴道旁组织内。阴道旁组织中含有中等量的副交感神经纤维和稀疏的交感神经纤维。

3. 盆腔自主神经与膀胱　膀胱位于盆丛侧前方,其神经来自盆丛,包含交感神经和副交感神经。支配膀胱的盆丛支大部分行于输尿管下方,随血管分布从膀胱的侧、下、后方进入膀胱,其交感神经使膀胱平滑肌松弛,尿道内括约肌收缩而储尿,其副交感神经,支配膀胱逼尿肌,与排尿有关。

4. 盆腔自主神经与输尿管　输尿管上连接肾盂,下行于腰大肌前面,跨过髂血管,沿着盆壁向下进入膀胱。输尿管进入盆腔时,腹下神经行走于其内侧,接近膀胱处,盆丛传出支沿着膀胱下动脉的分支进入输尿管。

第六节　盆腔自主神经的立体解剖层面

盆筋膜脏壁层之间有层疏松结缔组织,包绕低位直肠,在直肠后方明显。而侧方因出入直肠神经、结缔组织形成的侧韧带而显得致密。根据直肠腹膜返折分为上方及下方的解剖层次(图 3-5):

1. 腹膜返折以上　直肠后方:盆筋膜脏层包绕直肠形成直肠深筋膜,盆筋膜壁层覆盖在骶骨形成骶前筋膜,盆筋膜脏层与壁层间存在疏松结缔组织及上腹下丛、腹下神经。其中神经将直肠系膜和骶前筋膜之间的空间分隔为前方的直肠后间隙和后方的骶前间隙。

直肠前方、侧方均由盆筋膜脏层包绕形成直肠深筋膜。

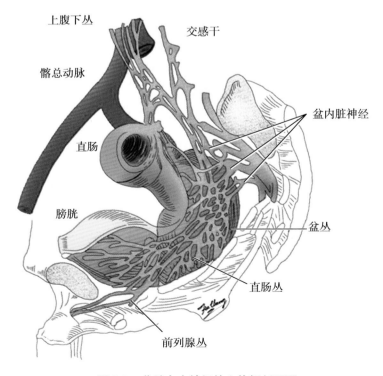

图 3-5　盆腔自主神经的立体解剖层面

2. 腹膜返折以下

（1）直肠后方：与腹膜返折以上类似。在 S_4 水平，因骶直肠韧带出现，并且两次腹下神经走行于直肠侧方，此处直肠后间隙消失，直肠后方直接接触骶前间隙。

（2）直肠侧面：此处由于出现下腹下丛，从内向外顺序为：直肠系膜 - 下腹下丛 - 盆筋膜壁层。所以这三个结构是直肠后方结构的延续。下腹下丛发出分支至直肠形成直肠侧韧带，发出支配精囊腺、前列腺的神经走行于邓氏筋膜前方。

（3）直肠前面：由前往后依次为：精囊 - 邓氏筋膜 - 直肠深筋膜。由于邓氏筋膜两侧延续至侧韧带，直肠后间隙及骶前间隙分别与邓氏筋膜后方及前方的间隙相延续。

盆腔自主神经核心是盆丛，位于直肠、精囊和前列腺（女性为子宫颈和阴道穹）的两侧，膀胱后方。接受腹下神经、骶交感干的节后纤维和 S_{2-4} 骶神经的副交感节前纤维组成。其纤维随髂内动脉的分支分布支配盆腔各脏器。

内侧：下段直肠。

前内侧：男性为前列腺、精囊腺，女性为子宫颈和阴道穹。

后外侧：盆筋膜壁层覆盖的骶前静脉丛、髂内动脉及其分支。

第七节 盆腔自主神经的微创解剖学

腹腔镜下，腹主动脉丛、上腹下丛多数情况下显示不清楚，或表现为条索状结构，有时容易跟淋巴管混淆。在直肠系膜后方，可见疏松网状结缔组织，无明显血管通过，靠近骶髂关节水平，疏松网状结缔组织下方可见上腹下丛发出的左右腹下神经（图 3-6）。

腹腔镜下无法观察到骶内脏神经、盆内脏神经及盆丛，但可以观察盆丛的分支。盆丛发出分支主要分布于直肠和尿生殖器官。分布于直肠的下腹下丛神经纤维束是构成直肠侧韧

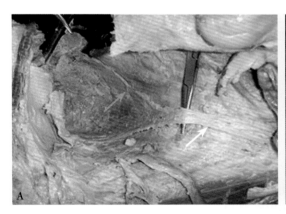
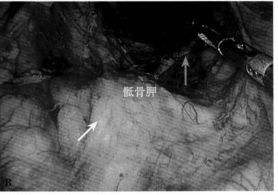

骶骨胛

图 3-6 上腹下丛及腹下神经的解剖及腹腔镜下表现

A. 腹腔镜所示图；B. 尸体解剖图。图中白色箭头为上腹下丛，橙色箭头为腹下神经

带的主要成分(图 3-7)。下腹下丛分布于尿生殖器官的分支走行于邓氏筋膜外侧部,紧贴精囊和前列腺外缘,进入邓氏筋膜前方(图 3-8)。

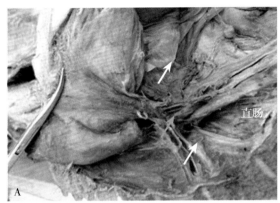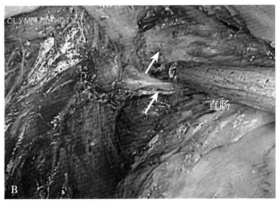

图 3-7　下腹下丛分支的解剖及腹腔镜下表现

A. 白色箭头所指处为右侧下腹下丛,位于直肠外侧,橙色箭头所指处为侧韧带;B. 腹腔镜侧韧带结构

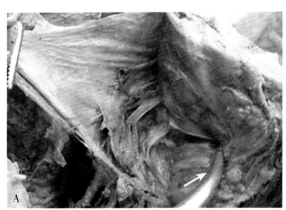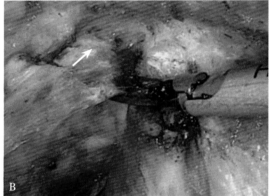

图 3-8　下腹下丛尿生殖器官的分支解剖和腹腔镜下表现

A. 显示下腹下丛分支解剖,白色箭头所指为精囊腺,橙色箭头所指为邓氏筋膜;B. 显示腹腔镜观察下腹下丛分支表现

(黄江龙)

参 考 文 献

1. 王怀经,赵玲辉 . 局部解剖学[M]. 北京:人民卫生出版社,2010.
2. 柏树令,应大君 . 系统解剖学[M]. 北京:人民卫生出版社,2013.
3. 吴义勋,邱实,孟君 . 宫颈癌根治术对盆丛神经的损伤及其预防[J]. 中华肿瘤杂志,1994,16(6):465-467.
4. 苏小凯,杨仲兴,穆强 . 盆丛神经的解剖学特点及其临床意义[J]. 中国医药指南,2014,12(10):73-74.

5. 黄江龙,郑宗珩,卫洪波,等.直肠系膜结构解剖和腔镜下观察的对比研究[J].中山大学学报(医学科学版),2014,35(3):407-411.

6. 黄江龙,郑宗珩,卫洪波,等.盆腔自主神经活体尸体对比研究[J].中华外科杂志,2014,52(7):500-503.

7. Ito E,Saito T.Nerve-preserving techniques for radical hysterectomy[J].Eur J SurgOncol. 2004;30(10):1137-1140.

8. Ercoli A,Delmas V,Gadonneix P,Fanfani F,Villet R,Paparella P,Mancuso S,Scambia G.Classical and nerve-sparing radical hysterectomy:an evaluation of the risk of injury to the autonomous pelvic nerves[J]. SurgRadiolAnat,2003,25(3-4):200-206.

9. 葛伟平,成龙,张萍,等.保留盆腔自主神经的腹腔镜广泛子宫切除术对膀胱和直肠功能恢复的影响[J]. 中国微创外科杂志,2014,14(9):816-829.

10. 陈春林,郭玉.系统保留盆腔自主神经的广泛性子宫切除术中神经确认与术后膀胱功能评估.中国实用妇科与产科杂志[J].2011,27(3):163-166.

11. 吴凯,马晖,米沙.腹腔镜下前列腺癌根治术中控尿功能的保护.中国肿瘤外科杂志[J].2012,4(5):265-268.

第四章

盆腔自主神经的功能

第一节　盆腔自主神经与排尿／储尿功能

一、盆腔自主神经的构成

包括上腹下丛、腹下神经、骨盆神经（勃起神经）、下腹下丛（盆腔神经丛）、下腹下丛传出神经的分支。

1. 上腹下丛　来自 T_{12}、L_1、L_2 的交感神经包绕腹主动脉，向下延续为上腹下丛，位于第 5 腰椎体水平、主动脉分叉的前方。

2. 腹下神经（射精神经）　在直肠脏层筋膜外合成左右两支腹下神经，距输尿管 1~2cm 并向下与之伴行。

3. 骨盆神经（勃起神经）　属于副交感神经系统，源自 S_2、S_3 及 S_4，沿骶骨前方向下走行，作为传入神经加入下腹下丛。

4. 下腹下丛（盆腔神经丛）　位于脏层和壁层筋膜之间，整合了盆腔器官的传入及传出神经，为一致密菱形斑片状神经网，约 4cm×3cm 大小。

5. 下腹下丛分支　分布于直肠、膀胱、前列腺、精囊等发出分支，支配排尿和阴茎勃起功能。

二、盆腔自主神经的功能

（一）盆腔自主神经中的上腹下丛、腹下神经属于交感神经，而骨盆神经（勃起神经）、下腹下丛（盆腔神经丛）及其传出神经的分支属于副交感神经或混合神经。

（二）盆腔自主神经的交感神经成分主要与储尿及男性射精功能有关，其受损可导致逼尿肌不稳定和射精障碍，副交感神经成分与排尿及男性勃起功能有关，其受损可导致逼尿肌收缩能力下降与阳痿。

三、排尿机制

(一) 排尿控制

机体在两种情况下有排尿要求:一种是膀胱存有大量的尿液,接近或达到膀胱的最大容量,产生强烈的尿意,这种强烈的尿意不大可能接受大脑有意识的控制,如不及时排出将出现自动溢尿、膀胱破裂或诱发急性尿潴留(急性肌源性衰竭);另一种是随意性的过程,在一定时间范围内,人体可决定是否立即排尿或再等待一段时间。

在正常情况下,膀胱逼尿肌在副交感神经紧张冲动的影响下,处于轻度收缩状态,使膀胱内压经常保持在 0.98kPa(10cmH_2O),因为膀胱具有较大的伸展性,导致内压稍升高后可以很快回降。当尿量增加到 400~500ml 时膀胱内压才超过 0.98kPa(10cmH_2O)而明显升高(图 4-1)。如果膀胱内尿量增加到 700ml,膀胱内压随之增加至 3.43kPa(35cmH_2O)时,逼尿肌便出现节律性收缩,排尿欲也明显增加,但此时还可有意识地控制排尿。当膀胱内压达到 6.86kPa(70cmH_2O)以上时,便出现明显的痛感以致不得不排尿。

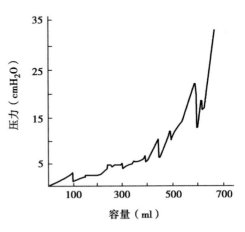

图 4-1 人膀胱充盈过程中膀胱容量与压力关系示意图
图中压力垂直降低,表示容量恒定时膀胱的适应程度

(二) 排尿反射

排尿活动是一种反射活动。当膀胱尿量充盈到一定程度时(400~500ml),膀胱壁的牵张感受器受到刺激而兴奋。冲动沿盆神经传入,到达骶髓的排尿反射初级中枢;同时,冲动也到达脑干和大脑皮层的排尿反射高位中枢,并产生排尿欲。排尿反射进行时,冲动沿盆神经传出,引起逼尿肌收缩、内括约肌松弛,于是尿液进入后尿道。这时尿液还可以刺激尿道的感受器,冲动沿阴部神经再次传到脊髓排尿中枢,进一步加强其活动,使外括约肌开放,于是尿液被强大的膀胱内压(可高达 14.7kPa,150cmH_2O)驱出。尿液对尿道的刺激可进一步反射性地加强排尿中枢活动。这是一种正反馈,它使排尿反射一再加强,直至尿液排完为止。在排尿末期,由于尿道海绵体肌肉收缩,可将残留于尿道的尿液排出体外。此外,在排尿时,腹肌和膈肌的强大收缩也产生较高的腹内压,协助克服排尿的阻力。

(三) 男性排尿控制机制

经典的男性控尿机制包括内括约肌和外括约肌。内括约肌指膀胱颈、尿道内口的环状肌。曾经认为内括约肌是膀胱逼尿肌的反向环,收缩时收紧膀胱颈从而完成控尿功能,但至今仍未发现此结构。外括约肌则指环绕在尿道膜部的环状括约肌。随着研究的深入及知识的积累,Myers 提出形成控尿机制的基本组织包括:①具有前列腺前括约肌的膀胱颈(内括约肌);②球部以上,膜部以下的尿道壁及其平滑肌、弹性组织和外括约肌;③肛提肌(耻骨肛门-耻骨会阴肌复合体)在尿道膜部两侧形成的尿生殖膈。

(四)女性排尿控制机制

女性排尿控制的解剖学和生理学机制一直存在争议。争论的焦点在于尿道括约肌的解剖构成、组织形态和生理功能,以及膀胱颈和盆底结构在排尿控制中的作用。早在 200 多年前即有学者描述了尿道横纹括约肌的存在,但此后有人研究认为尿道横纹括约肌是盆底肌肉的一部分,否认其独立存在的可能。近 50 年来,随着医疗水平的提升及多学科的发展,学者从不同角度对女性排尿控制的相关机制进行了大量的研究。包括胚胎发育学、解剖学、放射影像学、神经生理学及尿流动力学的研究越来越清楚地揭示了参与排尿控制的解剖结构,以及这些结构发挥作用的确切机制。一般认为,尿道括约肌可以分为横纹肌括约肌(external urethral sphincter 外括约肌)和平滑肌括约肌(internal urethral sphincter 内括约肌)。也有部分学者认为尿道的固有膜和盆底结构,甚至膀胱三角区和膀胱逼尿肌也参与构成尿道括约肌。

1. 尿道括约肌的胚胎发育和组织分化　与人体其他器官一样,尿道括约肌也有一个在胚胎发育期逐渐成形的过程。泄殖腔和下尿路的组织胚胎学研究发现,横纹肌括约肌最早在胚胎 12~15mm CRL(crown-rump length,头臀长)(相当于第五周)时,以未分化的间叶细胞致密斑的形式出现在尿道的两侧。耻骨直肠肌随着缸管膜的开通出现于 20~30mm CRL(第 7~8 周)的胚胎。到了胚胎 31~45mm,耻骨直肠肌、肛提肌及海绵体球肌均已经发育出分化好的横纹肌细胞,而尿道周围的肌性细胞仍保持未分化状态。但这个尿道腹侧的间叶细胞致密斑与膀胱颈附近的耻骨直肠肌关系密切并呈袢状向远端延伸,呈现为成对的未分化细胞致密斑存在于尿道两侧。当胚胎发育至 50mm CRL 阶段,尿道横纹括约肌始基(sphincter urethrae primordium),即尿道侧腹部的一个浅弓状结构开始形成。这是一个由单个核细胞组成的致密体,从尿生殖膈向上延伸至膀胱尿道移行处。到 60mm 阶段(第 10~11 周),增厚的间叶细胞层在尿道两侧向尾部延伸至苗勒管并完全包绕尿道。至 65mm 阶段(第 11~12 周),这些肌肉细胞的横纹清晰可见,整块括约肌呈倒 U 形结构包绕尿道,并与盆底肌肉有清晰的分隔。尿道平滑肌的分化开始于胚胎的第 9 至第 11 周。在这一阶段,尿道平滑肌的始基出现在尿道腔与发育中的横纹肌之间。到了 15 周,在横纹肌继续变厚的同时,平滑肌也在膀胱颈处变厚形成尿道肌性结构的内层。一些学者从这些观察中推测,尿道括约肌是由尿道中心的平滑肌和外层的横纹肌组成的功能单位。到 115mm 阶段(第 15~16 周),增厚的横纹肌在尿生殖膈水平完全包绕尿道。然而,这些横纹肌细胞与盆底其他的横纹肌相比,其直径明显地细小。De Leval 认为,尿道横纹肌这种明显区别于其他横纹肌和平滑肌的特点提示,这是一种为完成特殊功能而发育的括约肌,可能与肌纤维的快收缩类型和慢收缩类型有关。

研究显示,尿道横纹肌括约肌在胚胎发育阶段以及出生后的第一年会发生一系列的大体形态和分子表型的转变。这种转变被认为是机体为了适应出生之后的功能需要而发生的。

一些学者发现,在出生之后尿道后壁的横纹肌括约肌便不再存在,因此,尿道外括约肌便呈现为一个马蹄形。Kokoua 比较胚胎期、婴儿期和成年期的尿道结构和形态的差异,他们注意到,胚胎 40 周时在尿道膜部(男性)或尿道中段(女性)横纹肌纤维完全地包绕尿道,并在后壁形成一个“尾巴”样的结构,这一结构向后与会阴体结合。在出生后的 3 到 4 个月,在尿道球腺水平该尾巴样结构消失。横纹肌变成马蹄铁形状,其两个分支向后包绕尿道球腺。尿道横纹肌在胚胎期仅仅含有少量散在的肌纤维,而在婴幼儿则发育得很好。

　　然而,也有些学者认为上述形态学的变化并不存在。Ludwikowski 观察了 31 个女性和 31 个男性(从妊娠 9 周到新生儿)的盆腔塑料包埋及染色切片,观察的范围从膀胱颈到会阴。通过计算机程序的三维重建,他们发现无论男性或女性,在大于 10 周的胚胎,外括约肌均呈 Ω 型。Borirakchnayavat 发现在 Fisher344 大鼠,出现在未分化的间叶细胞的第一个标志是平滑肌细胞肌动蛋白。此时并无横纹肌的表型,尽管这是典型的外括约肌所在的解剖部位。直到出生后 1 天,横纹出现,横纹肌表型 α- 肌动蛋白始出现,而 α- 平滑肌动蛋白染色仍为阳性。不同的是,肛提肌在妊娠第 16 天即出现横纹肌表型。这种过程和现象在人类也一样。至成年时,横纹肌表型非常清楚,而不再有 α- 平滑肌动蛋白出现在外括约肌。类似的变化在食管、心脏和骨骼肌也被证实。这种现象提示这些肌肉是从平滑肌样组织转化为横纹肌表型的。考虑到横纹肌是随意肌,具有更强大的收缩力,这种转化提示该肌肉在出生后将担负重要的生理功能。

　　有关尿道平滑肌和膀胱平滑肌关系的研究争议很大。在早期的研究中,许多学者认为尿道平滑肌和膀胱平滑肌是连续的。然而,亦有另外一些学者指出,膀胱逼尿肌在结构上与尿道平滑肌有明显区别。Matsuno 等研究胚胎的下尿路平滑肌发现,尿道平滑肌的发育(在胚胎第 9 至 12 周)明显晚于膀胱平滑肌的发育(胚胎第 7 周)。Gilpin 及 Gosling 等人也有同样的发现。组织学上,膀胱逼尿肌在 52mm CRL 即分化出来,而尿道平滑肌要到 119mm CRL 才分化完全。除此之外,尿道平滑肌在组织学结构上也不同于膀胱平滑肌。在 65mm CRL 阶段(第 11~12 周),膀胱平滑肌看上去已经形成成熟的网状结构,胆碱酯酶染色阳性。相反地,尿道的平滑肌始基分化较晚,在 12 周时胆碱酯酶染色阴性。Droes 等通过组织学观察也发现,逼尿肌并不参与尿道肌性结构的组成,而是仅仅形成环绕近段尿道的袢。三角区组织则在膀胱颈处形成真正的尿道括约肌。这项研究得到 Gilpin 研究的证实。三角区的组织层次与尿道平滑肌相延续,特别是尿道的纵行肌肉。环行肌层在男性延伸至膀胱颈,在女性则向下延伸至尿道。虽然尿道的平滑肌的一般组织学特征与膀胱逼尿肌相似,但 Gilpin 及 Gosing 发现即使在胚胎阶段,三角区和尿道的平滑肌形成的肌束较细小,细胞外基质较多。此外,三角区和尿道的平滑肌很少有胆碱酯酶染色。显而易见,这两部分平滑肌具有不同的功能。

　　2. 尿道括约肌的解剖　　传统的教科书将女性尿道描述为一条长 4cm 的管状结构,直径 6mm。它开始于膀胱的内口,在耻骨联合后向前下方行走,包埋在阴道前壁,最后开口于尿道外口。女性尿道的典型组织学结构包括:外层的横纹肌、其下方薄层的环行平滑肌、然后是厚的纵行平滑肌层、再是厚的固有膜层。固有膜可分为黏膜下和黏膜层。一般认为,所有这些结构均参与尿液控制。此外,膀胱颈和盆底结构也认为与控制尿液有一定程度的关系。

尿道横纹肌括约肌覆盖尿道全长的 80%,形成尿道的最外层。按照 De Lancy 的观察,这块肌肉完全包绕尿道,虽然在尿道的后壁相对薄弱。肌纤维在后壁并不形成完整的环,横纹肌两端的间隙由三角形的底板桥接而连为一体。因此,肌性环的缺口并不影响其收缩功能,因为这个三角形的底板的作用就像是肌腱的作用。在这里 De Lancey 提出了一个非常重要的概念:肌腱。大多数的横纹肌有肌腱,横纹肌括约肌也一样。与其他横纹肌一样,如果这个肌腱被切断,横纹肌括约肌便不能正常发挥作用。Papa 和 Ulmsten 清楚地证实了这个肌腱的重要性。在一个临床研究中他们发现,打开尿道下方的阴道壁瓣会出现严重的漏尿,而收紧该瓣则尿液重新得到控制。

与 De Lancey 的观点不同,也有一些研究认为尿道横纹肌是以两块对称的肌肉组成。在大鼠的研究中,尿道横纹肌的功能解剖和神经支配得到了很好的描述。这些研究显示,尿道横纹肌括约肌的纤维对称地环绕分布在尿道的两侧,由腹侧向背侧走行,肌纤维逐步插入尿道壁的结缔组织中。左右侧的肌纤维在矢状面上相互重叠。同一条肌纤维在腹侧和背侧插入结缔组织时并不在同一个平面。尿道存在两条阴部神经,这也支持尿道横纹肌括约肌是两条对称肌肉的观点。Oelrick 注意到尿道横纹肌和女性尿道和阴道一起形成一个连续的整体。该肌肉仍可分为两部分:一部分环绕尿道,另一部分环绕尿道和阴道,因此该肌肉也称为尿生殖括约肌。单个的肌纤维很细小,包埋在结缔组织中,并与平滑肌混杂,使得肉眼解剖该肌肉很困难。尿生殖括约肌从膀胱底延伸向下,穿过盆底的尿生殖膈裂隙,在会阴部扩展环绕阴道。另有部分纤维与耻骨坐骨支相连,形成压尿道肌。这样,机体并不存在所谓的"尿生殖膈"来封闭会阴间隙形成尿生殖裂隙的底。这些观察也为新近的几个研究所证实。

尿道括约肌系统的第二种肌性成分是平滑肌括约肌。Tanagho 认为,内层的平滑肌括约肌位于尿道近段,是膀胱逼尿肌的延续。然而,这种观点不断受到质疑。除了上文提到的胚胎发育学研究外,越来越多的免疫组织化学和组织学的研究显示,尿道平滑肌是与膀胱逼尿肌不同的肌肉组织。解剖学的研究也显示,尿道平滑肌有不同于膀胱和三角区的独立起源。Lapides 等首先观察到瘫痪女性能够自主开始和中断排尿。他们认为尿液的控制主要由尿道近侧的平滑肌实现。他们推测,只有当横纹肌和平滑肌都受到损伤时才会发生尿失禁。同样地,Tanagho 发现,尿道平滑肌和横纹肌分别产生静态尿道压的 30% 和 50%。Dorschner 解剖了 50 具男性和 15 具女性尸体,他们证实,尿道内括约肌呈环行包绕尿道内口,逼尿肌的纤维并不参与内括约肌的组成。

除了横纹肌和平滑肌外,黏膜的封闭作用是尿道关闭机制的另一个组成部分。尿道黏膜外侧环绕了一层依赖于雌激素的海绵状血管组织。外周括约肌对该层组织的轻微的压迫即可产生明显的闭合尿道作用。雌激素可增加该层组织内血管内皮细胞的分裂和成熟。

3. 膀胱三角区、膀胱颈和近段尿道的解剖　膀胱三角区、膀胱颈和尿道近段解剖结构可能是下尿路中最复杂的一部分。膀胱颈和近段尿道在排尿控制中究竟有何作用一直是激烈争论的焦点。多位学者根据自己的研究提出相应的理论。即使是拥有很多现代技术的今天,膀胱颈和尿道近段结构各成分的功能作用仍无一致意见。

通过连续切片和计算机三维重建图像,Yucel 及 Baskin 发现,膀胱几乎是完全位于膀胱颈和近段尿道之上。膀胱颈并不是刚好水平地位于近段尿道上方,而是在冠状位上向前倾斜。这种解剖关系形成于胚胎发育阶段,一旦形成,则并不随年龄而改变。这种膀胱体和膀胱底的解剖关系在以前也被 Brooks 等描述过,且近年来被 MRI 成像所证实。膀胱体和膀胱颈的这种倾斜位被认为是女性实现控尿的重要因素,尿道和膀胱之间倾斜角度的改变被认为使女性尿失禁的因素之一。同时,在膀胱充盈和排空时的动力学改变可能与膀胱颈部的纵行平滑肌有关。三角区和膀胱颈的复杂结构和特殊构型使得膀胱颈在充盈期能紧密关闭,而在排尿期可以充分开放。

许多学者研究发现,构成三角区的肌肉的结构和膀胱其他部位的肌肉的结构明显不同。逼尿肌的束状结构和三角区的均匀结构形成鲜明对比。三角区的肌肉向下可以追踪到中段尿道的水平,向上可以达输尿管开口。从三角区的特殊结构很容易想到,该处的肌肉结构可能主要是为膀胱和尿道提供一个坚实的基座,而不是发挥收缩功能。三角区也是桥接膀胱和尿道的结构。由此可以推测,膀胱颈的主要功能是在排尿时开放,以保证有效的排尿,而不是提供对尿液的控制。这一观点受到 Colleselli 的研究的支持,他们发现,切除膀胱颈和近段尿道,只要保留完整的神经支配,剩余的尿道括约肌系统仍可实现控尿。Yucel 及 Baskin 发现膀胱外层的纵行平滑肌束继续前行在膀胱颈的腹外侧包绕近段尿道的环行纤维的腹侧,但在背部逼尿肌的外层纤维则并不覆盖尿道近段。纵行平滑肌的这种排列有助于在收缩时开放膀胱颈。这些发现在一定程度上与 Tanagho 对膀胱颈的胚胎发育的描述一致。或者按照 Yucel 及 Baskin 的描述,膀胱颈是膀胱和尿道两种肌纤维交织的地方,而三角区形成近段尿道和膀胱的龙骨。

4. 盆底的解剖 通过观察咳嗽时尿道压力的变化,以及静息状态下用微头传感器测得的尿道压力,一些学者提出尿道和膀胱颈外部的结构可影响括约肌功能。这些生理学发现激发了尿道外控尿机制研究的兴趣。DeLancey 对 8 例女性和 34 例男性尸体盆腔做连续切片观察,发现近段尿道处的阴道前壁与盆膈和盆筋膜的弓状腱划相联系。盆膈的收缩会牵拉阴道挤压尿道后壁,引起尿道压力的升高。静息状态下尿道的支撑来自于盆底筋膜弓状腱和盆底肌肉的静态张力。尿道横纹肌的两个分支(压尿道肌和尿道阴道括约肌)在会阴膜区域(尿生殖膈)越过尿道远段。在咳嗽时这些肌肉的活动会压迫尿道远段,引起尿道内压力超前于腹压上升并高于腹压。Brooks 等也认为,肛提肌的收缩可以将外括约肌向前下方牵拉从而有助于控尿。

然而,Yucel 及 Baskin 用三维重建图像的方法却观察到了不同的盆底和括约肌形态。盆底由两侧的肛提肌构成,肛提肌曾被许多学者描述为一个薄片碗状的肌性结构,完全地包绕尿道、阴道和直肠。然而，新的观察发现，肛提肌纤维的走向近似垂直，在其背部上界有两片水平的翼状部分。两边腹侧部分的肛提肌分别起始于耻骨，在耻骨和尿道外括约肌之间的间隙内充填着血管网和致密结缔组织。当从下面观察时，可见肛提肌的腹侧部分形成一个 U 形的尿生殖裂隙。外括约肌的边缘、直肠阴道肌、肛提肌的边缘和球海绵体肌在致密结缔组织构成的共同区域内汇合。球海绵体肌起始于阴蒂脚的侧面，绕过尿道，终止于阴道后面的中线纤维体。坐骨海绵体肌也起始于阴蒂脚，终止于坐骨。直肠阴道肌形成于直肠外纵层肌纤维，而不是起源于直肠和尿道之间一个单独肌性结构。从上面观察，肛提肌并不环绕尿道腹侧，由此他们认为，肛提肌主动参与尿液控制的可能性很小。肛提肌形成一个从耻骨到尾骨的薄层肌性结构，该肌肉在尿生殖裂隙下缘明显增厚，在耻骨和会阴体之间形成一个吊带样的结构。

5. 尿道括约肌的影像学研究　现代影像技术的发展如 MRI、三维 B 超等为研究女性盆底和尿道等复杂结构提供了极大方便。盆底结构和尿道的分层解剖可在 MRI 成像时得到清晰的显示。与组织和解剖学的观察结果相一致，尿道横纹肌括约肌的马蹄铁形态可被清晰辨认。按照 Tan 的研究，用阴道内 MRI 线圈可精确地测得女性的尿道长度为 3.1~3.6cm。

会阴深横肌在经典教科书中是为人熟知的结构，尿道外括约肌被认为是它的部分纤维形成的。然而，MRI 则给出了完全相反的结果。在增强的 MRI 图像上，外括约肌显示为两个部分组成：横纹肌部分和平滑肌部分。外括约肌周围仅有脂肪和结缔组织。这一发现与新近的组织形态学研究结果一致：即尿道括约肌和盆底肌肉系统之间是各自独立的。无论是 MRI 图像还是解剖组织学切片上，均未能发现尿道括约肌和盆底肌肉系统之间的任何联系。

女性尿道的解剖结构也可被超声显像。Schaer 发现，可被超声显像的结构包括横纹肌和平滑肌层、阴道、直径大于 0.2mm 的血管等。纵行平滑肌层表现为边界清晰的内部低回声环，外部的环行平滑肌和横纹肌层则为很不规则的高回声。通过 B 超比较压力性尿失禁女性和正常女性的尿道横纹括约肌的大小，Athanasiou 等发现，尿失禁女性的尿道横纹肌明显地短和薄弱，肌肉总量明显减少，并与尿失禁的严重程度有关。

6. 尿道括约肌的生理学研究　生理学的研究提供的证据更为直接和清晰地显示尿液控制机制就定位在尿道括约肌系统内。Koff 报告，尿道阻力的改变与尿道横纹肌的活动有关。用箭毒毒素阻断尿道横纹肌的活动可以明显影响尿道内的阻力测量值。Shafik 证明尿道外括约肌通过机械地压迫尿道实现控尿，也通过神经反射防止尿道内括约肌在逼尿肌收缩时松弛而发挥控尿作用。本身为横纹肌的尿道外括约肌的收缩可以机械地关闭尿道达数秒钟。通过研究荷兰猪的尿道平滑肌和横纹肌对色满卡林（cromakalim，克罗卡林，钾通道开放剂），哌唑嗪（prazosin，α-I 受体阻滞剂），硝苯地平，硝普钠和电刺激的反应，von Heyden 证实，尿道横纹肌括约肌在括约肌功能中起主导作用。不止一个研究显示尿道横纹肌的肌源性损伤在Ⅲ型压力性尿失禁的发病中具有重要作用。Takahashi 及其同事发现，与正常对照相比,尿失禁患者尿道横纹肌运动单位的电位期相明显缩短、电位低且有多个期相。70% 的压力性尿失禁患者有明显的低电位、短期间、多期相和早期干涉现象。这些都是横纹肌肌源性损伤的表现。这些有横纹肌肌源性损伤的患者日常有更多的漏尿,需要更多的尿垫。

Kamo 等的研究提供了有关应力期尿道压力变化的尿流动力学资料。在喷嚏时尿道近段和中段的压力升高,但当减去膀胱压力时或当打开腹腔时,近段尿道的压力几乎变成了零,而尿道中段的压力依然是正值。这些发现明确地排除了近段尿道在控尿中具有主导作用的可能性。当切断两侧的阴部神经和支配坐骨尾骨肌和耻骨尾骨肌的神经后,尿道中段在喷嚏时的压力下降达 80%,而盆神经的内脏支和下腹下神经的横断则无此效应。同时他们还测定喷嚏漏尿点压力以探讨尿道主动关闭机制在保持尿道阻力、对抗喷嚏时的尿失禁的作用。在假手术组大鼠,喷嚏时膀胱压力升高达 (37 ± 2.2) cmH_2O,但无漏尿。而神经切断组大鼠喷嚏时的膀胱压力超过 (16.3 ± 2.1) cmH_2O 即有漏尿发生。由此他们得出结论,喷嚏时尿道外括约肌和盆底肌肉的反射性收缩导致了尿道中段压力的升高。在上述研究中他们并未能区分究竟是哪一个肌肉的收缩引起了喷嚏时尿道压力的升高:尿道横纹括约肌或盆底肌肉,抑或是两者均参与。然而,另外两项研究表明喷嚏时尿道压力的升高主要来自于尿道括约肌。通过比较盆底肌肉和尿道括约肌的收缩特性,Aizawa 等发现肌电图上尿道括约肌的收缩前期时间明显长于盆底肌,而其动作电位时间和达峰时间则明显地要快于盆底肌。免疫组织化学研究也显示尿道括约肌的快收缩纤维为 70%,而盆底肌为 50%,这与压迫时间曲线的结果相一致。这些结果提示,两者的收缩特性明显不同:尿道括约肌快,而盆底肌肉慢。上述发现也可解释以前由 Zinner 所观察到的现象:即应力期尿道压力的升高超前于腹压升高约 250 毫秒。

(五) 控制排尿中枢组成及作用

主要的排尿中枢除位于脊髓的骶段外,还位于脑干的脑桥和中脑。脑干中枢和圆锥的骶反射中枢将下尿路神经控制分为 3 个节段:骶下(外周神经)、骶上(脊髓和脑干)、脑干上。

1. 脑干上的神经控制 脑干上一些区域与膀胱存在神经学上的联系,这些区域包括额前皮质、扣带回、下丘脑视前核、杏仁核、隔核等。刺激猫的上述区域诱发膀胱收缩。虽然大多数上述区域发出纤维到脑干,只有下丘脑视前区特异投射到脑桥排尿中枢。对人的 PET 研究证实上述区域参与了排尿。虽然端脑(前脑)在排尿反射中不起重要作用,但通过临床观察发现,端脑对排尿始动有着重要作用。大脑额叶近中央前回的两侧叶上部的有关区域与排尿功能有关。存在两个中枢,一是位于额叶上部的逼尿肌运动中枢;二是位于感觉运动皮质区的尿道外括约肌的运动中枢。这两个中枢接受来自逼尿肌及尿道括约肌的传入冲动和位于脑干排尿中枢传来的冲动,并传出冲动至脑干排尿中枢,参与膀胱尿道功能的调节。Blok 应用 PET 发现,排尿时右脑的中央前回旁灰质兴奋放电,推测该区域可能与决定某时某地是否排尿有关。Nour 等对男性志愿者做了和 Blok 相似的 PET 实验,他们应用了尿动力膀胱测压来证实排尿过程中膀胱的收缩。他们的结果不仅验证了 Blok 等的发现,譬如排尿时脑桥、额下回、下丘脑和 PAG（盖部）等核团的激动，而且还发现了许多其他核团的激动，包括中央后网、额上凹、丘脑、脑岛及苍白球。这预示在排尿时，有更复杂的皮质和皮质下结构网络参与调控。而且，调控随意运动的大脑功能 IX，如扣带前同、小脑蚓部、小脑亦被激动。Nour 等认为，像随意呼吸中发现的一样，这预示随意运动系统对自主运动的潜在影响。

丘脑是对称性分布于第三脑室两侧的大卵圆形灰质复合体，接受由内外环境刺激而来的外周感觉冲动和本体感觉冲动。它是一个大的中继站，将来自皮肤、内脏感受器、视听觉通路、下丘脑、小脑以及脑干（网状结构）的冲动传递到大脑皮质；是与排尿有关的一个重要的中枢神经结构。膀胱的感觉传入冲动和脑桥排尿中枢的传入冲动，通过丘脑核传送至大脑皮质中枢，而尿道外括约肌感受器的冲动，可能经丘脑的腹侧核交接后再传至大脑皮质中枢，所以，皮质的传入和传出冲动均经过丘脑核。丘脑与脑桥排尿中枢的联系，可能是排尿受情绪和内环境影响的解剖学及功能基础。

基底神经节的尾状核和壳核参与锥体外系的构成，具有对逼尿肌收缩活动的控制能力。Hald 实验证明，边缘系统与逼尿肌收缩有关。Paus 认为，扣带回前部可能参与对传入性冲动的应答，可能是一种平衡装置，诱导某些行为的产生。Lazzeri 认为，扣带回在储尿期时会减少活动，以便能减少冲动的传入与传出。通过 SPET 研究发现，在正常排尿的过程中，大脑有 4 个区域的血流较安静状态时明显增加，包括额上外侧回、额侧上内侧回、下丘脑及前回，其中右利手的人右侧前回血流增加，左利手的左侧血流增加。记录用辣椒辣素介导的排尿反射时脑血流变化，发现除了下丘脑无明显血流变化外，在额上外侧回、额侧上内侧回及前回有明显的血流变化；同时发现正常排尿时血流增加的区域除额侧上内侧回外，其余均高于用辣椒辣素介导排尿的血流增加区域。

2. 脑干　神经学研究已确认，排尿有赖于位于脑干腹侧区的脑桥排尿中枢和 Barrington 核中继的脊髓 - 延髓 - 脊髓反射。80 多年前，Barrington 首先研究了关于调控膀胱功能的脊髓上神经系统。他对充盈膀胱的猫行去脑实验，发现在脑桥的被盖部存在这样一个区域，当它的两侧都被去掉时，能导致完全性尿潴留。随后，这一区域被 Langwothy 和 Kolb 的研究证实，它的确对调控正常膀胱的排空发挥重要作用。此区以下的脑损伤能导致膀胱排空功能受损；此区以上的损伤，则膀胱逼尿肌收缩亢进。

30 多年后，KurU 和 Yamamoto 对这一区域行电刺激，发现可产生协调的膀胱逼尿肌收缩。他们遂将该区称作 Barrington 核，而现在更普遍的称谓是脑桥排尿中枢（pontine micturitioncenter，PMC）。目前已证实，PMC 和支配膀胱运动的核团有直接的投射关系。1986 年，Holstege 等在电刺激脑桥的背外侧盖的中间部分时，发现盆底肌活动节律、张力和尿道压降低，紧接着膀胱内压升高，产生与正常的排尿活动类似的生理反应；此区被称为 M 区。因此，M 区可被看作排尿活动或打开排尿开关的易化中枢协调性膀胱排空的共同的最终传导通路。他们同时发现，在脑桥被外侧盖的腹外侧部有一区域，被称作 L 区（L-region）。它受刺激时，盆底肌活动、尿道压迅速增加，同时抑制逼尿肌自发性活动，解剖学上此区被证实对骶髓的 Onuf 核发出投射,而 Onuf 核是支配盆底肌、尿道及肛门括约肌的躯体运动核。因此,L 区被看作对排尿活动有抑制性作用,对膀胱的控尿功能有协助作用。L 区现被 Blok 和 Holstege 称作脑桥储尿中枢(pontine storane center,PSC)。

1996 年,Fnkuyama 等首次应用脑功能成像技术对人排尿大脑核团的活动进行研究。对 10 名男性志愿者排尿初始和排尿过程进行 SPECT 扫描,显示在脑桥中部至中脑(PAG 附近),及额叶有核团激动,同时应用脑血流的示踪剂 ^{99m}Tc 标记的 hexamethy-propyl-eneamine oxide 测量了脑灌注量。他们的研究不仅验证了动物实验研究的结论——脑桥是调控排尿活动的重要核团,而且显示了人脑皮质在调控人排尿活动的重要性。正电子发射断层摄影的研究为我们提供了人脑干参与排尿控制的依据。对一组正常成年女性在排尿期间进行脑扫描,可见脑桥背侧部靠近第四脑室区血流量增加;第二组在储尿期间脑扫描发现,脑桥的背侧部无明显改变,而腹侧血流量却增加,此时虽有较强的尿意,但尿道外括约肌仍然呈收缩状态,可延迟排尿。Griffiths 通过脑功能成像及尿流动力学研究表明,正常人在膀胱充盈时,脑的岛叶、脑桥中部至中脑(PAG),扣带回前部、额叶和其他一些区域有强烈的反应;当膀胱极度充盈时,扣带回前部及岛叶前部信号更突出,考虑扣带回前部与情绪反应有关。通过与膀胱高反应性的患者信号改变相比较,Griffiths 认为,其排尿的异常不光与膀胱传入信号的增强有关,更可能是传入信号或大脑中处理这些信号的区域的异常,反应的模式的异常。在逼尿肌过度活动(DO)发生时,大脑的反应既可以降低也可以增加。

已有研究表明,中脑水管周围的灰质是排尿反射的重要控制区。腰骶脊髓的中间神经元几乎全投射到中脑水管周围灰质的侧叶及背侧部。盆神经的刺激会导致中脑水管尾部周围的灰质出现短暂潜在电位。中脑水管周围的灰质是脑干唯一明确的排尿中枢结构。侧腹中脑水管周围的灰质注射谷氨酸盐诱发排尿试验证实,其排尿受中脑水管周围的灰质 - 脑桥排尿中枢调节。PET 显示,膀胱充盈期间中脑水管周围的灰质血流量增加。这些结果充分证实,中脑水管周围的灰质接受膀胱充盈信号,在排尿反射中起重要作用。

3. 脊髓中枢　支配人体膀胱的副交感神经起源于 S_{2-4} 中间内侧细胞群。节前神经的核周体和树突在骶髓内按内脏运动方式排列,因此,一些骶髓损伤后,某些内脏功能可选择地得以保留。支配膀胱及其出口的交感神经起源于 T_{10}~L_2 胸腰髓的中间内侧细胞群。Onuf 核则位于 S_{2-4} 的腹侧灰质内。

脊髓神经通路为来自逼尿肌感受器的传入性冲动经脊神经后根传入骶髓灰质中,再经脊髓背侧以长纤维形式进入脑干的中脑水管周围灰质,由此投射至 M 区和 L 区,经丘脑核团进入大脑皮质中枢。而盆底肌肉的感觉冲动则经阴部神经,由 S_{2-4} 后根进入骶髓灰质内与阴部运动神经元交接,发出上行纤维达小脑,然后经丘脑内侧束与后腹侧核产生突触联系后到达大脑皮质的相关区域。膀胱和尿道的非本体感觉性冲动如痛觉、温觉、触觉引起的冲动,进入骶髓后经脊髓丘脑束进入丘脑核后发生突触联系,再发出上行支达大脑皮质的中枢。传出的运动神经冲动经两种通路,一是网状脊髓束传导路,运动神经冲动经该传导路与腰、骶段的逼尿肌运动神经核产生突触联系;另一是皮质脊髓束传导路,将大脑的运动冲动传至骶髓阴部神经运动核的邻近灰质,与之发生突触联系。

(六) 排尿相关神经

1. 排尿相关神经通路　膀胱平滑肌主要由副交感神经支配,而尿道和膀胱颈的平滑肌是由交感神经支配。阴部神经的分支支配尿道外括约肌中的骨骼肌。这些神经是脊髓到下泌尿道的传出神经通路所构成。

支配逼尿肌的副交感神经从脊髓的骶 $_{2~4}$ 发出。如所有的副交感神经一样,前神经节的神经递质是乙酰胆碱,但后神经节的神经递质随着靶器官的不同而变化。尿道平滑肌的后神经节副交感神经递质是氧化亚氮,而逼尿肌平滑肌是通过乙酰胆碱和三磷腺苷作用。

交感神经系统的作用是松弛膀胱和收缩尿道。无论在副交感神经系统中乙酰胆碱作为前神经节神经递质是否被分摊,后神经节的神经递质都是去甲肾上腺素。脊髓由胸 $_{10}$ 至腰 $_2$ 发出交感神经控制膀胱,经后神经节、下腹神经传达到靶器官。

传入到下泌尿道的躯体神经主要来自阴部神经,它是由脊髓骶 $_{2~4}$ 发出的。脊髓骶 $_{2~4}$ 节段的运动神经元位于 Onuf 核。神经递质乙酰胆碱在尿道外括约肌中与烟碱受体发挥作用。

副交感、交感和躯体神经传出通路也是下泌尿道向脊髓和中枢神经系统传入感觉的中继站。副交感神经的感觉受体(Aδ 和 c 纤维)同时传递储尿时膀胱容量、排尿时收缩幅度两种信息。提示副交感神经既控制起始排尿,又在排尿过程中维持膀胱收缩。

2. 协同反射　中枢神经系统和下泌尿道神经通路的相互作用是协同反射,可能是一方激活,另一方被抑制,如副交感神经兴奋引起逼尿肌收缩,继而尿道松弛,这种反射抑制交感神经的活动以及躯体神经控制的尿道平滑肌的收缩。

3. 膀胱储尿神经生理　膀胱膨胀导致骨盆神经传入冲动释放,经过阴部神经核的突触,阴部神经传出冲动导致尿道外括约肌收缩。同时,交感神经传入冲动至腹下神经。经交感神经核的突触,传出冲动导致:①副交感神经节后神经元信息传递的抑制,从而抑制逼尿肌收缩;②膀胱颈的张力增强。其净效应是尿道内压仍高于逼尿肌产生的压力,从而有利于尿液储蓄。

4. 膀胱排尿神经生理　盆神经传入神经沿着脑桥排尿中心的脊髓和突触传递上行。下行传出神经通路导致:①阴部神经冲动传递抑制,从而使得外括约肌松弛;②交感神经冲动传递抑制,使得膀胱颈开放以及副交感神经节后神经元传递冲动;③骨盆副交感神经冲动传递,引起逼尿肌收缩。其结果是逼尿肌收缩后,尿道外括约肌立即松弛降低尿道内压,排尿开始。

5. 膀胱排尿停止神经生理　尿流为自主性中断,阴部神经核的运动复合神经突触发出神经冲动至下行的皮质脊髓通路,导致尿道外括约肌收缩。同时,控制逼尿肌收缩的副交感神经冲动被抑制,而交感神经激活使得膀胱逼尿肌松弛、尿道平滑肌收缩。尿道内压高于膀胱内压,引起尿流中断。

四、储尿机制

膀胱的储尿功能主要通过膀胱的逼尿肌和尿道内括约肌的协同作用完成。而膀胱的逼尿肌和尿道内括约肌受交感神经和副交感神经的双重支配,交感神经末梢释放的递质是去甲肾上腺素,后者通过 β 肾上腺素能受体使膀胱逼尿肌松弛,同时通过 α 肾上腺素能受体使尿道内括约肌收缩,故能阻抑膀胱内尿液的排放。

第二节　盆腔自主神经与性功能

一、盆腔自主神经与男性性功能

(一) 盆腔自主神经与勃起功能

1. 勃起原理　阴茎海绵体由平滑肌细胞和结缔组织构成海绵体小梁,阴茎海绵体神经含有交感和副交感两种成分,前者来自脊髓 T_{11} 到 L_2,后者来自脊髓 S_{2-4},刺激骶部副交感神经阴茎可胀大,刺激胸腰部交感神经则阴茎疲软。阴茎背神经传递阴茎体和阴茎头皮肤以及尿道和海绵体内的感觉。

阴茎勃起是一个复杂的心理-生理过程,本质是一系列神经血管活动。副交感神经兴奋,阴茎海绵体内小动脉及血管窦的平滑肌细胞舒张,海绵体血管窦扩张,动脉血流量增加,阴茎海绵体充血胀大。胀大的阴茎海绵体压迫白膜下的小静脉,使静脉流出道关闭,盆底肌的收缩也可压迫海绵体,使之进一步胀大、坚硬而产生勃起。交感神经兴奋,小动脉及血管窦的平滑肌细胞收缩,海绵体压力下降,静脉开放,阴茎开始疲软。因此,平滑肌舒张、动脉血流量血流速度及静脉血流出阻力是阴茎勃起的三个要素。

阴茎海绵体内小动脉及血管窦的平滑肌细胞舒张时,大脑或阴茎局部接受性刺激,从下丘脑或骶髓低级中枢发出冲动,神经冲动传至阴茎海绵体,副交感神经神经末梢及血管内皮细胞在一氧化氮合酶(NOS)的催化下合成释放一氧化氮(NO)增多,NO 进入平滑肌细胞内,激活鸟苷酸环化酶(GC),使平滑肌细胞内的 cGMP 增多,后者激活蛋白酶 K,作用于钙离子通道,使细胞内钙离子浓度降低,平滑肌细胞舒张。阴茎海绵体平滑肌内的 cGMP 由磷酸二酯酶 5(PDE_5)降解成 GMP 而失去活性。

除 NO 外,与平滑肌舒张、阴茎勃起相关的物质还包括乙酰胆碱、血管活性肠肽、降钙素基因相关肽、PGE_2、cAMP 等;与平滑肌收缩、阴茎疲软相关的物质有去甲肾上腺素、内皮素、$PGF_{2\alpha}$ 等。

2. 勃起反射　男性的阴茎勃起中枢多位于大脑的边缘系统。边缘系统是围绕脑干的嗅脑的一部分,包括嗅区、杏仁核、海马回及扣带回。这些神经核又都与丘脑、下丘脑及皮质上组织的许多区明显有相互联系。刺激上述区域可使阴茎产生勃起。

当大脑皮质接受性刺激后,输出冲动就会传到脊髓。从下丘脑前部传来的冲动投射到脊髓神经的骶段中枢,从丘脑后部来的冲动则通过中脑被盖投射到脊髓胸腰段中枢。副交感神经纤维从骶髓 $S_2{\sim}S_4$ 离开脊髓前根经盆神经支配阴茎。交感神经纤维从胸 $_{12}$ 至腰 $_3$ 经腹神经丛支配阴茎。所以阴茎受交感肾上腺素能神经及副交感神经胆碱能纤维的双重支配。

阴部神经为体神经系统,起于骶髓 $_{2{\sim}4}$,含感觉、运动及节后交感神经纤维,分支为痔下、会阴及阴茎背神经。阴茎背神经进入泌尿生殖膈的后缘,支配球海绵体肌及坐骨海绵体肌,再进入泌尿生殖膈下筋膜后分支,支配阴茎海绵体、尿道海绵体及尿道,再于阴茎悬韧带间向前在阴茎背面分支,支配皮肤、包皮及龟头。阴茎中有丰富的感觉受体,通过阴部神经将冲动传至骶髓,与副交感传出神经连接而引起阴茎勃起发生。

勃起由大脑皮质受刺激所引起者称为精神性勃起;由阴茎局部的有效刺激所产生的称反射性勃起。精神性刺激和反射性刺激常协同作用而产生勃起,但也可各自独立发挥作用。精神性刺激常可潜意识地抑制及阻碍反射性勃起。胸腰段中枢主要负责精神性勃起,而骶段中枢则对这两种勃起都起反应。

（二）盆腔自主神经与射精功能

射精第一步由交感神经传出冲动引起输精管和精囊腺平滑肌收缩,从而将输精管和精囊腺中精液移送至尿道;第二步借助于阴部神经的传出冲动,使阴茎海绵体根部横纹肌收缩,从而将尿道内精液射出。脑的高级部位的兴奋通过下行途径,对脊髓的勃起中枢与射精中枢亦起作用。正常人性兴奋刺激来自各种感官通过大脑影响脊髓反射活动。

射精是包括勃起、发射、射精和性高潮的一个复杂过程。勃起是由于阴茎的肿胀、变硬,它的初级神经支配是来自骶神经丛和骨盆内脏神经或勃起神经。发射是包括射精前收集精液并将其运送至尿道的前列腺部,随着膀胱颈和远侧尿道括约肌的闭合,尿道的前列腺部变成了一个蓄精池。这将诱发射精,即精液通过尿道有节律地射出,这个过程中会阴部骨骼肌的参与是必不可少的。性高潮是一种大脑参与的,通常是愉悦的事情而且是与射精紧密相连的。

射精的神经生理学仅有部分被了解。研究表明多巴胺能系统促进射精而血清素激活系统抑制射精。射精的主要神经机制是躯体的神经支配,但也包括阴部来自自主神经系统的神经和纤维;副交感神经的自主神经分支主要控制勃起功能而交感神经和躯体的神经分支主要控制发射和射精。

二、盆腔自主神经与女性性功能

（一）女性性反应周期

在性交过程中,女性从性欲开始被唤起到性交结束的重新平复,遵循着一个不同阶段的周期性规律,这个规律就是性反应周期,它包括兴奋期、持续期、性高潮期和消退期。

(二)女性性功能与神经学基础

女性性功能的神经学基础尚不十分清楚,但目前认为女性性功能是由三级神经中枢调节的。第一级中枢,也就是性功能的初级中枢,位于脊髓低段,亦称脊髓中枢,通过体干神经和交感、副交感神经支配外、内性器官,参与性兴奋和性行为的调节;第二级中枢,是位于下丘脑和后脑的皮质下中枢,主要通过分泌促性腺激素释放激素而调节性功能;第三级中枢,是位于大脑皮质的边缘系统,特别是隔区和有关的结构中,是性功能调节的最高中枢。

女性内分泌是通过下丘脑-垂体-卵巢轴的调节而使生殖器官发生周期性变化,并影响性功能。

下丘脑分泌的促性腺释放激素作用于腺垂体,使之合成和释放促卵泡素和促黄体素(黄体生成素)。在少量促黄体素的参与下,促卵泡素使卵巢中的卵泡发育成熟并分泌雌激素。在雌激素的作用下,子宫内膜发生增殖期变化。雌激素的分泌量在排卵前达到第一高峰,并对下丘脑-垂体产生正负反馈。正反馈是促使垂体释放促黄体素,负反馈是抑制促卵泡素的释放。当促黄体素释放达到高峰时,在促卵泡素的参与下触发卵巢排卵,并使破裂的卵泡形成黄体。黄体分泌孕激素和雌激素,由于孕激素的作用使子宫内膜变成分泌期。随着孕激素和雌激素分泌的增加达到高峰,对下丘脑-垂体起抑制作用(负反馈),从而使垂体释放的促卵泡素和促黄体素下降。于是,黄体萎缩,孕激素和雌激素的分泌随之下降,因而子宫内膜难以维持而脱落形成月经。由于孕激素和雌激素的下降,解除了对下丘脑-垂体的抑制,而垂体又重新释放促卵泡素,新的卵泡又开始发育,新的周期又开始了。近些年的研究证明,下丘脑一些神经元释放促性腺释放激素受到脑组织某些神经元释放的单胺类(如多巴胺等)神经介质的控制,而那些释放单胺类神经介质的神经元又受到更高级的神经中枢的影响,如大脑精神活动的影响。另外,垂体还分泌生乳素,它协同雌、孕激素并促进乳房的发育与分泌,并受下丘脑的控制;卵巢也分泌少量的雄性激素,并可以转化为雌激素而发挥雌激素的作用,并可以引起阴蒂的增大等。

(方佳峰)

参 考 文 献

1. Brooks JD,Chao WM,Kerp J.Male pelvic anatomy reconstructed from the visible human data set[J]. J Urol, 1998,159:868-872.
2. Myers RP. Practical surgical anatomy for radical prostatectomy[J]. Urol Clin North AM,2001,28:473-490.
3. 崔竹梅.女性尿道支持组织与排尿生理[J].山东医药,2006,46(24):89-90.
4. Barrington,R.I.F.The relation of the hindbrain tomicturition[J]. Brain,1921,44:23-53.
5. Blok RF,Willemsen AT,Holstege G. A PET study on brain control of micturition in humans[J].Brain,1997, 120:111-121.
6. 廖利民,鞠彦合.下尿路功能的神经控制[J].中国康复理论与实践,2005,11(11):883-884.

7. Cjone R.Excitatory and inbibitorv bladder responses to stimulationof limbic,diencephalic and mesencephalic structions in the cat［J］.Acta Physical Scand,1966,66:91-102.

8. Athwal BS,Berkley KJ,Hussain l,et al. Brain responses to changes in bladder volume and urge to void in healthy men［J］.Brain,2001,124(pt 2):369-377.

9. Nour S,Svarer C,Kristensen JK,et al.Cerebral activation duringmicturition in normal men［J］.Brain,2000,123(pt4):89.

10. Paus T,Petrides M,Evans AC,et al.Role of the human anteriorcingulate cortex in the control of oculomotor,and speech responses;a positron emission tomography study［J］.J Neurophysiol,1993,70:453-469.

11. Kuru M,Yamamoto H.Fiber connections of the pontine detrusornucleus(Arrington)［J］.J Comp Neurol,1964,123:161-185.

12. Holstege G,Griffiths D,De Wall H,et al.Anatomical and physiological observations on supraspinal control of bladder and urethralsphincter muscles in the cats［J］.J Comp Neural,1986,250:449-461.

13. Griffiths D,Holstege G,Dalm E,et al.Control and coordinationof bladder and urethral function in the brain stem of cat［J］.Neurourol Urodyn,1990,9:63-82.

14. Blok BF.Holstege G.The central control of micturition and continence:implications for urology［J］.BJU Int,1999,83(suppl 2):1-6.

15. Fukuvama H.Matsuzaki S,Onchi Y,et al.Neural control of micturition in man examined with single photon emission computedtomography using ^{99m}Tc-HMPAO［J］.Neuroreport.1996,7:3009-3012.

16. Blok BFM,Stums LM,Holstege G.Brain activation during micturitionin women［J］.Brain,1998,121(pt11):2033-2042.

17. Griffiths D.Imaging bladder sensation［J］.NeurourolUrodynam.2007,26:899-903.

18. Matsuura S.Downie Jw,Allen GV.Micturition evoked by glutamate microinjection in the ventrolatertal periaqueductal gray is mediated through Barringtons nucleus in the rat［J］.Neuroscience,2000,101(9):1053-1061.

19. 程文.储尿和排尿的中枢性控制［J］.医学研究生学报,2005,18(7):636.

20. 丛惠伶,廖利民.中枢神经系统对排尿的控制和调节［J］.中国康复理论与实践,2008,14(11):1011-1013.

21. 王建六主译.妇科泌尿学与盆底重建外科［M］.北京:人民卫生出版社,2008:15-29.

第五章

盆腹腔与直肠癌手术有关的筋膜、间隙及层面

第一节 肾 前 筋 膜

肾前筋膜为肾筋膜的前层,直肠癌的手术入路及平面,正位于肾前筋膜前方;髂血管、输尿管及下腹下神经等结构,位于肾前筋膜后方(图5-1)。在直肠癌手术中,维持肾前筋膜的完整性,是保护肾前筋膜后方重要结构的起始点及关键点。

一、肾筋膜

肾筋膜,又称 Gerota 筋膜,由腹膜外组织移行而来,质较坚韧,分前后两层,前层为肾前筋膜,后层为肾后筋膜。两层筋膜从前后方包绕肾和肾上腺。在肾和肾上腺的上端及肾的外侧,两层筋膜相互融合,并分别

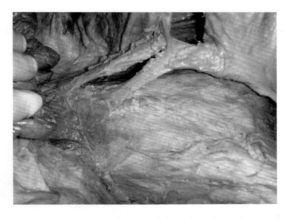

图5-1　从尸体解剖看直肠癌手术入路

与膈下筋膜及腹横筋膜相连续。在肾的内侧,肾前筋膜越过腹主动脉和下腔静脉的前方,与对侧的肾前筋膜相续。肾后筋膜与腰方肌、腰大肌筋膜汇合后,向内侧附着于椎体和椎间盘。在肾的下方,前后两层筋膜分开,其间充以脂肪,并有输尿管通过,向下与直肠后隙相通,经此通路可在骶骨前面做腹膜后空气造影;肾前筋膜向下消失于腹膜下筋膜中,肾后筋膜向下至髂嵴与髂筋膜相续(图5-2)。

19世纪末,肾筋膜的研究一直是许多研究的主题。Zuckerkandl 和 Gerota 分别首次对肾筋膜作了描述,Gerota 并首次描绘了肾筋膜的图解,以致后来学者们把肾筋膜称为 Gerota 筋膜。

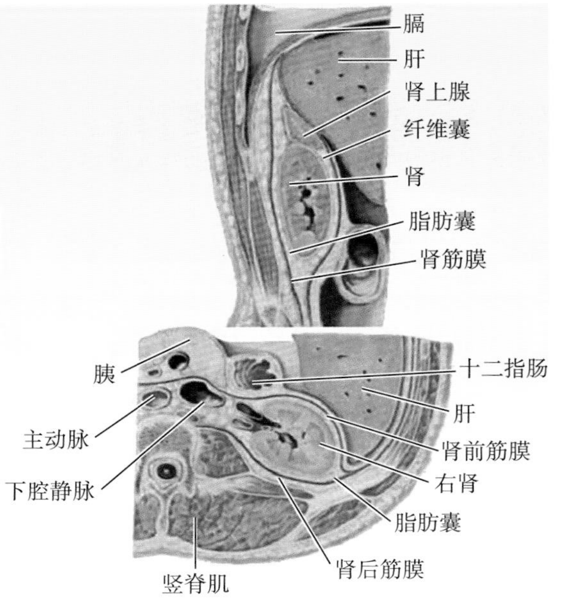

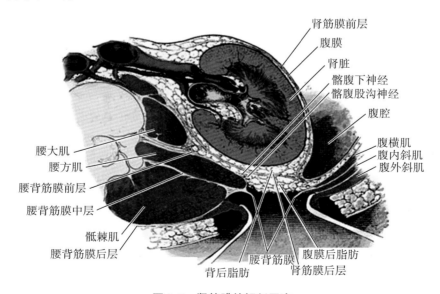

膈
肝
肾上腺
纤维囊
肾
脂肪囊
肾筋膜

胰
主动脉
下腔静脉
竖脊肌
十二指肠
肝
肾前筋膜
右肾
脂肪囊
肾后筋膜

图 5-2   肾筋膜与脏器毗邻关系

二、肾筋膜的分层

自 Gerota 开始肾筋膜研究以来，一些学者对肾筋膜的结构作了大量的研究，提出了肾筋膜的分层学说，Raptopoulos 等用新鲜尸体作精细解剖证实了肾后筋膜分为前后两层，前层较薄与肾前筋膜相续，后层稍厚与侧锥筋膜相续，两层在肾前外侧分开，进一步证实了肾筋膜的分层学说（图 5-3）。

肾筋膜前层
腹膜
肾脏
髂腹下神经
髂腹股沟神经
腹腔
腹横肌
腹内斜肌
腹外斜肌
腰大肌
腰方肌
腰背筋膜前层
腰背筋膜中层
骶棘肌
腰背筋膜后层
背后脂肪
腰背筋膜
背后脂肪
腹膜后脂肪
肾筋膜后层

图 5-3   肾筋膜的解剖层次

三、肾前筋膜间平面（系膜后平面）

随着研究的深入，Molmenti 提出了"系膜后平面"假说，即在肾筋膜多层结构的基础上，把肾前筋膜层间的潜在平面命名为"系膜后平面"。这一平面的范围上起膈肌的食管裂孔，下至盆腔，内侧跨中线与对侧同名筋膜相续，侧方与另外两个潜在的筋膜间平面（即肾后筋膜间平面和侧锥筋膜间平面）相交通。

学界对肾周腹膜后筋膜间隙解剖层面间的关系，一直存在颇多争议，腹膜后隙犹如一个未知的海洋，缺乏精确的解剖定位。熟悉并发展腹膜后间隙外科解剖理论知识对腹腔镜下进行手术是至关重要的。

解剖观察到肠系膜后即肾旁前间隙，位于后腹膜壁腹膜、肾前融合筋膜和侧锥筋膜之间，内含升结肠、降结肠、胰腺和十二指肠。此间隙内及肾前筋膜前存在多个筋膜间平面，依次为结肠融合筋膜肾前融合筋膜间平面、肾前融合筋膜胰十二指肠融合筋膜间平面、肾前融合筋膜肾筋膜前叶间平面、肾筋膜前叶肾脂肪囊外平面，是多层次的无血管筋膜结构（图 5-4）。

肾前筋膜间平面在胚胎学上也称为系膜后平面（retromesenteric planes），该平面是一个复杂的可扩张的筋膜间平面。位于肾筋膜前叶前层，是胰腺，十二指肠和结肠的肠系膜在

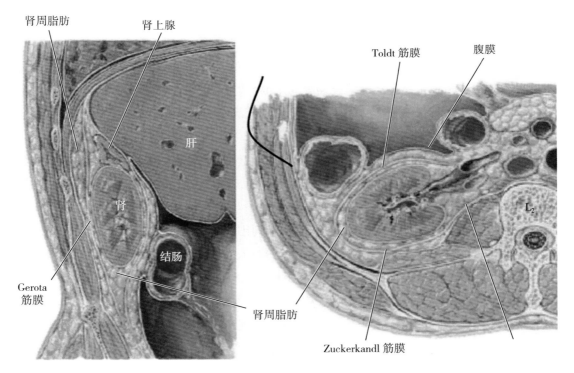

图 5-4　肾前筋膜平面

胚胎发育时叠加和融合而形成,并越过中线与对侧沟通。从胚胎发生学上看,在胚胎期原肾及原肠旋转、移位,左侧肾前筋膜上方与降结肠系膜、脾肾隐窝处腹膜附着融合,向下附着于乙状结肠系膜。右侧肾前筋膜上方与升结肠系膜缘、肝肾隐窝处的腹膜附着融合,并向前内上延续于肝裸区肝脏融合筋膜,向下终止于小肠系膜和盲肠外侧腹膜。系膜与筋膜融合后形成多层次无血管少脂肪的肾前筋膜平面结构。肾前筋膜间平面的范围上自膈筋膜,下达盆腔髂血管水平,内侧跨越中线与对侧同名筋膜间平面相延续,外侧在侧锥筋膜三角与肾后筋膜间平面和侧锥筋膜间平面相通。这一描述与钟世镇指出的"在填充于肌间和腹膜后脏器之间有一层外衣覆盖在肾脏、输尿管、下腔静脉和腹主动脉表面的中间层"相对应。国内学者邱剑光认为肾前筋膜分三层:即结肠融合筋膜、肾前融合筋膜和肾筋膜前叶,肾前融合筋膜向内侧跨越下腔静脉和腹主动脉前与对侧肾前融合筋膜相延续。肾筋膜前叶在肾门内侧、腹后壁大血管前外侧与同侧肾筋膜后叶相续,两侧肾后筋膜不延续。

研究表明肾前筋膜经腹部大血管前跨越中线,提示左右肾周间隙相通。在肠系膜上动脉起始平面以上,肾前、后筋膜与腹部大血管和肠系膜上动脉周围的结缔组织融合,在肠系膜上动脉起始平面以下,肾前筋膜经腹部大血管前与对侧同名筋膜相延续,推测两侧肾周间隙,在此平面以上不通连,在此平面以下通连。

四、肾前筋膜间平面的临床意义

腹腔镜手术中切开 Toldt 线后首先进入肾旁前间隙解剖大层面,游离结肠融合筋膜将结肠翻向内侧后即见到透明的肾前融合筋膜,这一操作的难点在于辨认 Toldt 线正确进入融合筋膜间隙。在结肠融合筋膜肾前融合筋膜间平面、胰十二指肠后融合筋膜肾前融合筋膜间平面和肾前融合筋膜肾筋膜前叶间平面均能见到充满蜘蛛丝网格状疏松结缔组织,是天然的无血管平面。

肾前筋膜间平面是腹腔镜下的重要解剖标志,是多层无血管结构,其内充满蜘蛛丝网格状白色无血管疏松结缔组织,解剖空间大,安全性好,是腹腔镜下肾、肾上腺及结直肠外科无血化手术理想的工作层面。

经肾前筋膜间平面入路,利用腹腔镜的放大作用进行腹膜后肾前间隙解剖手术,应按照肾前筋膜间平面的无血管解剖分层,逐步显露解剖标志,避免层面破坏和分离层面时解剖迷失,从而较好地避免了医源性并发症的发生(图 5-5,图 5-6)。

我们对手术及解剖的进一步研究更表明,双侧肾前筋膜向中间在腹主动脉之前融合后,向下跨过并覆盖髂血管,沿输尿管等重要结构表面延伸向下,延续为盆筋膜的壁层,在此层面之前进行解剖,是直肠癌手术保护自主神经的步骤继续延续!

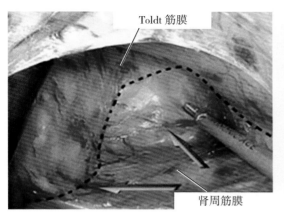

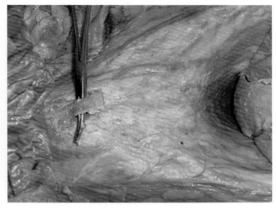

图 5-5　Toldt 间隙与肾周筋膜　　　　　　图 5-6　尸体解剖显示肾前筋膜间平面

第二节　盆筋膜壁层与脏层

　　实际上在胚胎发育早期,原始消化管及其系膜周围均被脏层筋膜所包裹,并连接于腹壁,而腹壁表面则覆盖壁层筋膜。但随着肠袢旋转,结肠分化形成,最终包裹升、降结肠肠管及系膜的脏层筋膜与后方腹壁壁层筋膜粘连固定,而覆盖于腹、盆腔壁和腹、盆腔脏器表面的筋膜组织则浆膜化形成腹膜,没有被浆膜化的筋膜组织,在成人后依然称为筋膜。衬于腹、盆腔壁的浆膜化的筋膜组织称为壁腹膜 / 筋膜,由壁腹膜返折并覆盖于腹、盆腔脏器表面的浆膜化的筋膜组织称为脏腹膜 / 筋膜。结肠和直肠及其系膜则被脏层筋膜和腹膜像信封一样包裹,从腹腔延续到盆腔。

　　盆筋膜是盆膈上筋膜的延续,以其包裹的器官而命名,如膀胱筋膜、子宫筋膜。有些器官周围的盆腔筋膜比较发达而形成筋膜鞘,例如前列腺鞘。盆脏筋膜延伸至器官之间形成筋膜隔,如直肠膀胱隔、直肠阴道隔。盆脏筋膜还形成韧带,如子宫主韧带、骶子宫韧带。筋膜鞘、筋膜隔及韧带,具有支持和固定器官的作用。

　　在升降结肠及其系膜和直肠系膜的脏层筋膜(非浆膜化一侧)所对应的腹腔和盆腔壁,被覆一层胚胎期形成的壁层筋膜,这层筋膜到成人后一直存在。腹盆腔的壁层筋膜具有连续性和统一性。腹腔壁层筋膜向下跨越骶岬进入盆腔延续为盆腔壁层筋膜(盆壁筋膜)(图5-7)。壁层筋膜分布在腹腔和盆腔的不同部位有相应的命名,如肾脏前的肾前筋膜(Gerota筋膜)、主动脉前的主动脉前筋膜,以及髂肌前筋膜、腰大肌前筋膜和骶前筋膜等。盆壁筋膜在骶骨前增厚形成骶前筋膜,覆盖骶骨、尾骨内侧面及神经、骶正中动脉和骶前静脉。直肠切除时,勿剥离撕破此筋膜,以免伤及静脉丛,引起难以控制的出血。位于梨状肌与闭孔内肌表面的部分,分别称梨状肌筋膜和闭孔筋膜。盆壁筋膜在耻骨盆面至坐骨棘之间明显增厚,形成盆筋膜腱弓,为肛提肌起端及盆膈上筋膜的附着处。

盆脏筋膜是包绕在盆腔脏器和血管、神经周围的结缔组织的总称,其中包绕在脏器周围的叫脏器筋膜,它们形成囊或鞘,包绕在一些容积经常变化的器官(如膀胱、直肠)周围的筋膜比较薄而疏松,而包绕在体积较恒定的器官(如前列腺)周围者则坚韧厚实。盆脏筋膜在有些局部增厚,附着于邻近的骨面,叫做韧带,它们起着支持和固定脏器位置的作用,重要的有男性的耻骨前列腺韧带,女性的耻骨膀胱韧带、子宫骶韧带等。有些韧带内含有少许平滑肌纤维;有些韧带中有进出脏器的血管、神经穿行(又称血管神经鞘),重要的有膀胱侧韧带、直肠侧韧带、子宫主韧带等,有的学者将之称为器官旁组织,如子宫旁组织、直肠旁组织等。此外,在器官与器官之间有额状位的结缔组织隔;上连腹膜盆腔陷凹的底,下达盆膈上筋膜,两侧附于盆腔侧壁的盆壁筋膜。男性位于直肠与膀胱之间称直肠膀胱膈;女性位于直肠与阴道之间,称直肠阴道隔,一般认为它们是腹膜直肠膀胱陷凹或直肠子宫陷凹的凹底两层腹膜愈合的遗迹(图 5-8)。

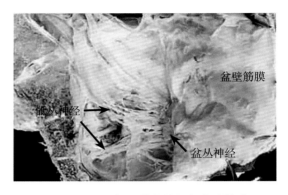

图 5-7　骶丛神经、盆丛神经与盆壁筋膜

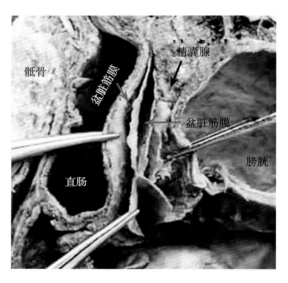

图 5-8　盆脏筋膜与脏器毗邻

在尸体标本可以看到,直肠系膜的外表覆盖一层薄片结构,新鲜标本上是一层薄而透明的结缔组织;防腐标本上其较为致密,此结构就是盆脏筋膜(图 5-9)。

盆脏筋膜包绕盆腔各脏器周围的结缔组织,形成这些脏器的筋膜和韧带。从膀胱顶的后上部延续至直肠中下 1/3 交界的前面,形成直肠膀胱窝。覆盖于直肠上形成直肠系膜。直肠系膜包绕了直肠周围脂肪结缔组织、淋巴组织、供应直肠血管回流血管和神经等,形成一个天然屏障,早期癌细胞难于穿越该屏障。直肠上部脂肪较少,所包绕的筋膜较厚,并形成纤维束连接直肠壁;直肠下部筋膜菲薄,脂肪增厚(图 5-10)。由甲醛溶液浸泡后尸体的系膜显得较为干缩,而活体比较饱满,富有光泽。

在盆壁筋膜和盆脏筋膜之间,相邻的盆脏筋膜之间的疏松结缔组织构成潜在的腔隙,称为盆筋膜间隙,内有神经、血管通行,手术时有利于器官的分离,也利用聚集渗液和脓液。常见的包括以下间隙(图 5-11)。

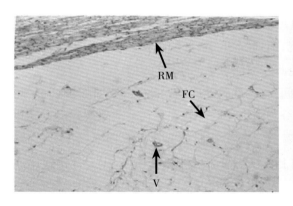

图 5-9 盆脏筋膜的组织结构

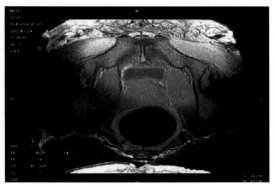

图 5-10 盆腔标本解剖前的 MRI(T₁WI)

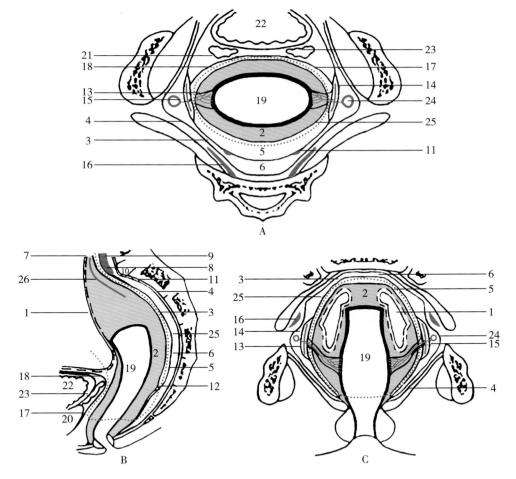

图 5-11 盆筋膜间隙示意图

A. 横断面 B. 矢状位 C. 冠状位(红色虚线为 TME 外科平面位置)注:1-腹膜;2-直肠系膜;3-骶前筋膜;4-梨状肌筋膜;5-直肠后间隙;6-骶前间隙;7-肾前筋膜;8-上腹下丛;9-髂总动脉;10-骶岬;11-腹下神经;12-直肠骶骨筋膜;13-直肠侧韧带;14-下腹下丛;15-直肠中动脉;16-骶神经;17-邓氏筋膜后叶;18-邓氏筋膜前叶;19-直肠;20-前列腺;21-海绵体神经;22-膀胱;23-精囊;24-髂内动脉;25-直肠深筋膜;26-直肠上动脉

（1）耻骨后隙：位于耻骨联合与膀胱之间，又称膀胱前隙。间隙向上前与腹壁的腹膜外组织相延续，因此临床上常将该间隙作为膀胱、前列腺和剖宫产的腹膜外手术入路。若膀胱前壁或男性尿道前列腺损伤，外渗的尿液可经此间隙向腹壁的腹膜外组织蔓延。

（2）直肠旁间隙：位于盆底腹膜与盆膈之间，直肠筋膜的周围。此间隙被直肠侧韧带（此韧带由直肠下动、静脉及周围结缔组织构成）分为前、后两部：前部称直肠前隙或骨盆直肠间隙，它的前方为直肠膀胱隔（男）或直肠阴道隔（女），后方为直肠和直肠侧韧带；后部为直肠后隙，位于直肠侧韧带与骶骨之间，此间隙向上直接与腹膜后隙相通，故临床上常将气体注入该间隙作腹膜后隙的充气造影。

（3）骨盆直肠隙：骨盆直肠间隙位于盆底腹膜与盆膈之间，后方为直肠筋膜，前方在男性为膀胱及前列腺的筋膜，在女性为子宫及阴道上部的筋膜。女性的骨盆直肠隙即直肠阴道隙，该隙为一潜在的较易分离的间隙，分娩造成的直肠阴道隔伸展和撕裂，可使直肠向阴道后壁膨出，甚至改变了肛管的角度而影响排便。

（4）膀胱阴道隙：膀胱阴道隙位于膀胱筋膜及阴道筋膜之间，分娩时造成的损伤可导致膀胱后壁和阴道前壁的膨出和脱垂。

（5）膀胱宫颈隙：膀胱宫颈隙为膀胱阴道间隙向上的延续，位于膀胱筋膜和宫颈筋膜之间，是一个很容易分离的潜在间隙。

（6）直肠后隙：直肠后隙位于直肠筋膜与骶前筋膜之间，又称骶前间隙。此间隙向上与腹膜后隙相通。临床上做骶前封闭或腹膜后注气造影即在此间隙进行。

第三节   邓 氏 筋 膜

从 Denonvilliers 在 1836 年第一次提出男性"在精囊与直肠之间发现一条前列腺筋膜"以来，这条以他名字命名的邓氏筋膜（Denonvilliers fascia）便在医学史上引起了一场旷日持久的争论。最初的争论主要集中在邓氏筋膜的存在性、形态结构及组织学与胚胎学的起源上。并且由于其在泌尿外科及直肠外科手术中的重要作用而获得越来越多外科医生的关注。

邓氏筋膜的起源存在腹膜融合与间充质两种学说。1899 年，Cune 和 Veau 最早提出邓氏筋膜是胚胎期位于直肠、膀胱凹陷间的腹膜相互愈着而成，从而开创了腹膜融合学说的开端。Smith 等在此基础经过一系列的研究与推理完善了上述理论，他们认为：胚胎期位于直肠与膀胱间的腹膜形成直肠膀胱凹陷，凹陷自尾部向上逐渐融合退化，最终形成了邓氏筋膜（图 5-12）。

1922 年，Wesson 质疑了当时关于邓氏筋膜解剖学毗邻关系的模糊认识，并开始对 Cuneo 和 Veau 理论进行研究。他的研究结果表明：邓氏筋膜实际上是由间充质凝聚形成的致密结缔组织，而并非胚胎时期腹膜融合而成，即间充质理论。他认为：胎儿期的直肠膀胱陷凹逐渐变扁、变浅,两层逐渐靠近、接触,使其间的间充质逐渐浓缩凝集形成邓氏筋膜。1945 年,Tobin 和 Benjamin 提供的胚胎学研究结果支持了 Wesson 的间充质学说。

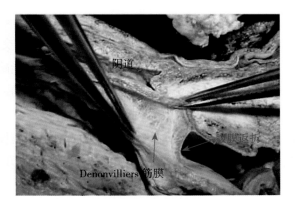

图 5-12　邓氏筋膜尸体解剖图

关于女性邓氏筋膜胚胎发育的报道比较少,描述女性和男性邓氏筋膜同源性的研究更是凤毛麟角且观点多互相矛盾。女性邓氏筋膜来源也存在腹膜融合与间充质两种学说。Richardson 更倾向于腹膜融合学说,而 Ludwikowski 以及 Aigner 等人的研究则倾向于间充质学说。而临床科研工作中,由于腹膜融合理论比间充质学说更容易解释直肠游离的解剖层次与直肠手术入路等问题,所以较受临床医师的赞同。

邓氏筋膜研究者不仅对其来源存在分歧,在其结构的分层及命名也存在分歧。在早期的研究中,部分学者质疑邓氏筋膜的存在。而随着研究的深入,关于邓氏筋膜是否存在的争论逐渐平息了。但是关于邓氏筋膜的结构层次却依然众说纷纭。

1908 年,Smith 第一次指出邓氏筋膜存在两层结构,即较厚的后层和较薄的前层。1922 年,Wesson 的研究结果也表明邓氏筋膜存在前后两层,并指出筋膜的两层结构是由两个独立层面中的间充质分别浓集凝结形成的。前层位于膀胱的背侧,后层则位于直肠管。自此,邓氏筋膜双层结构的理论逐渐得到广大学者的认可。

1945 年,Tobin 和 Benjamin 提出:直肠的深筋膜并非是邓氏筋膜的后层,但由于简便起见以及便于理解邓氏筋膜的结构,建议将直肠深筋膜定义为邓氏筋膜后层。自此,邓氏筋膜实际只有一层,其后层实际是直肠深筋膜的说法逐渐被国外的广大学者接受。

经典的邓氏筋膜的走行为头侧起于腹膜返折位置,尾侧附着于会阴体,双侧则附着于盆壁筋膜或盆壁筋膜间的疏松结缔组织,呈一个楔形。关于邓氏筋膜与精囊、前列腺以及直肠的关系,仍存在较大分歧。大部分外科医师认为:邓氏筋膜实际上与精囊和膀胱的关系更为紧密,邓氏筋膜紧贴精囊与前列腺包囊走行并相互融合,在前列腺尖部的位置才远离前列腺包囊。但是由于 Heald 等则认为邓氏筋膜与直肠紧贴,甚至指出 Denonvilliers 筋膜与直肠之间并不存在可供操作的间隙,这也是他们在行 TME 手术时切除邓氏筋膜的一个重要依据。

TME 术式操作要点是在尽量保留盆腔神经的前提下将直肠及其系膜作为一个总的解剖结构整体切除。TME 的前方切除平面根据切除平面与邓氏筋膜的关系,分为邓氏筋膜前手术层面及后手术层面,而选择在邓氏筋膜的哪一侧进行手术,一直是外科医师争论的焦点。Heald 等认为:邓氏筋膜是直肠深筋膜的前界限,对直肠癌起着屏障作用,因此 TME 的切除平面应该在邓氏筋膜的前方以完整地切除直肠系膜,从而确保无肿瘤残留。不少学者也赞成在此平面进行直肠前游离。另一些学者则提出:对直肠癌患者施行直肠癌根治手术时,应该在邓氏筋膜后面进行直肠前游离。该操作的解剖学依据是邓氏筋膜两侧即为盆丛上部,盆丛上部多为腹下神经的成分,属于副交感神经,当解剖邓氏筋膜前外侧时,很容易损伤穿入盆壁的副交感神经海绵体引起性功能障碍。更为重要的是,在邓氏筋膜的前方还有来自于双侧盆丛的交通支走行,这些交通支在一侧盆丛损伤时可以起到很重要的代偿作用,采用邓氏筋膜前切除平面则易损伤该交通支,影响其代偿正常自主神经功能。还有学者认为:在施行直肠前游离操作时,应在精囊表面保留一层菲薄的筋膜,以避免损伤前列腺静脉丛引起出血。因此,他们建议在邓氏筋膜后方进行操作,可避免损伤泌尿功能、性功能乃至排便功能。

(郑宗珩)

参 考 文 献

1. Raptopoulos V, Touliopoulos P, Lei QF, et.al. Medical border of the perirenal space: CT and anatomic correlation [J]. Radiology, 1997, 205(3): 777-784

2. Molmenti EP, Balfe DM, Kanterman RY, et al. Anatomy of the retroperitoneum: observations of the distribution of pathologic fluid collections [J]. Radiology, 1996, 200(1): 95-103.

3. Skandalakis JE, Colborn GL, Weidman TA, et al. Retroperitoneum [M]//Skandalakis JE ed. Skandalakis' Surgical Anatomy: The Embryologic and Anatomic Basis of Modern Surgery. Athens, Greece: Paschalidis Medical Publications, 2004: 553-577.

4. Takahashi R, Furubayashi N, Nakamura M, et al. Surgical considerations of the renal fascia and the retroperitoneal space around the kidney [J]. J BodywMov Ther, 2012, 16(3): 392-396.

5. Mirilas P, Skandalakis JE. Surgical anatomy of the retroperitoneal spaces--part I: embryogenesis and anatomy [J]. Am Surg, 2009, 75(11): 1091-1096.

6. Dodds WJ, Darweesh RM, Lawson TL, et al. The retroperitoneal spaces revisited. [J]. Am J Roentgenol, 1986, 147(6): 1155-1161.

7. Mirilas P, Skandalakis JE. Surgical anatomy of the retroperitoneal spaces Part II: the architecture of the retroperitoneal space [J]. Am Surg, 2010, 76(1): 33-42.

8. Aizenstein RI, WilburAC, O' Neil HK. Interfascial and perinephric pathways in the spread of retroperitoneal disease: refined concepts based on CT observations [J]. Am J Roentgenol, 1997, 168(3): 639-643.

9. 钟世镇, 韩永坚, 刘牧之. 临床解剖学丛书: 腹盆腔分册 [M]. 北京: 人民卫生出版社, 1992: 411.

10. 邱剑光, 高新, 朱建国, 等. 肾周腹膜后隙腔镜下解剖特征及其临床应用 [J]. 中华泌尿外科杂志, 2005, 26(2): 91-93.

11. 邱剑光, 高新, 湛海伦, 等. 后腹腔建立扩大与整理技术的临床解剖学研究 [J]. 中国临床解剖学杂志, 2005, 23(6): 627-630.

12. 邱剑光, 陈锡慧, 袁晓旭, 等. 腹膜后间隙筋膜分层及筋膜间隙的临床解剖学研究 [J]. 中国临床解剖学杂志, 2009, 27(3): 251-255.

第六章

盆腔自主神经丛的影像学检查

第一节　外周神经成像

外周神经的基本单元是轴突,轴突周围包绕着施万细胞和结缔组织构成的神经内膜。多个轴突平行排列在一起形成神经束,神经束被神经束膜包绕,多个神经束组合在一起被结缔组织层形成的神经外膜包绕。外周神经的直径大都 2~20mm,包含约 1~100 根神经束,每根神经束通常都是由运动神经纤维、感觉神经纤维和交感神经纤维混合而成。不同神经甚至同一神经的不同节段的直径和所含纤维束数量均不相同。

过去外周神经的显像及损伤评价主要是依赖于病史、临床症状和神经电生理测定,不能够对外周神经的形态结构进行精确显示,外周神经通常位置较深,超声检查成像视野小,也不够直观;3.0T 高场强磁共振的广泛应用以及成像序列的不断改进使得外周神经的磁共振神经成像(magnetic resonance neurography,MRN)逐步作为临床常规的检查方法,能够显示粗大外周神经的细微解剖结构及病变。

周围神经的磁共振成像通常被称为磁共振神经成像即 MRN。MRN 技术可以直接显示及评估周围神经精细的形态学特征,如神经束内部结构、信号强度变化和神经直径粗细,以及与邻近占位性病变与神经的关系等。按照成像序列可以分为:①基于 T_2 成像的序列;②基于弥散成像的序列。

目前临床主要依赖基于 T_2 成像的序列来诊断周围神经的各种病变。采集到高分辨率、垂直于神经长轴走行的薄层、均匀脂肪抑制效果的 T_2 图像是诊断的必要条件。3.0TMRI 的图像信噪比(signa-to-noise ratio,SNR)较 1.5T 明显提高,可以获得 3D 自旋回波对比图像。3.0TMR 普遍采用抑脂效果 Dixon 选择性水脂分离技术来获得均匀的抑脂图像。临床上不同医院的放射科医生根据使用的机器厂家不同而选择如 T_2SPAIR 序列(special adiabatic inversion recovery,SPAIR,频谱绝热反转恢复序列)、T_2IDEAL 序列(iterative Dixon water-fat separation with echo asymmetry and least-squares estimation，IDEAL 三点法非对称回波水脂分离序列）等获得 T$_2$ 脂肪抑制图像。3DMRN 成像，普遍采用各向同性的 3D 自旋回波序列，这些 3D 序列可以进行多层面各向同性重建（multiplanar isotropic reformat，MPR）、曲面重建（curved planar reformat，CPR）及最大密度投影（maximum intensity projection，MIP）以获得最佳角度的图像来显示神经病变的范围。

基于弥散成像的 MRN 是一项新的技术，通过抑制血管信号从而提高周围神经的显示效果，通过弥散张量成像（diffusion tensor imaging，DTI）的表观弥散系数（apparent diffusion coeffcient，ADC）和部分各向异性（fractional anisotropy，FA）的测量，评价神经退变及再生，并进行神经纤维示踪。2004 年日本学者 Takahara 等研发出背景抑制全身弥散加权成像（diffusion-weighted whole-body imaging with background body signal suppression，DWIBS）这一新技术，DWIBS 是在 DWI 基础上加入脂肪抑制、黑白反转技术，抑制背景如游离液体、肌肉、肌腱、脂肪等信号，得到高图像信噪比、高分辨率和高对比度的图像，实现大视野甚至进行拼接

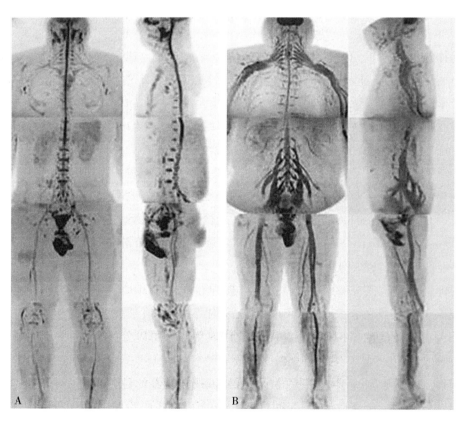

图 6-1　全身神经的 DWI MR 冠状位及矢状位成像

A. 阴性对照，23 岁的健康男性志愿者，全身粗大的坐骨神经和臂丛神经可以看得比较清晰，但是其他外周神经几乎难以显现。B. 73 岁男性，慢性炎性脱髓鞘性多发性神经根神经病（CIDP）患者，臂丛神经明显增粗，上臂的神经、腰骶丛神经、双侧的坐骨神经和胫神经都能够看到。而且正常前列腺、睾丸和阴茎由于其较长的 T$_2$ 弛豫时间和扩散的受限而显影

得到全身的外周神经成像(图6-1);并且此项技术结合常规的 MR 增强能够突显病灶,从而提高肿瘤检出率,在肿瘤的诊断及疗效判定、随访、转移瘤的检出都有着很好的临床应用前景。需要强调的是,DWIBS 图像采集时患者可以自由呼吸。因此,比起屏气采集和呼吸触发采集,DWIBS 图像采集时间会较长。因为不需要屏气,一般会薄层采集和多层激励后进行多角度的三维重建。

在 MRN 图像上,神经束呈排列整齐的圆形或椭圆形结构,T_1 加权成像(T_1 weighted imaging,T_1WI)及 T_2 加权成像(T_2 weighted imaging,T_2WI)图像上呈接近肌肉组织的等信号或稍高信号强度,轮廓由神经外膜之间的脂肪层勾勒(图6-2)。

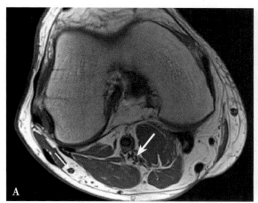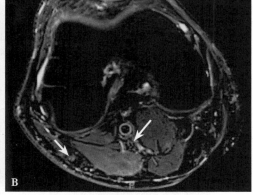

图 6-2　正常下肢神经的 MRN 图像,股骨下段水平轴位 T_1 和 T_2SPAIR 显示胫神经(长箭头)和腓总神经(短箭头)

A. T_1 为稍低信号,B. T_2 为稍高信号

第二节　盆腔自主神经丛的 MR 成像

盆腔自主神经丛位于直肠两侧,上下端投影分别位于直肠膀胱陷凹上外侧约 5cm 和 3cm,壁层盆腔筋膜的深面,呈网状结构。盆腔自主神经包括:上腹下丛、骶丛、盆内脏神经和下腹下丛(盆丛),根据解剖学研究:上腹下丛为不规则网状,粗细不等,遍布于腹主动脉的分叉处至骶岬下缘 2cm 范围内。在骶岬水平分成 2 束或多束进入盆腔,最终分成左右两部分称之为腹下神经丛。双侧腹下神经横径均小于 2mm,长度约 4~9cm,左侧较右侧神经束短、细。紧贴小骨盆两侧壁的壁层盆腔筋膜向下走行,加入盆丛的后上角。

盆腔自主神经核心是盆丛,位于直肠、精囊和前列腺(女性为子宫颈和阴道穹)的两侧,膀胱后方。接受腹下神经、骶交感干的节后纤维和 $S_{2~4}$ 骶神经的副交感节前纤维组成。其纤维随髂内动脉的分支分布支配盆腔各脏器。其内侧:下段直肠;前内侧:男性为前列腺、精囊腺,女性为子宫颈和阴道穹隆;后外侧:盆筋膜壁层覆盖的骶前静脉丛、髂内动脉及其分支。

直肠癌患者在直肠癌根治术中时,为了防止术后患者会出现泌尿、性功能障碍,外科医生对于盆腔自主神经丛结构掌握的情况显得尤为重要。盆腔的常规 MR 成像能够清晰显示肿瘤与周围组织结构的关系,为间接推断盆腔自主神经的受累情况提供较为准确的信息(图6-3)。

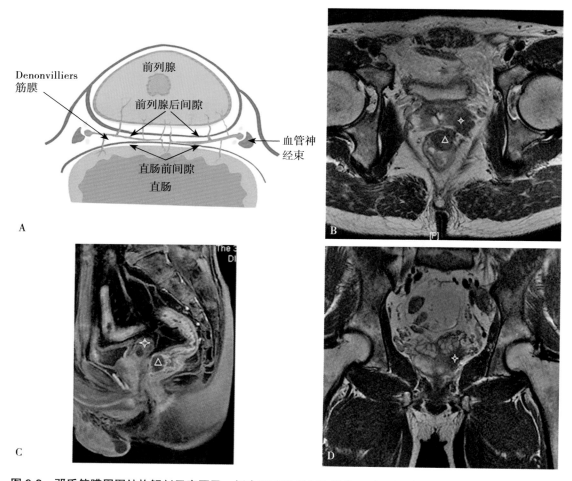

图6-3   邓氏筋膜周围结构解剖示意图及一例直肠癌患者 MR 影像:三角形所在区域为直肠前壁肿瘤组织,星形所代表的为突破直肠前间隙、邓氏筋膜累及到左侧精囊腺及前列腺的肿瘤组织,前列腺及精囊腺左侧的血管神经束包括重要的盆腔自主神经盆丛都受到了侵犯

A. 解剖示意图,B. 平扫横轴位 T_2,C. 冠状位 T_2,D. 增强矢状位 T_1 图像

盆腔自主神经较为纤细,横径基本都在 2mm 以下,与周围脂肪组织分辨不清,手术中肉眼往往无法识别,术前如果能够利用影像学检查清晰显示盆腔自主神经,有利于在手术中清晰切除范围,确认盆腔自主神经,从而能够很好地保护神经,以免造成自主神经的损伤。现有的磁共振神经成像技术可以显示如臂丛、坐骨神经、腰骶丛等粗大的外周神经(图6-4、图6-5),尚无法达到清楚显示 1~2mm 粗细的盆腔自主神经的水平,相信随着 MR 技术的不断

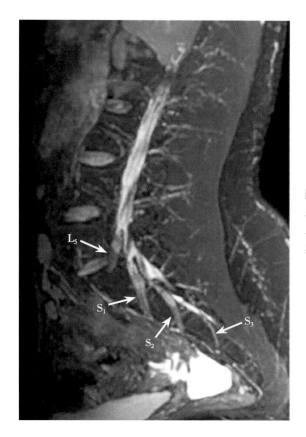

图 6-4 T$_2$IDEAL 序列矢状位图像

薄层采集后 MIP 重建显示 L$_5$ 到 S$_3$ 水平神经根的正常表现。T$_2$IDEAL 序列矢状位的薄层采集后重建图像能够直观地显示骶丛的构成

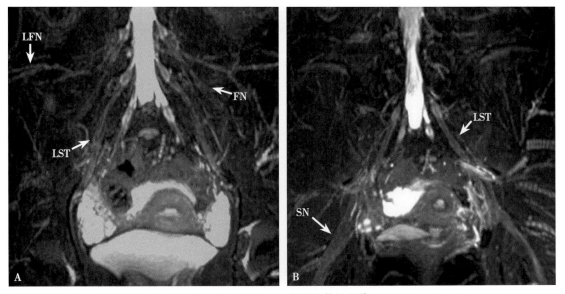

图 6-5 T$_2$IDEAL 序列冠状位图像

A. 薄层采集后 MIP 重建显示正常的双侧股外侧皮神经(lateral femoral cutaneous nerve, LFN)、股神经(femoral nerve, FN)和腰骶干(lumbosacral trunk, LST), B. 显示双侧的 LST 及坐骨神经(sciatic nerve, SN)

进步,神经特异性对比剂的研发,盆腔自主神经丛的 MR 活体显像终将在不久的将来成为现实。

(张亚琴)

参 考 文 献

1. Takahara T,Imai Y,Yamashita T,et al. Diffusion weighted whole body imaging with background body signal suppression(DWIBS):technical improvement using free breathing,STIR and high resolution 3D display［J］. Radiat Med 2004,22:275-282.

2. Yamashita T,Kwee TC,Takahara T. Whole-body magnetic resonance neurography［J］. N Engl J Med,2009, 361(5):538-539.

3. Dailey AT,Tsuruda JS,Filler AG,etal.Magnetic resonance neurography of peripheral nerve degeneration and regeneration［J］. Lancet,1997,350(9086):1221-1222.

4. 高立,梁碧玲,张赟,等.背景信号抑制弥散加权成像在臂丛神经影像诊断的应用［J］.中山大学学报(医学科学版),2007,3:322-326.

5. Filler AG,Howe FA,Hayes CE,et al. Magnetic resonance neurography［J］. Lancet,1993,341(8846):659-661

6. 曹开明,郝楠馨,王葳,等.正常臂丛神经 MRI 技术:DWIBS 与 STIR-EPI 的比较［J］.临床放射学杂志, 2010,06:812-815.

7. Cejas C,Escobar I,Serra M,et al. High resolution neurography of thelumbosacral plexus on 3T magneteic resonance imaging［J］. Radiologia,2015,57(1):22-34.

8. Chhabra A. Magnetic resonance neurography-simple guide to performance and interpretation［J］. SeminRoentgenol,2013,48(2):111-125.

9. Maravilla KR,Bowen BC. Imaging of the peripheral Nervous System:Evaluation of peripheral neuropathy and plexopathy［J］. AJNR Am J Neuroradiol,1998,19:1011-1023.

10. Grant GA,Britz GW,Goodkin R,et al:The utility of magnetic resonance imaging in evaluating peripheral nerve disorders［J］. Muscle Nerve,2002,25:314-331.

第七章

直肠癌术后自主神经
功能的评估及随访

　　根据 NCCN 指南,直肠癌术后患者应进行最少 5 年的随访,以了解肿瘤是否复发,其具体内容包括以下几个方面。

　　首先在病史和体检方面,2 年内每 3~6 个月一次,2 年后每 6 个月一次,共 5 年;对于 T2 及其分期以上的肿瘤,2 年内每 3~6 个月检查 CEA,2 年后每 6 个月一次,共 5 年。转移复发或高危患者每年查胸、腹、盆腔 CT,共 5 年;术后 1 年内行肠镜检查,若术前因肿瘤梗阻无法行全结肠镜检查,在术后 3~6 个月检查。如果结果存在异常,1 年内复查。如果未发现肿瘤复发,则 3 年内复查,其后每 5 年一次。低位直肠前切除患者应每 6 个月一次直肠镜检查,共 5 年。

　　在治疗及随访期间,对患者术后自主神经功能进行独立的评价,可确切了解手术对患者生活质量的具体影响,积累临床资料,具体内容如下。

第一节　排　尿　功　能

一、排尿功能的评价方法

　　排尿功能主要受盆腔自主神经丛的副交感神经 - 下腹下丛(盆腔神经丛)及其传出神经的分支控制。由于下腹下丛及其分支极为纤细,同直肠及周围组织器官关系紧密,与脂肪组织较难辨别,导致直肠癌手术中容易损伤神经,从而导致术后排尿功能障碍。近年来很多学者致力于直肠癌手术保护盆腔自主神经及排尿功能的研究,因此,寻找规范统一的评估排尿功能的实验方法,对直肠癌手术盆腔神经保护的研究具有重要意义。以下为常见的几种排尿功能评价方法。

(一) 尿流动力学

尿流动力学是指通过借助流体力学及电生理学方法研究尿路输送、贮存、排尿功能的检查方法。其发展始于 20 世纪 20 年代，1927 年美国的 Rose D.K 医生首先使用尿动力装置测定膀胱压力，1948 年 Willord Drake 将尿流速度测定率先应用于临床研究中，1956 年瑞典的 Bodo von Garrelts 使用有孔导尿管测定尿道压力，而 1955 年 Franksson 及 Petersen 通过记录肌电图观察排尿肌的活动，开创了神经泌尿外科的先河，也标志着尿流动力学检查的广泛应用。随着计算机、精密仪器等设备和技术的进步，其在 90 年代以后得到了迅速发展及普及。目前，尿流动力学已成为最常用的评估排尿功能的检查方法。

尿流动力学包括上尿路及下尿路动力学两个方面。前者主要包括利用影像手段实时研究肾盏、肾盂及输尿管蠕动及尿液输送过程；后者则主要研究膀胱、尿道储尿及排尿的过程。常用的尿流动力学技术包括：①尿流率的测定；②肾盂、膀胱、尿道压力测定；③肌电图测定；④动态放射学观察等。由于盆腔自主神经主要控制包括膀胱、尿道的下尿路器官，因而，本章节仅介绍下尿路动力学检查。

下尿路尿流动力学是临床应用最为广泛的检查方法，包括尿流率测定，膀胱压力容积测定，排尿时压力/尿流率测定，尿道压力分布测定，括约肌肌电图，排尿时膀胱尿道造影，下尿路尿流动力学的其他同步联合检查等。

1. 尿流率测定（UF） 测定单位时间内自尿道外口排出的尿量，其单位为 ml/s。该检查可较客观反映下尿路储尿、排尿功能，为下尿路尿流动力学检查最基本而重要的项目，具有无创、价格低廉的优点，常用于排尿功能障碍的筛选。

本项检查的主要参数包括最大尿流率（MFR）、平均尿流率（AFR）、排尿时间、尿流时间及尿量等（图 7-1）。其中意义最大的是 MFR 测定，一般尿量 <200ml 时，MFR 随尿量增加明显增加；在尿量 200~500ml 时 MFR 相对稳定；而尿量 >500ml 时 MFR 反有下降趋势。男性患者的 MFR 随年龄增长有下降趋势，而 50 岁以后 MFR 正常值则明显减低。一般认为，尿量 ≥200ml 时，正常男性 MFR ≥20~25ml/s，而女性 ≥25~30ml/s。MFR ≤15ml/s 时应考虑排尿功能异常，而 MFR ≤10ml/s 则为排尿明显异常的证据，提示患者有下尿路梗阻（如前列腺

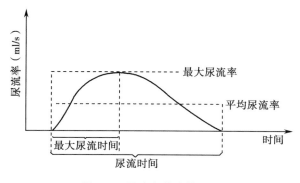

图 7-1   尿流率曲线模式图

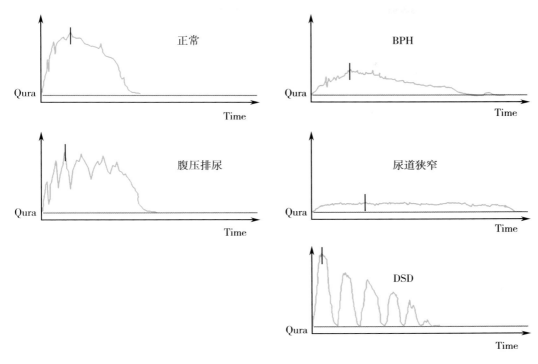

图 7-2　典型的尿流率曲线

增生症、尿道狭窄、神经源性膀胱等(图 7-2)。需要注意的是,MFR 结果可受患者年龄、性别、体位、心理因素及尿量等多方面因素影响,临床中需予注意排除相关干扰因素。

2. 膀胱压力容积测定　此项检查主要通过测定膀胱压力与容积之间的关系来反映膀胱功能。它可以将膀胱充盈(储尿功能)及收缩(排尿功能)过程绘制成膀胱压力容积曲线(CMG),并反映膀胱容量、顺应性、稳定性;膀胱的感觉、运动神经支配等情况。本检查主要用于神经源性膀胱患者的诊断与分类。

检查时经尿道向膀胱内置管,以生理盐水或 CO_2 气体逐渐充盈膀胱,并观察此过程中患者对膀胱充盈的感觉与反应、膀胱容量不断增加时膀胱内压的变化(即膀胱顺应性)、有否无抑制性收缩。当膀胱充盈到患者出现强烈排尿感时为膀胱充盈最大容量,此时应停止继续充盈,嘱患者做排尿动作,观察其能否有意识收缩逼尿肌。此后再嘱患者抑制排尿,观察其能否主动松弛逼尿肌。有时还可使用某些药物(如溴丙胺太林、盐酸氨甲酰甲基胆碱等)重复本项检查。

膀胱压力容积曲线图分析(图 7-3)如下:

(1) 膀胱顺应性:膀胱顺应性降低表现为随着膀胱充盈,膀胱压力急剧或进行性上升;顺应性增加表现为膀胱持续性低压。神经性及肌原性原因均可导致膀胱顺应性的改变。

(2) 膀胱最大容量:正常情况下,男性为 350~750ml;女性为 250~550ml。

(3) 膀胱充盈初感觉:当膀胱充盈至 150~250ml 时,患者可感觉到,但压力曲线不变,膀胱内低压。

（4）逼尿肌的稳定性：膀胱充盈时，在任何诱发条件都不会有无抑制性收缩的出现。一旦出现无抑制性收缩，即为不稳定膀胱，也是逼尿肌不稳定的重要标志。

（5）膀胱收缩压：正常收缩压 2.94~3.92kPa（30~40cmH₂O）。

3. 排尿时压力/尿流率测定　此项检查为下尿路尿流动力学检查的一项基本联合检查技术，可同时判断逼尿肌收缩能力及下尿路梗阻情况，弥补前述两项检查单独使用时的不足。该检查需要同步测定排尿时的膀胱内压、腹内压（即直肠压）、逼尿肌收缩压（即膀胱内压减腹内压）及尿流率。检查时需向膀胱（经尿道或耻骨上穿刺）及直肠置入测压导管，并分别连接各自的压力传感器。嘱患者排尿，记录器可同时描记出四条相应的曲线（膀胱内压、腹内压、逼尿肌收缩压及尿流率），其中，逼尿肌压力曲线由仪器自动计算后绘出。

4. 尿道压力分布测定（UPP）　沿尿道全长连续测定并记录其腔内压力，称作 UPP。本检查主要用以评估尿道功能。UPP 包括两种类型，一是非排尿状态时的静态测定；二是排尿时的动态测定。前者主要反映处于闭合状态下尿道控制排尿的能力，后者则反映排尿时尿道压力发生相应变化的能力。进行 UPP 的方法包括液体或气体灌注测压法、气囊尿管测压法、微型压力传感器尿管测压法三种。其中应用最广泛的是液体或气体灌注测压法。

检查时需经尿道置入测压尿管直达膀胱，再借助机械装置匀速将该尿管沿尿道拉出。使用液体或气体灌注测压法时，需同时不断以恒定流量向测压尿管内灌注液体或气体，灌注的液（气）体推开闭合的尿道壁进入尿道腔内的压力近似该处闭合压，故随着测压尿管不断拉出，可记录到尿道内各点压力，并由记录器绘出相应尿道压力分布曲线（图 7-4）。

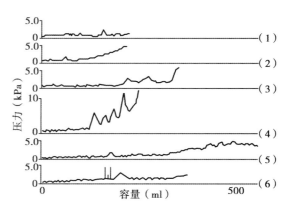

图 7-3　膀胱压力容积曲线图

（1）高敏感性膀胱，可见孤立的无抑制性收缩曲线；（2）低顺应性膀胱；（3）不稳定性膀胱，达到膀胱容量之前可见 2~3 个无抑制性收缩；（4）不稳定性膀胱伴顺应性降低，与逼尿肌肥厚有关；（5）膀胱容量过大，终末期膀胱有不稳定活动；（6）咳嗽诱发出无抑制性收缩

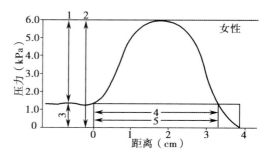

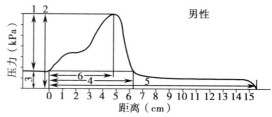

图 7-4　男女尿道测压示意图

1.最大尿道闭合压；2.最大尿道压；3.膀胱内压；4.功能性长度；5.测定长度；6.前列腺尿道长度

尿道压力分布曲线可提供包括膀胱内压、最大尿道压、最大尿道闭合压、功能性尿道长度等数据资料。其中男性最大尿道压约为 85~126cmH$_2$O,女性约为 35~115cmH$_2$O,而随年龄增长最大尿道压可明显降低。男性尿道功能性长度约为 5.4±0.8cm,女性约 3.7±0.5cm。此外由于解剖学原因男女尿道压力曲线形状明显不同,前者曲线上可见前列腺、尿道的压力峰,后者则为钟型曲线。在不同体位、咳嗽或排尿时重复检查可获得更多资料,有助于对尿道功能作出更精确的判断。

5. 括约肌肌电图　主要用以了解尿道外括约肌功能。由于肛门外括约肌与尿道外括约肌同受阴部神经支配,故肛门外括约肌肌电图一般用来反映尿道外括约肌的活动情况。检查时需要将一电极放置在括约肌表面(表面电极)或刺入该括约肌内(针形电极)。前者操作简便、患者痛苦较小,后者操作较复杂,且患者有一定痛苦,但结果更为精确。

正常情况下,尿道外括约肌维持一定张力,参与控制排尿,故肌电图可见持续肌电活动,在咳嗽用力时为对抗膀胱内压增高,可见肌电活动增强;排尿时由于尿道外括约肌松弛,肌电图呈电静止状态。排尿结束后,肌电活动重新恢复。

6. 排尿时膀胱尿道造影　本项检查属于动态放射学检查技术,常作为下尿路尿流动力学联合同步检查内容之一。检查时需向患者膀胱内注入造影剂,嘱患者排尿,在荧光屏上直接观察膀胱颈、尿道外括约肌相应的动态变化。

7. 下尿路尿流动力学的同步联合检查　上述检查各有侧重,能反映下尿路单方面的功能,在临床实践中,为全面了解下尿路功能,经常需要结合患者具体病情选择性地将这些检查技术联合使用。目前常用的尿流动力学检查仪器常为组合式,除可分别进行上述各项检查外,还可根据需要选择几项或全部项目做同步联合检查。

临床上较常用的同步联合检查技术主要包括:尿流率/压力/肌电图检查;膀胱压力容积/肌电图检查;尿道压力分布/压力/肌电图检查等。更为复杂的同步联合检查一般增加膀胱尿道造影检查,并通过电视录像、电影摄影记录全部检查结果。

8. 直肠癌术后排尿功能障碍的尿流动力学检查　在临床实践中,直肠癌术后出现排尿功能障碍的尿流动力学检查一般包括充盈性膀胱压力测定、压力流率同步检查、尿道压力图、尿道外括约肌肌电图等。主要表现为四类:①逼尿肌收缩力减弱或无反射,但尿道功能正常。尿流动力学表现为充盈期膀胱感觉迟钝或消失、容量增大,呈高顺应性膀胱,排尿期逼尿肌收缩力减弱或无反射、残余尿增多。尿道压力图正常,尿道外括约肌肌电图活性正常。患者临床表现为排尿困难或尿潴留,原因在于术中副交感神经损伤,交感神经及阴部神经正常。②逼尿肌收缩力减弱或无反射,同时伴尿道括约肌功能减退。充盈期和排尿期表现大体同前一类型,但同时伴尿道压力降低和尿道外括约肌肌电图活性下降。临床表现取决于逼尿肌收缩力和尿道括约肌功能减退程度,可表现为排尿困难、压力性尿失禁或两者并存。原因主要是术中副交感神经及阴部神经均有损伤。③逼尿肌不稳定。具体表现为充盈期膀胱感觉过敏、容量减小,逼尿肌压出现高于 15cmH$_2$O 的压力波动。临床表现为尿频、尿急及急迫性尿失禁,主要是交感神经损伤或逼尿肌水肿所致。④膀胱功能正常但尿道括约肌功能减退。具体表现为充盈期膀胱感觉、容量正常,排尿期逼尿肌收缩力正常,而尿道压力降低,尿道外括约肌肌电图活性亦下降。

(二)国际前列腺症状评分表

国际前列腺症状评分表(international prostatic symptom score,IPSS)是目前国际通用的评估排尿功能的主观问卷调查表(表 1-8)。它主要包括 7 个项目,每项评分 0~5 分,总分最高为 35 分,分值越高,表明排尿障碍程度越严重。该评分表具有方便无创、可操作性高、患者配合度高、评估内容较全面的优点,已被国内外学者广泛应用于排尿功能的评估。

(三)膀胱残余尿

临床上尿流动力学检查及 IPSS 评分广泛应用于评估排尿功能,除此以外,超声检查测定膀胱残余尿亦是简便实用的检测项目。一般而言,在膀胱排空后,测定的膀胱残余尿容量应少于 50ml。对小于 60 岁的患者,当膀胱残余尿超过 50ml 时,容易继发尿路感染,同时可视为存在排尿功能障碍;而超过 60 岁的患者,由于其膀胱逼尿肌收缩力的下降,膀胱残余尿经常可达 50~100ml,故一般需超过 100ml 才考虑存在排尿功能障碍的可能。目前,国内外许多学者在直肠癌术后采用手术前后膀胱残余尿数值对比评估患者的排尿功能保护情况。Saito 等按严重程度分为四级:Ⅰ级,功能正常,无排尿障碍;Ⅱ级,轻度排尿障碍,尿频,残余尿 <50ml;Ⅲ级,中度排尿障碍,极少情况下需导尿治疗,残余尿 >50ml;Ⅳ级,重度排尿障碍,因尿失禁或尿潴留需行导尿治疗。

二、各种术式对排尿功能的影响

排尿功能障碍是直肠癌手术后常见的并发症之一,正常人的性功能和排尿功能受交感神经、副交感神经和躯体神经协调控制。前两者合称盆腔自主神经,由上腹下神经丛(骶前神经丛)、腹下神经和下腹下神经丛(盆丛)三部分组成。

起源于胸 $_{11}$~ 腰 $_2$ 的交感神经成分在腹主动脉分叉处(即腰 $_5$ 椎体前)交汇成上腹下神经丛,呈扁平网状,走行于脏层筋膜背侧,而脏层筋膜腹侧为肠系膜下动脉,三者在空间上紧密相邻。损伤此神经丛可导致性高潮障碍。

下腹下神经丛继续沿髂总血管间向下走行,至骶岬水平,发出左右腹下神经各一支,呈束状,距离骶岬中线约 1cm 或输尿管内侧约 2cm,紧贴盆壁直肠系膜,沿输尿管、髂内动脉内侧向侧方、尾侧走行。损伤此神经可导致尿频、尿失禁、腹泻及性高潮障碍。

腹下神经下行到达直肠两侧 - 侧韧带内、接近坐骨棘处(女性子宫动脉水平)与来自第 2~4 对骶神经的盆腔内脏神经汇合,形成盆丛,呈菱形斑片状,其发出的分支向内侧走行至直肠,而其发出的支配海绵体的勃起神经则紧靠邓氏筋膜(男性为直肠精囊筋膜,女性为直肠阴道筋膜)的前外侧表面走行。此外,盆丛还发出子宫支、直肠支、前列腺支、膀胱支、海绵体支等次级神经元,支配子宫、卵巢、宫颈、膀胱、前列腺、精索等盆腔脏器。损伤此神经可导致尿潴留、便秘、阴道润滑度下降及性功能障碍。

可见，损伤盆腔自主神经可表现为排尿功能、直肠功能、性功能等的障碍。因此，1982年，日本学者土屋首先开展PANP术式并在日本普遍推广；近年各界学者也通过不同的方面证明保护盆腔自主神经的重要性。例如，Fujii的研究证明腹下神经、盆腔内脏神经、下腹下神经丛及其膀胱支位于同一T形平面内，研究者指出整体保留盆腔自主神经对改善术后盆腔脏器功能障碍可能具有重要意义；Yamaguchi等发现输尿管下方的系膜中平行分布大量的腹下神经束，并不汇入神经丛，而是直接支配膀胱三角区部位，提示完整保留这层神经平面结构对维持膀胱功能起关键作用等。

而对于直肠恶性肿瘤术后的患者，盆腔自主神经损伤则主要表现为排尿功能和性功能障碍。TME手术方式的提出使局部复发率降低，但术后排尿障碍仍较高，Moriya在2009年报道TME术后排尿功能障碍发生率为33%~70%。PANP手术方式的提出对局部复发率及平均生存时间无明显影响，但使术后排尿障碍发生率明显降低，Enker等报道PANP手术方式的提出使排尿功能障碍发生率降低到1.8%~28%。

本书主编卫洪波教授曾在1993年做了一项研究，19例行Miles术的患者，男性（14例）术前最大尿流率和平均尿流率与术后10~12天及术后1个月差异明显（$P<0.05$），而术后3个月时无显著差异（$P>0.05$），女性（5例）仅术后10~12的最大尿流率差异明显（$P<0.05$），19例行Miles术的患者，男性（14例）术前膀胱初感容量、最大容量及残余尿量与术后10~12天、术后1个月及术后3个月差异明显（$P<0.05$），而膀胱顺应性无显著差异，女性（5例）仅术后10-12的初感容量和残余尿量差异明显（$P<0.05$），9例Dixon手术患者术前与术后尿流率和膀胱测压均无显著性差异。而且由于直肠癌术后膀胱会出现移位，特别是Miles术后膀胱和前列腺后方缺乏支持，而尿道膜部固定在尿生殖膈的部位，膀胱在此平面向后移位，倾向骶骨前凹使尿道球部和前列腺的成角增大，而女性患者由于存在阴道及子宫的支持，膀胱移位不明显，排尿功能障碍发生率较低。进一步支持了Dixon术较Miles术排尿功能障碍发生率低的诊断。

直肠癌术后排尿功能障碍的因素很多，主要原因有以下几个方面：①手术直接损伤了支配膀胱的神经，使患者无膀胱胀痛也无排尿的感觉，并出现膀胱逼尿肌和尿道外括约肌的力量不平衡，腹下神经损伤引起储尿障碍，盆神经损伤则导致排尿障碍；②直肠切除后骶前留下一个空腔，膀胱和前列腺后方缺乏支撑，膀胱在尿道膜部平面向后移位，造成膀胱颈部梗阻，引起排尿障碍；③创伤性、无菌性膀胱炎，膀胱周围水肿及纤维化导致膀胱壁变硬和收缩力下降；④患者不习惯卧床排尿、精神紧张及术后切口疼痛等因素影响腹内压增加协助排尿的能力，导致尿潴留；⑤长时间留置尿管增加尿路感染的机会，尿管长时间持续开放引起膀胱张力消失，排尿反射暂时消失，增加了膀胱功能障碍的机会；⑥在插入及拔除尿管过程中的机械损伤使尿道水肿和尿道损伤也可增加排尿困难。研究表明：术后永久排尿功能障碍与严重的盆腔自主神经损伤有关；而膀胱移位、膀胱周围炎、尿道机械损伤及患者精神心理因素引起膀胱排尿功能障碍呈现为暂时性的，一般在术后3个月内膀胱功能有一定程度的恢复。与传统直肠癌根治术相比，TME+PANP术后发生排尿功能障碍的主要原因是后5种情况：精神心理因素、膀胱移位、膀胱及尿道周围炎、尿道感染或机械损伤。

三、排尿功能障碍的处理

排尿功能障碍是直肠癌术后常见的并发症之一，增加了患者的住院时间，而且也严重的影响了患者术后的生活质量。为预防直肠癌术后排尿功能障碍的发生，应尽量由经验丰富且熟悉盆腔自主神经解剖及直肠癌手术方式的临床医生来完成手术。另外，在术前即应对患者进行心理疏导，消除其手术恐惧心理，并嘱咐患者练习卧床小便的方法。放置导尿管时应选择合适型号、粗细适当的尿管，放置时要按照严格的无菌原则进行规范的操作，动作要轻柔，并采用密闭式引流袋，且引流袋最好能达到每天更换，以阻断细菌来源及入侵途径。留置尿管可刺激尿道及膀胱黏膜造成损伤，为细菌繁殖提供了条件，术后需要注意尿液性状，必要时行细菌培养和使用抗生素，每天予以碘伏消毒接头和尿道口，术后在患者排尿功能恢复满意后尽早的拔除尿管，若尿管留置时间较久者（7天以上），应常规予以膀胱冲洗（生理盐水＋庆大霉素或呋喃西林液），拔尿管时动作也要轻柔。在拔除尿管前应常规行膀胱功能训练，拔除尿管前用30℃的5%的碳酸氢钠冲洗液灌注膀胱使尿液碱化减轻尿液对膀胱黏膜的刺激，边拔尿管边灌注，使整个尿道中充满冲洗液利于尿道冲洗。尿管拔除后出现排尿困难，应行膀胱区按摩或热敷、变换体位、听流水声等措施诱导患者主动排尿，若仍不能自主排尿应及早再次置入尿管或耻骨上膀胱造瘘，并常规予以膀胱冲洗和膀胱功能训练以便膀胱功能彻底恢复。

四、围术期排尿功能的记录

对于所有行盆腔自主神经保护的直肠癌根治术患者，术前应建立详细的个体随访初次记录。记录的内容包括：

手术前患者排尿情况，包括：日间排尿次数，每次尿量；夜尿次数，每次尿量；有无排尿困难、尿潴留、尿失禁等情况；了解患者术前有无需要通过增加腹压协助排尿的情况。

术前患者行泌尿系超声检查和尿流动力学检查结果，记录患者：膀胱的残余尿量、有无上尿路积水、（男性患者）有无前列腺增大。记录患者膀胱残余尿情况和具体分级。对排尿情况的问卷使用国际前列腺症状评分（international prostate symptom score，IPSS）进行详细记录。手术后详细记录患者拔除尿管的时间及患者拔除尿管后是否可以自行排尿。术后10天时，并采用IPSS问卷调查患者排尿情况，包括：排尿的主观感觉，日间排尿次数、每次尿量，夜尿次数、每次尿量，了解患者有不需要要通过增加腹压协助排尿的情况。有必要者，可再次复查尿流动力学、膀胱残余尿量。

五、术后随访方法及频率

尿流动力学检查的方法、单位均按国际控制学会推荐的标准进行，频率按照直肠癌术后随访频率进行排尿功能随访,术后 1、3、6、9 和 12 个月分别进行患者泌尿系超声检查,并详细询问患者排尿功能情况。1 年后每 6 个月一次,2 年后每年一次。若患者在围术期或术后发生明显排尿功能异常,或泌尿系超声提示存在异常,则应加以检查尿流动力学,每次随访检查均应详细记录患者泌尿系超声残余尿情况,并且请患者详细完善 IPSS 问卷调查与生活质量 QOL 问卷,完善后与患者肿瘤随访结果一起加入患者随访档案。

尿流动力学是借助流体力学及电生理学方法研究尿路输送、贮存、排出尿液功能的新学科。它的形成与现代电子技术及测量技术相关。尿流动力学检查可为排尿障碍患者的诊断、治疗方法的选择及疗效评定提供客观依据。常用的尿流动力学技术主要包括:①尿流率的测定;②各种压力测定;③肌电图测定;④动态放射学观察等。

尿流动力学又分为上尿路及下尿路尿流动力学两部分。前者主要研究肾盏、肾盂及输尿管内尿液的输送过程;后者则主要研究膀胱、尿道贮存及排出尿液的过程。当前用于下尿路尿流动力学研究的检查技术较成熟,已成为泌尿外科的常规检查技术之一。对于保留盆腔神经的直肠癌根治术后患者,其主要的尿动力学检测应包括尿速率检测、压力 - 速率测定、膀胱残余尿测定和问卷调查。

第二节　男性性功能

男性患者发生勃起功能障碍的原因可能与下列因素有关:①神经损伤:勃起反射弧躯体传入纤维为阴部神经,自主神经传出纤维为盆神经丛。直肠癌根治术中切断直肠及侧韧带过程中损伤盆神经丛;经腹会阴联合切除的缺口范围过大,损伤阴部神经也可导致勃起障碍。腹下神经居中线位置,行径较长,在行腹主动脉和血管周围淋巴结清扫时,易被损伤,导致射精障碍。对于保留神经的直肠癌根治术后男性患者,应详细随访其性功能以了解神经功能损伤及恢复情况。随访的方式主要包括调查问卷方式进行。

一、男性性功能的评价方法

与排尿功能相比,直肠癌术后性功能障碍发生率更高,然而,与排尿功能评估采用尿流动力学、膀胱残余尿测定等客观检查不同,性功能评估仍缺少公认的客观检查,目前仍以主观问卷表为评估性功能的主要方法。

(一)勃起功能检查

阴茎勃起功能障碍(erectile dysfunction,ED)俗称阳痿,是指阴茎持续(至少 6 个月)不能达到和维持充分的勃起以获得满意的性生活。它包含两个概念,一是阴茎不能勃起或勃起不充分,二是不能维持充分勃起状态。

目前国际勃起功能问卷表 -5(international index of erectile function,IIEF-5)是最常用

的评估男性勃起功能的方法(表 1-9)。它包括 5 个项目,每个项目分 0~5 分,最高总分为 25 分,分值越低,勃起功能障碍程度越严重。

(二) 射精功能检查

射精功能障碍包括射精过快、过早(premature ejaculation,PE),俗称"早泄",即控制射精时间的能力障碍。与 ED 不同,PE 目前仍无明确的定义。欧洲泌尿外科学会早泄诊治指南对早泄的定义,以考虑射精时间及由于失去控制射精能力造成的不良影响为主,定义早泄是指射精经常或总是在插入阴道后 1min 左右发生;没有(缺乏)延迟射精的能力并给患者带来消极后果,如烦恼、痛苦、沮丧和避免性的亲密接触。其强调了射精时间以及消极的后果,然而引起争论的问题是:量化射精时间,通常以阴道内射精潜伏时间来描述。

射精功能的评估可分为 3 级:Ⅰ级是有射精,射精量正常或减少,为射精功能正常;Ⅱ级是出现逆行射精,有射精功能障碍;Ⅲ级是完全无射精(如表 1-10 所示)。

二、术前调查

所有男性患者术前均进行性功能调查,以《国际勃起功能问卷表-5》的内容为参考标准,填写调查问卷,主要侧重问题 2、3 及 4,了解患者术前勃起功能。射精情况:患者如在调查阶段内有进行性生活或手淫者,进行射精情况的调查。

三、随访

术后 1 个月时,进行首次调查,了解患者术后性功能的动态变化。第一次随访未能勃起或射精功能未恢复的患者,术后 2 个月时再次随访,如仍未恢复,则每 2 个月时再次进行随访。直至术后 12 个月仍未能恢复性功能者,停止随访。

四、心理治疗

术后患者基本恢复,接近出院时,对患者进行心理暗示,让患者知悉本手术为保留盆腔自主神经的术式,术后性功能有希望不受影响。如患者在术后第一次随访时,其勃起功能未能恢复,则直接告知患者其性功能有可能逐渐恢复,须增强信心,减轻焦虑情绪,并积极进行全面康复治疗,注意有无夜间阴茎勃起的情况。

第三节　女性性功能

与男性患者相比,女性性功能障碍(female sexual dysfunction,FSD)目前仍未引起足够重视,但实际上 FSD 发病率并不低于男性性功能障碍发生率。

一、女性性功能的评价方法

1966 年，Masters 在其《人类性反应周期》的著作中首次描述正常女性性反应周期，将女性性反应周期以线性方式分为 4 期，即性兴奋期（性唤起期）、平台期、性高潮期和性消退期。随后 Kaplan 和 Lief 在该 4 期模型中添加了"性欲"的概念，将性兴奋期进一步分为性欲期及性唤起期，并删除了平台期，形成了线性 3 期模型，即性欲期、性唤起期和性高潮期。4 期和 3 期模型是 1990 年世界卫生组织（WHO）的国际疾病和相关健康问题统计学分类 -10（international classifications of diseases-10，ICD-10）标准、1994 年美国精神病学会（American Psychiatric Association，APA）制订的美国精神疾病诊断与统计学手册第 4 版（the diagnostic and statistical manual of mental disorders-Ⅳ，DSM-Ⅳ）标准、2000 年修订的 DSM-Ⅳ-TR 和 2013 年发布的 DSM- Ⅴ的命名标准。

FSD 主要分为性欲障碍、性唤起障碍、性高潮障碍和性交疼痛。这里以 DSM-Ⅳ-TR 为例，对 FSD 的诊断标准做一介绍。

1. 性欲障碍的诊断标准　性欲障碍主要分为性欲低下（hypoactive sexual desire disorder，HSDD）和性厌恶（sexual aversion）。

(1) HSDD 的诊断标准：①缺乏性幻想或性交欲望。由医生判断，需考虑如年龄、个人生活背景等可能影响性功能的因素。②这一障碍导致明显精神痛苦或关系紧张。③除外精神疾病（其他性功能障碍除外）、除外物质（包括药物治疗）或全身性疾病原因。

(2) 性厌恶的诊断标准：①持续地和反复地极度厌恶和回避所有（或几乎所有）与性伴侣的生殖器性接触。②这一障碍导致明显精神痛苦或关系紧张。③应除外精神疾病（其他性功能障碍除外）。

2. 性唤起障碍（female sexual arousal disorder，FSAD）的诊断标准　①持续或反复直到性活动结束不能获得或维持充分性兴奋的生殖器润滑或肿胀。②这一障碍导致明显精神痛苦或关系紧张。③除外精神疾病（其他性功能障碍除外）、除外物质的直接生理作用（如药物滥用、药物治疗）或全身性疾病原因。

3. 性高潮障碍（female orgasmic disorder，FOD）的诊断标准　①持续或反复的正常性兴奋后性高潮延迟或缺失，引发女性性高潮的刺激类型和强度表现不同，在考虑年龄、性经验和性刺激是否充分的因素后其获得性高潮的能力仍降低，方可作出临床诊断。②这一障碍导致明显精神痛苦或关系紧张。③除外精神疾病（其他性功能障碍除外）、除外物质的直接生理作用（如药物滥用、药物治疗）或全身性疾病原因。

4. 性交疼痛（sexualpaindisorders）的诊断标准包括性交疼痛（dyspareunia）和阴道痉挛（vaginismus）。

(1) 性交疼痛的诊断标准：①持续或反复地出现与性交相关的生殖器疼痛。②这一障碍导致明显精神痛苦或关系紧张。③除外阴道痉挛或润滑不足、除外精神疾病（其他性功能障碍除外)、除外物质的直接生理作用(如药物滥用、药物治疗)或全身性疾病原因。

(2)阴道痉挛的诊断标准:①持续或反复地在插入之时出现阴道外 1/3 肌肉结构的痉挛性收缩,干扰了阴道插入;②这一障碍导致明显精神痛苦或关系紧张;③除外精神疾病(如躯体化障碍)或全身性疾病生理状态原因。

目前女性性功能的评价同样采用问卷调查的形式,应用最广泛的是女性性功能量表(Female Sexual Function Index,FSFI),它主要包括性欲、性唤起、阴道润滑、性高潮、性满意度及性交疼痛共 6 个单项,每个单项由 2~4 个问题组成,共计 19 个问题选项,每个单项满分 6 分,总分 36 分,FSFI 评分越高,表示性功能越好(http://www.sojump.com/jq/2887485.aspx)。FSFI 评分≥25 分表示无 FSD,<25 分提示存在 FSD。单项得分 <3.6 分提示性欲低下或性唤起困难,<3.9 分提示阴道润滑困难,<4.0 分提示性高潮障碍,<4.4 分提示性满意度下降或存在性交疼痛。

二、术前调查

对于需要进行随访的女性患者,术前常规进行性功能调查,术前性功能及性生活情况。建立患者随访基本资料档案。但根据以往研究资料,直肠癌术后早期主动进行性生活的女性较少,因此女性的术后性功能随访存在一定限制性。女性性功能随访主要采取问卷调查的形式。

三、随访调查

术后 2 个月对患者性功能进行调查:了解有无进行性生活;如有性生活,应详细询问相关情况,并详细记录,与术前资料比较,记录内容包括:有无性欲减退及原因、是否获得性高潮、性快感程度、阴道湿润度情况和性交时疼痛与否几项内容。

第一次随访时未恢复正常性生活的患者,术后 4 个月时再次随访,如仍未恢复,每隔 2 个月进行一次随访,若患者术后 12 个月仍未恢复性生活,则停止随访,待患者恢复性生活重新开始随访。

四、心理治疗

术后患者基本恢复,接近出院时,对患者进行心理暗示,让患者知悉本手术为保留盆腔自主神经的术式,术后性功能有希望不受影响。但不提倡早于 2 个月内恢复性生活。

(雷普润　方佳峰　区广生)

参 考 文 献

1. Benson AB 3rd,Venook AP,Bekaii-SaabT,et al.Coloncancer,version3.2014.J Natl ComprCancNetw.2014Jul;12

(7):1028-1059.

2. MorinoM,PafiniU,Allaix ME,et al.Malesexual and urinary function after laparoscopictotalmesorectal excision [J].SurgEndosc,2009,23(61):1233-1240.

3. Enker WE,Havengak Polyak T.Abdominoperineal resection via totally colorectal excision and autonomic nerve preservation follow rectalcancer[J].World J Surg,1997,21(7):715-720.

4. 卫洪波,王吉甫.直肠癌根治术后尿流动力学变化的研究[J].癌症,1993,12(5):422-425.

5. Saito M,Miyagawa I.Bladder dysfunction after acute urinary retention in rats.J Urol,2001,165(5):1745-1747.

6. Barry MJ,Fowler FJ Jr,O'Leary MP,et al. The American Urological Association symptom index for benign prostatic hyperplasia. The Measurement Committee of the American Urological Association. J Urol 1992;148:1549-1557.

7. 林鸿悦,池畔.腹腔镜与开腹直肠癌根治术后排尿功能和性功能的比较.中华胃肠外科杂志,2011,14(4):289-90.

8. Kneist W,Junginger T. Intraoperative electrostimulation objectifies the assessment of functional nerve preservation after mesorectal excision. Int J Colorectal Dis,2007,22(6):675-682.

9. Rosen RC,Riley A,Wagner G,et al. The international index of erectile function(IIEF):a multidimensional scale for assessment of erectile dysfunction. Urology,1997,49:822-830.

10. Rosen R,Brown C,Heiman J,et al. The female sexual function index(FSFI):a multidimensional self-report instrument for the assessment of female sexual function. J Sex Marital Ther,2000,26:191-208.

11. 廖秦平,李婷.女性性功能障碍的分类及定义.国际妇产科学杂志,2013,40(5):395-398.

12. Junginger T,Kneist W,Heintz A. Influence of identification and preservation of pelvic autonomic nerves in rectal cancer surgery on bladder dysfunction after total mesorectal excision. Dis Colon Rectum,2003,46(5):621-628.

13. Kneist W,Heintz A,Junginger T. Intraoperative identification and neurophysiologic parameters to verify pelvic autonomic nerve function during total mesorectal excision for rectal cancer. J Am Coll Surg,2004,198(1):59-66.

14. Kneist W,Junginger T. Validity of pelvic autonomic nerve stimulation with intraoperative monitoring of bladder function following total mesorectal excision for rectal cancer. Dis Colon Rectum,2005,48(2):262-269.

15. Foditsch EE,Hoinoiu B,Janetschek G,et al. Laparoscopic placement of a tined lead electrode on the pudendal nerve with urodynamic monitoring of bladder function during electrical stimulation:an acute experimental study in healthy female pigs. Springerplus,2014,3:309.

16. 司徒杰,温星桥,张浩,等.腹腔镜前列腺癌根治术术中实时盆底括约肌肌电监测的可行性研究.中华腔镜泌尿外科杂志(电子版),2012,6(3):5-10.

17. Kaiho Y,Nakagawa H,Saito H,et al.Nerves at the ventral prostatic capsule contribute to erectile function:initial electrophysiological assessment in humans [J].EurUrol,2009,55(1):148-154.

18. Ercoli A,Delmas V,Gadonneix P,et.al.Classical and nerve-sparing radical hysterectomy:an evaluation of the risk of injury to the autonomous pelvic nerves [J].SurgRadiolAnat,2003,25(3-4):200-206.

19. Mauroy B,Demondion X,Bizet B,et al.The female inferior hypogastric(= pelvic)plexus:anatomical and radiological description of the plexus and its afferences-applications to pelvic surgery [J].SurgRadiolAnat,2007,29(1):55-66.

20. Niikura H,Katahira A,Utsunomiya H,et al.Surgical anatomy of intrapelvic fasciae and vesico-uterine ligament in nerve-sparing radical hysterectomy with fresh cadaver dissections [J].Tohoku J Exp Med,2007,212(4):403-413.

21. 土屋周二.直腸癌の手術,自律神経温存手術.手術,1983,12(2):1367.

22. Yamaguchi K,Kobayashi M,Kato T,et.al.Origins and distribution of nerves to the female urinary bladder：new anatomical findings in the sex differences ［J］.Clin Anat,2011,24（7）:880-885.

23. 吴建华,朱守亮,鞠振国,等.保留盆腔植物神经直肠癌根治术对术后性功能的影响［J］.大肠肛门病外科杂志,2005，（11）2:97-99

24. 顾美皎.现代妇产科学［M］.北京:人民军医出版社,2002:1633.

25. 王文文,李斌.保留盆腔自主神经的广泛性子宫切除术研究进展［J］.癌症进展,2014,12（2）:140-143.

第八章

邓氏筋膜保留与否之争议

第一节　传统直肠癌根治术中神圣平面与邓氏筋膜

　　由于盆腔自主神经损伤,传统直肠癌根治术后有较高的排尿和性功能障碍发生率。1982 年 Heald 提出了全直肠系膜切除(total mesorectal excision,TME)原则,历经 30 余年的发展,TME 已然成为中低位直肠癌根治性切除手术的金标准。TME 明显降低了肿瘤局部复发率并提高了远期生存率,然而不幸的是传统的 TME 术后仍有较多患者出现排尿障碍,性功能障碍率更是高达 20%~50%,极大地影响了患者的生活质量。1983 年,日本学者土屋周二提出保留盆腔自主神经的直肠癌根治术(pelvic autonomic nerve preservation,PANP),PANP 从一定程度上改善了术后泌尿生殖功能,然而仍有 8%~23.1% 的患者出现排尿功能障碍,26.9%~32.7% 出现勃起功能障碍,33.1%~42.9% 丧失射精功能。

　　目前,腹腔镜直肠癌根治术已被广泛认可;凭借其放大效应使盆腔狭小空间的精细操

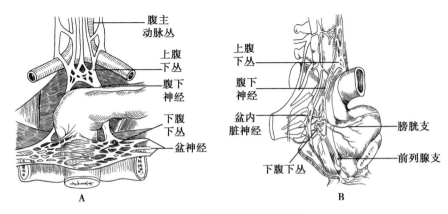

图 8-1　盆腔自主神经走行

A. 正面观,B. 侧面观

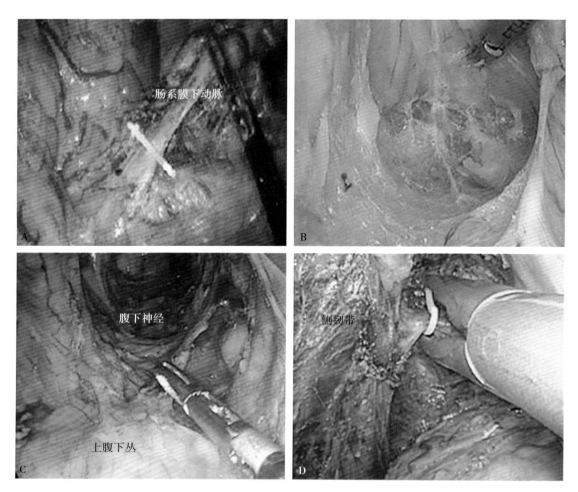

图 8-2　PANP 规范

A. 腹主动脉丛保护，B. 直肠后间隙分离，C. 上腹下丛和腹下神经保护，D. 下腹下丛起始部保护

作成为可能，同时也为盆腔自主神经保护提供了良好的契机。根据盆腔自主神经走行（图8-1），腹腔镜直肠癌根治术中应遵循 PANP 规范（图8-2）:距离肠系膜下动脉根部约1cm处离断以保护腹主动脉丛，经由 Todlt 间隙向下走行，于盆筋膜脏壁两层之间的第一间隙分离避免上腹下丛和腹下神经损伤，靠近直肠系膜离断侧韧带以保护盆丛起始部;因此，直肠后方和侧方的神经保护学界已有共识。然而在直肠前方的走行平面目前仍存在争议，争议的焦点在于邓氏筋膜是否属于直肠深筋膜? TME 手术层面应该走在邓氏筋膜前方还是后方，换言之，邓氏筋膜是否应该切除?

　　根据 Heald 提出的 TME 理念，直肠前方的解剖间隙应该走在邓氏筋膜前方，这也成为广大结直肠外科医生遵循的金标准，谓之神圣平面（holy plane）。切除邓氏筋膜造成其前外侧血管神经束（neurovascularbundle，NVB）的损伤，也正是术后排尿和性功能障碍发生率不能进一步降低的根源。

第二节　邓氏筋膜保护对神经功能保护的意义

一、从解剖学角度看邓氏筋膜与下腹下丛传出支的关系

邓氏筋膜争议的根源在于解剖概念模糊,且术中辨认困难。邓氏筋膜是位于直肠前方与泌尿生殖器官后方间的薄层结缔组织筋膜,是分隔泌尿生殖器官与直肠的重要屏障;起于盆底腹膜返折处,止于会阴体。关于该筋膜的层次结构有不同说法,Heald 即认为邓氏筋膜只有一层结构,故而直肠前间隙的分离要沿着邓氏筋膜前方进行。国内王自强等人在腹腔镜手术中发现:87.3%(172/197)邓氏筋膜中央部分融合为一层,12.7%(25/197)为两层结构,32.0%(63/197)邓氏筋膜两侧在精囊腺尾部分为前后两叶。池畔等发现在腹腔镜下放大后,可见在邓氏筋膜近精囊腺底部可分为两层,即便邓氏筋膜融合成一层,其与直肠深筋膜之间仍有潜在的一个解剖间隙,或者说直肠深筋膜即是邓氏筋膜的后叶。

研究表明,邓氏筋膜不属于直肠深筋膜。我们尸体解剖学研究发现,邓氏筋膜覆盖在精囊腺、前列腺被膜表面,在精囊后方较为游离,而在前列腺尖部与直肠尿道肌筋膜粘连致密,钝性分离困难;而该筋膜与直肠深筋膜之间也存在一疏松间隙。邓氏筋膜将精囊、前列腺被膜与直肠系膜之间的间隙分为前列腺后间隙和直肠前间隙(图 8-3),我们认为后者与直肠后间隙属于直肠系膜外间隙,即同属于第一间隙,也就是 TME 应该走行的间隙;这与国内外多位学者的解剖研究结果不谋而合。

下腹下丛是盆腔自主神经的核心分支,延续于上腹下丛,并接受骶交感干节后纤维和 S_{2-4} 副交感节前纤维。该神经丛呈四角形网状结构,于腹膜返折稍下方,前列腺、精囊腺的后外侧与其滋养血管(阴部内动静脉末梢支)并行走行为血管神经束(NVB),发出分支支配精

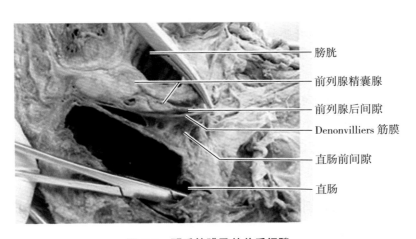

　膀胱

　前列腺精囊腺

　前列腺后间隙

　Denonvilliers 筋膜

　直肠前间隙

　直肠

图 8-3　邓氏筋膜及其前后间隙

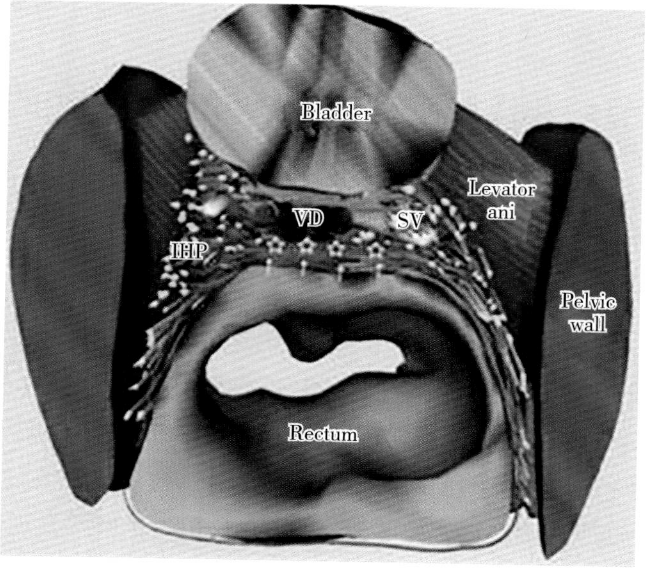

图 8-4　邓氏筋膜与血管神经束的关系
IHP：下腹下丛，VD：输精管，SV：精囊，星号：邓氏筋膜，Bladder：膀
胱，Levator ani：肛提肌，Pelvic wall：盆壁，Rectum：直肠

囊腺和前列腺。我们进一步解剖研究发现：分布于泌尿生殖器官的分支走行于邓氏筋膜外侧部，紧贴精囊和前列腺外缘，进入邓氏筋膜前方（图 8-4）。因此，我们认为，下腹下丛传出支与邓氏筋膜关系密切，切除该筋膜容易损伤下腹下丛，这也正是 PANP 手术无法进一步降低排尿和性功能障碍发生率的根源。

二、从胚胎发育角度看邓氏筋膜的形成及其与下腹下丛的关系

对于邓氏筋膜的胚胎起源，目前有三种认识：①腹膜遗迹或融合筋膜：组织病理学未发现筋膜组织内有间皮细胞，因此学界多不认可；②移行筋膜：该部分不存在内脏器官的移行；③张力诱导性筋膜：阴道、精囊腺和前列腺，与后方直肠及其系膜的增大，压力推挤作用下，两者间的结缔组织形成邓氏筋膜。目前，张力诱导性筋膜形成学说为多数学者接受。因此，从胚胎发育的角度看邓氏筋膜不属于直肠深筋膜（图 8-5）。

同时从胚胎 8 周开始，随着腹膜返折上移，在张力诱导和机械应力作用下，邓氏筋膜逐渐形成；而其侧前方神经血管束由外上向内下走行，并分出分支支配或供应精囊腺和前列腺。由于该血管神经束与邓氏筋膜关系密切，因此切除邓氏筋膜极有可能损伤下腹下丛传出支，从而影响患者排尿和性功能。

三、从功能学角度看邓氏筋膜与下腹下丛的关系

研究表明，采用神经电刺激仪对盆腔自主神经进行术中检测，能够提高辨认准确性并提

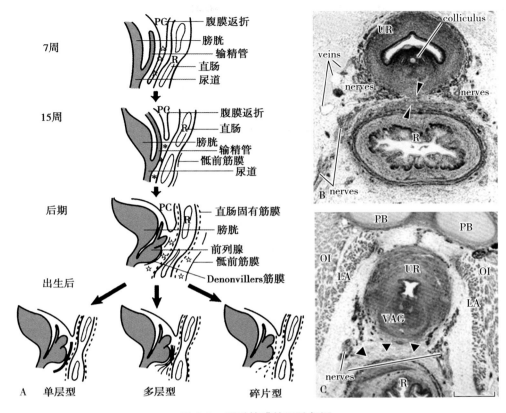

图 8-5　邓氏筋膜的胚胎起源

A. 胚胎发育过程中,随着腹膜返折上移,泌尿生殖器官、直肠及其固有筋膜的不断增大,在两者推挤作用下逐步形成邓氏筋膜;B. 14 周女性胚胎。UR:尿道,VAG:阴道,R:直肠,箭头所指为邓氏筋膜,colliculus:精阜,nerves:神经,veins:静脉;C. 10 周男性胚胎,UR:尿道,R:直肠,PB:耻骨,OI:闭孔内肌,箭头所指为邓氏筋膜

高保护效率。我们前期研究中,对盆腔自主神经分支和邓氏筋膜进行电刺激,并通过记录膀胱水柱波动对膀胱收缩功能进行评价;结果发现,刺激双侧盆丛神经膀胱水柱均有增加,且水柱波动高度无明显差异,而实验组刺激邓氏筋膜与对照组刺激前列腺及精囊腺表面相比,膀胱水柱升高更加明显;对照组刺激已切除的邓氏筋膜表面后,膀胱水柱无变化。这也充分印证了邓氏筋膜与下腹下丛传出支间密切的解剖学关系。

直肠癌根治术中保留邓氏筋膜可以避免该神经丛损伤,更好的保护患者排尿和性功能,从而改善患者生活质量。我们前期资料证实,对于 T1~2N0M0 中低位直肠癌行腹腔镜直肠癌根治术的患者,随机分为保留邓氏筋膜组和切除邓氏筋膜组,结果证实切除邓氏筋膜组高达 44.7% 患者术后 1 周膀胱逼尿肌收缩力明显下降,而保留邓氏筋膜组该比例仅为 24.4%;而国际前列腺症状评分问卷(international prognostic scoring system,IPSS)表明,保留邓氏筋膜组患者 IPSS 评分分值低于切除邓氏筋膜组。而在性功能评价方面,保留邓氏筋膜组患者勃起功能评分(IIEF)和射精功能评级均优于切除邓氏筋膜组。

四、保留邓氏筋膜是否会造成局部复发率升高,甚至影响远期生存

直肠系膜对肿瘤的浸润转移有限制保护作用,全直肠系膜切除已使直肠癌术后局部复发率由 30% 降到不足 10%。而从解剖学角度讲,邓氏筋膜并非直肠深筋膜的层次范围,因此严格意义上说,该筋膜并不是 TME 应切除的范畴。前期研究中,我们对 T1-2N0M0 期中低位直肠癌患者行邓氏筋膜切除后的环周切缘未见肿瘤残余;同时,切除与保留邓氏筋膜两组患者术后 1 年、3 年的局部复发率和生存率未见统计学差异。不可否认,该研究入组患者肿瘤分期类型、病例数量和随访期限尚不能完全令人信服,但我们有理由相信多中心、大样本的前瞻性研究会有肯定的结果。

综上所述,我们认为:①邓氏筋膜不属于直肠深筋膜,TME 不应包括该筋膜;②邓氏筋膜后间隙与直肠后间隙相贯通,是较好的 TME 外科平面,且解剖学和外科学研究表明,该间隙的解剖分离同样简单易行;③邓氏筋膜侧前方有下腹下丛传出支走行,切除该筋膜易损伤自主神经,造成排尿和性功能障碍,而保留邓氏筋膜能够提高患者术后生活质量。当然,对于直肠前壁 T4 期患者,甚至邓氏筋膜已有肿瘤侵犯,保留该筋膜是不可取的;同时,保留邓氏筋膜远期肿瘤学安全性尚待大样本、长期的前瞻性研究结果证实。

第三节　直肠前方外科手术分离的争议

一、直肠前方手术入路的选择

如前所述,邓氏筋膜的头侧延续至腹膜返折,向下止于会阴联合腱;直肠前方分离时手术入路非常重要。2013 年国际腹腔镜 TME 共识会上,与会专家投票表决的结果显示:32.50% 的专家在腹膜返折前方 1~2cm 处切开腹膜;42.50% 的专家在腹膜返折底部处切开;约 25% 的专家在腹膜返折前方切开男性的腹膜,而在腹膜返折底部切开女性的腹膜。

笔者认为,在腹膜返折上 1cm 切开腹膜有利于寻找和解剖邓氏筋膜,此处切开腹膜后即进入邓氏筋膜前间隙,腹膜返折上的 1cm 腹膜可以用于腹腔镜手术中术中牵拉,有利于暴露直肠前间隙内的疏松结缔组织。而腹膜返折处切开容易进入邓氏筋膜后间隙,利于保护该筋膜。

二、直肠前方解剖层面走行的争议

直肠前间隙内常见三个解剖径路(图 8-6):①邓氏筋膜前间隙:即在筋膜前方分离,切除邓氏筋膜,这也正是 Heald 经典 TME 所倡导的(图 8-7);国内王自强等认为,邓氏筋膜构成直肠癌浸润进展的防御机制,尤其是直肠前壁癌,同时腹腔镜下行直肠前壁分离时过度牵拉

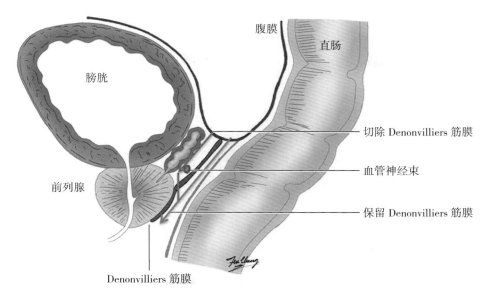

图 8-6　直肠前间隙常用解剖路径示意图

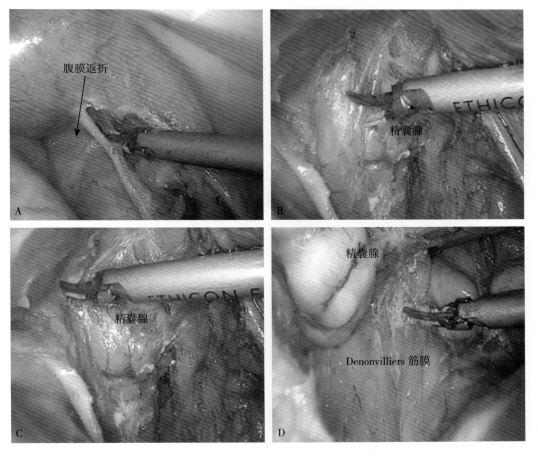

图 8-7　前列腺后间隙走行,切除邓氏筋膜

容易造成直肠深筋膜的破损,从而影响直肠系膜的完整性,因此推荐经邓氏筋膜前间隙分离。然而此法容易损伤 NVB,造成术后患者排尿和性功能障碍。当然,如进展期直肠癌,或肿瘤位于直肠前壁达 T3 以上,可疑累及邓氏筋膜者,应采用该层面切除邓氏筋膜。②直接进入邓氏筋膜后间隙:完整保留邓氏筋膜的优点在于能够保证 NVB 不受损伤,对于术后排尿和性功能的保护作用可靠(图 8-8);国内池畔等认为邓氏筋膜上段太薄,此法分离很容易造成直肠深筋膜破裂而影响肿瘤根治性。当然,最终结果如何还需要循证医学证据。操作时,推荐在腹膜返折前上方 1cm 出横行切开腹膜,紧贴直肠系膜侧分离进入邓氏筋膜后间隙,并沿该筋膜间隙向下方及两侧锐性分离,保持筋膜完整而不显露精囊腺及前列腺被膜。下方至盆底水平已无系膜组织,而侧方至已离断的侧韧带与直肠后间隙相贯通。③先在邓氏筋膜前间隙分离,至距离精囊腺底部 0.5cm 或者更远处横断邓氏筋膜前叶,进入邓氏筋膜前叶与后叶(直肠深筋膜)间隙,此法容易寻找到无血的解剖层面,且有利于保护位于两侧邓氏筋膜前外侧的 NVB。国内池畔等推崇该法(图 8-9)。然而应该指出,NVB 的确切位置存在较

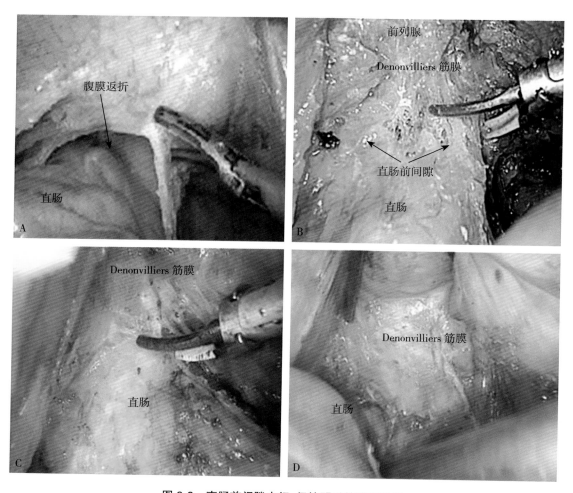

图 8-8　直肠前间隙走行,保持邓氏筋膜完整性

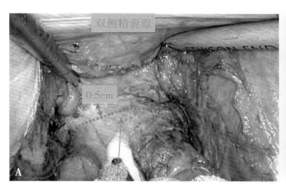
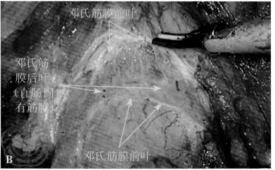

图 8-9　直肠前方解剖层面

A. 距离精囊腺底部 0.5cm 横断邓氏筋膜术中图像;B. 横断邓氏筋膜前叶后进入邓氏筋膜前叶与后叶间隙

大变异,且由于 NVB 结构细小,即便在腹腔镜放大效果下,其辨认也存在较大困难,因此如何选择正确的邓氏筋膜离断部位,还需要大量解剖学证据支持。

　　结语:综上所述,目前学术界仍未达成共识之处在于:①邓氏筋膜具体解剖结构、胚胎起源;②邓氏筋膜与 NVB 的位置关系;③邓氏筋膜保护与术后排尿及性功能关系;④邓氏筋膜是否参与直肠癌的防御机制;⑤是否保留邓氏筋膜及如何选择解剖层面。我们认为:①邓氏筋膜不属于直肠深筋膜,TME 不应包括该筋膜;②邓氏筋膜后间隙与直肠后间隙相贯通,是较好的 TME 外科平面,且解剖学和外科学研究表明,该间隙的解剖分离同样简单易行;③邓氏筋膜侧前方有下腹下丛传出支走行,切除该筋膜易损伤自主神经,造成排尿和性功能障碍,而保留邓氏筋膜能够提高患者术后生活质量。当然,对于直肠前壁 T4 期患者,甚至邓氏筋膜已有肿瘤侵犯,保留该筋膜是不可取的;同时,保留邓氏筋膜远期肿瘤学安全性尚待大样本、长期的前瞻性研究结果证实。

(魏　波)

参 考 文 献

1. Heald RJ,Husband EM,Ryall RD. The mesorectum in rectal cancer surgery-the clue to pelvic recurrence? [J]. Br J Surg,1982,69(10):613-616.

2. Heald RJ,Ryall RD. Recurrence and survival after total mesorectal excision for rectal cancer [J]. Lancet,1986, 1(8496):1479-1482.

3. 土屋周二. 直肠癌手术,自律神经温存手术[J]. 手术,1983,12(2):1367.

4. Maurer CA,Z'Graggen K,Renzulli P,et al.Total mesorectal excision preserves male genital function compared with conventional rectal cancer surgery [J].Br J Surg. 2001;88(11):1501-1505.

5. Kneist W,Junginger T.Male urogenital function after confirmed nerve-sparing total mesorectal excision with dissection in front of Denonvilliers' fascia [J]. World J Surg. 2007;31(6):1321-1328.

6. Ameda K,Kakizaki H,Koyanagi T,et al. The long-term voiding function and sexual function after pelvic nerve-sparing radical surgery for rectal cancer [J]. Int J Urol. 2005;12(3):256-263.

7. 汪建平,杨祖立,唐远志,等.直肠癌根治术中盆腔自主神经保留对男性性功能的影响[J].中华胃肠外科杂志.2003,2(1):44-46.

8. Bonjer HJ,Deijen CL,Abis GA,et al. A randomized trial of laparoscopic versus open surgery for rectal cancer[J]. N Engl J Med. 2015;372(14):1324-1332.

9. D. Moszkowicz,B. Alsaid,T. Bessede,et al. Where does pelvic nerve injury occur during rectal surgeryfor cancer? [J]Colorectal Disease2011,13,1326-1334.

10. Zhai LD,Liu J,Li YS,et al.Denonvilliers' fasciain women and its relationship with the fascia propria of the rectumexamined by successive slices of celloidin-embedded pelvicviscera [J]. Dis Colon Rectum 2009;52: 1564-1571.

11. Kim JH,Kinugasa Y,Hwang SE,et al. Denonvilliers' fascia revisited [J]. SurgRadiolAnat(2015)37:187-197.

12. Zhang C,Ding ZH,Li GX,et al. Perirectal fascia andspace:annular distribution pattern around the mesorectum [J]. DisColon Rectum2010,53:1315-1322.

13. 卫洪波,黄江龙,郑宗珩,等.腹腔镜直肠癌根治术中保留 Denonvilliers 筋膜对男性排尿及性功能的影响 [J].中华胃肠外科杂志,2015,18(3):282-287.

14. 陈玲珑,兰宝金,郑鸣,等.直肠周围筋膜的解剖特点及其临床意义[J].中国临床解剖学杂志,2013,21 (6):596-598.

15. Heald RJ,Moran BJ,Brown G,et al.Optimal total mesorectal excision for rectal cancer is by dissection in front of Denonvilliers' fascia [J].Br J Surg,2004,91(1):121-123.

16. Jin-Tung Liang,Hong-Shiee Lai,Kuo-Wei Cheng. Laparoscopic dissection of Denonvilliers' fascia and implicationsfor total mesorectal excision for treatment of rectal cancer [J]. SurgEndosc(2011)25:935-940

17. 黄江龙,郑宗珩,卫洪波,等.盆腔自主神经活体尸体对比研究[J].中华外科杂志,52(7):500-503.

18. 黄江龙,郑宗珩,卫洪波,等.直肠系膜结构解剖与腔镜下观察的对比研究[J].中山大学学报(医学科学版),2014,35(3):407-411.

19. 郑宗珩,黄江龙,卫洪波,等.腹腔镜直肠癌根治术中保留 Denonvilliers 筋膜对男性排尿及性功能的影响 [J].中华胃肠外科杂志,2015,18(3):282-287.

20. 渡邊昌彦,杉山政则.直肠切除术(恶性).直肠肛门外科手术操作要领与技巧[M].北京:人民卫生出版社,2012:70-72.

21. Miskovic D,Foster J,Agha A,et al. Standardization of laparoscopictotal mesorectal excision for rectal cancer:a structured internationalexpert consensus [J]. Ann Surg,2015,261(4):716-722.

22. 卫洪波,魏波,郑宗珩.腹腔镜直肠癌根治术中保留 Denonvilliers 筋膜的价值与可行性[J].中华胃肠外科杂志.2015,18(8):33-36.

23. 王自强,邓祥兵,孟文建.切除部分 Denonvilliers 筋膜以保证更好的环周切缘[J].中华胃肠外科杂志.2015,18(8):36-38.

24. 池畔,陈致奋.腹腔镜 TME 术中直肠前间隙的解剖分离技巧[J].中华结直肠疾病电子杂志,2015,4(6): 591-595.

第九章

全直肠系膜切除(TME)、环周系膜切缘(CRM)与盆腔自主神经保护

第一节　TME 与盆腔自主神经保护

一、TME 的历史概况

直肠癌的治疗目前主张综合治疗,但是外科手术依然是直肠癌治疗最主要的、最有效的手段。多年以来,直肠癌的手术方式经历了多种尝试和变迁。1908 年 Miles 首次报道直肠癌经腹会阴联合切除术(又称 Miles 术)。1939 年 Dixon 提出直肠癌切除骶前直肠 - 乙状结肠保肛手术,及直肠前切除术(lower anterior resection,LAR,又称 Dixon 术)等。各种传统术式在直肠癌术后的局部复发率及提高生存率等方面一直未能达到理想效果。1982 年 Heald 等首次提出一种全新的手术方式:直肠系膜全切除术(total mesorectal excision,TME),TME 手术经过多年的验证,以其无瘤技术、彻底切除直肠系膜残余病灶、有效降低局部复发率及延长患者生存期等优点,成为直肠癌根治手术的"金标准"。

(一) TME 的理论基础

解剖学上,腹膜返折以下直肠无浆膜局限作用、同时直肠周围充填有脂肪组织、广泛的淋巴管道和淋巴结,组织疏松有利于肿瘤细胞的浸润转移。位于盆腔脏层和壁层之间的外科平面为直肠癌完整切除提供了良好的切除范围。直肠及系膜具有独立的胚胎学起源,其血管和淋巴管系统与周围组织相对独立,是一个单独的灌注引流系统。因此早期肿瘤多沿着其固有的血管淋巴管播散转移,局限在脏层筋膜之内。直肠癌浸润通常局限于此范围内。研究证实:直肠癌在系膜中的播散方式有淋巴结转移、淋巴管浸润、静脉浸润、神经周围浸润和系膜种植。

Heald 等首先提出 TME 的依据是直肠癌术后局部复发最可能是由于直肠癌远侧的系膜

内残留了的癌组织，此时即使无淋巴结转移，直肠系膜内也常有癌细胞巢。而直肠癌细胞肠壁内的远侧浸润极少超过 2cm，但系膜内播散可达 4cm。如直肠系膜切除不完整，则会导致术后复发。Heald 等首次报道的 6 例 TME 直肠癌的病理研究表明，其中 5 例直肠系膜中有癌灶，直肠癌播散超过肿瘤远端 2cm 的有 3 例；Quirke 等研究表明直肠癌局部病变均在系膜范围内，术中直肠系膜的残留与局部的复发有关。Wiiglb 等对直肠癌术后盆腔复发的研究发现：46 例复发患者均行过根治性直肠前切除，原发病灶距肛缘平均距离为 10cm，吻合口平均距肛缘 8cm，多在原发灶下 2cm 以内。大多数复发位于吻合口周围 1cm 之内，复发最低不超过吻合口远侧 3cm，多数复发起始于肠壁周围，大多数侵及吻合口；大部分复发癌组织位于肠壁外，吻合口处孤立的壁内复发很少见；这说明复发主要来源于瘤床而非切缘，复发是瘤周组织切除不足所致，肿瘤远端肠切除的长度对于复发影响不大。对 TME 标本连续横行切片研究发现：直肠癌中约 25%~40% 的病例存在肿瘤周围局部病变，包括直接播散和淋巴结转移；20%~30% 的病例存在肿瘤远侧系膜内局部病变，所有这些局部病变均局限在盆腔脏层筋膜之内，且其转移播散距离往往超过了直肠壁内扩散，目前发现肿瘤远侧系膜播散最远可达 5cm，而肠壁受累一般不超过 2cm。由此可见，肿瘤残留主要是由于直肠系膜切除不彻底所致，TME 对于直肠癌是必要的。Quirke 等发现根治性手术（要求 TME 标本边界病理学检查均为阴性）的局部复发率低于 10%，而切缘阳性者高达 85%。但也有研究发现，TME 切缘阳性者的局部复发率与阴性者并无显著差异，但生存时间却明显短于后者。切缘阳性患者在局部复发以前多死于远处转移，说明 TME 切缘阳性更是一个肿瘤进展期的标志，对这部分患者即使扩大手术范围也不能改善预后。上述研究表明，在做直肠癌切除时，不论是保肛手术还是腹会阴手术，按照 TME 的原则操作更有利于根治肿瘤。

（二）TME 的优点

1. TME 术后局部复发率明显下降　大量的临床实践证实，采用 TME 后，5 年局部复发率由原来的 20%~50% 降至 5%~8%，生存率则由 45%~50% 升至 75%~85%，即使是所谓的高危患者，包括局部"非治愈"性手术的患者，局部复发率的也不升高；

2. TME 使低位直肠癌保肛率有所提高　Karanjia 等研究发现，在合理应用 TME 及残端腔内冲洗的情况下，即使缩短切缘至 1cm 也不增加局部复发率，对生存率也无影响；

3. TME 手术使患者术后排尿、性功能显著改善　对盆腔外科神经解剖学的重要发现是：损伤一侧腹下神经丛和其中的副交感神经纤维，很可能发生射精和勃起障碍（分别为 90% 和 68%）；牺牲两侧可发生阳痿，并常危及排尿功能。遵循 TME 原则，可以清除存在于直肠系膜中癌结节和癌细胞巢，这些肿瘤病灶可超出直肠癌沿肠管纵向侵犯的距离而浸润至原发肿瘤上、下 5cm 范围的系膜内，保证全系膜切除和盆筋膜脏层的完整，减少术中肿瘤细胞播散种植，保证了根治手术的质量，使局部复发率下降到 2.2%~7.3% 这一前所未有的水平。同时该外科平面的分离使手术操作变得简单易行、出血少、创伤小、手术时间更短，术后恢复更快，实际上体现了微创的概念，这正是 TME 的优势所在。经过多年来的经验总结和推广,TME 手术已经成为了直肠癌根治手术的"金标准"。

二、TME 的适应证

目前比较一致地认为,TME 适用于无远处转移的直肠中下部的 T1~3 期直肠癌未浸出盆筋膜脏层者。大多数适合低位前切除者基本上均适用于 TME。对于侵犯骶骨或周围器官者,TME 则无实际意义。对于直肠上段和直乙交界处的直肠癌,直肠本身为腹膜返折所覆盖,完整切除系膜深筋膜同时切除肿瘤远侧 5cm 直肠系膜已足够,可以保留一部分远端直肠系膜,因此完整的直肠系膜切除术并非必要;既可有效切除系膜微小转移灶,又可避免因系膜切除过多导致的术后吻合口漏等并发症的发生。Kostner 等对乙状结肠癌、上段直肠癌以及中下段直肠癌三组共 891 例进行了比较,发现中下段直肠癌局部复发率明显高于其他二者,而上段直肠癌和乙状结肠癌相比局部复发率并无显著性差别。因此认为上段直肠癌应和乙状结肠癌同等对待,不必行 TME。

三、TME 术中规范手术操作方式

TME 是针对直肠中下段癌的规范手术操作方式,其规范要求:①直视下在骶前间隙中进行锐性分离,保证盆腔筋膜脏层的完整性,尽可能锐性游离直肠系膜,将脏层筋膜与包绕的直肠周围脂肪、血管和淋巴管即所谓的直肠系膜整块切除;②远端直肠系膜的切除不少于肿瘤下缘 5.0cm;③直肠的远切缘距肿瘤病灶至少 2cm,近切缘通常超过 10cm。

TME 与传统的手术方式区别:TME 更注重解剖,是在直视下沿着光滑柔软的直肠系膜表面,用电刀或剪刀作锐性分离,必须保证直肠系膜周边的完整性及其平滑的类脂肪瘤样表面以切除完整的直肠及系膜,防止癌细胞播散、种植或残留。传统手术则更注意肉眼肿瘤廓清和远端切缘,用手插入直肠系膜和骶骨之间的疏松组织间隙中作钝性分离,易致脆弱的直肠系膜破损和系膜切除不全,而这正是直肠癌根治术后局部复发的主要原因之一。TME 将直肠骶骨韧带于靠近骶骨处切断,其下方的直肠系膜一并切除。传统手术用手指作骶前钝性分离时,常在此韧带处受阻,如果强行分离,则会由于骶前静脉丛被撕破而引起骶前大出血,为避免损伤骶前静脉丛,术者会自然地将手前移,这样不可避免地进入直肠系膜内,从而使直肠骶骨筋膜远端的系膜残留。

四、TME 与 PANP

1983 年日本学者土屋周二提出在 TME 基础上实行保留盆腔自主神经(pelvic autonomicnervepreservation,PANP)的直肠癌根治术以最大限度地保留患者排尿及性功能。随后,学者们对 PANP 实施的解剖学基础及功能学评价进行了大量探索。1996 年 Sugihara 提出了保留自主神经的Ⅳ型分类法:Ⅰ型完全保存骨盆自主神经;Ⅱ型切除下腹神经,保留双侧骨盆丛;Ⅲ型切除下腹神经丛及骨盆神经丛(保留单侧骨盆丛);Ⅳ型完全切除骨盆自主神经。具体盆腔自主神经如何保留要根据肿瘤的部位、浸润深度、有无神经侵犯、淋巴结转移情况等决定。术前评估强调通过腔内超声、CT 或 MR 了解肿瘤浸润的范围及与盆腔自主神经的关系，并结合术中肿瘤分期来选择 PANP 手术方式，及是保存所有骨盆自主神经还是保留单侧，或选择性保留盆内脏神经和盆丛，还是只保存骶₄盆内脏神经（即只保存排尿功能）。另外，对于姑息性手术病例，则应尽可能地避免伤及骨盆内所有神经。

PANP 手术的关键是首先要熟悉盆腔自主神经的解剖位置及直肠各段肿瘤淋巴转移的规律；其次要注意手术中的解剖层次感；腹膜返折以下的手术更需要充分的术野暴露。

TME 与 PANP 原则并不矛盾：在直视下锐性游离直肠及其系膜，完整切除脏层筋膜包裹的所有组织，同时慎重对神经干到直肠系膜和直肠的所有分支进行分离，保留壁层筋膜内组织，只剪断走向肠壁方向的神经纤维，可以最大限度保留盆腔神经功能。外科界面实际上被腹下神经丛分为内外两个层面，TME 在内侧层面紧贴脏层筋膜锐性分离，不易损伤神经丛，而传统术式的粗略钝性分离极易造成神经丛损伤；TME 注意仔细地解剖切断侧韧带，该韧带固定的外侧起始部是外侧直肠系膜与盆腔神经丛的融合部，传统的牵拉、钳夹、切断、结扎该韧带肯定损伤盆壁表面的神经丛以致造成性功能和膀胱功能障碍，并损伤直肠系膜的完整性。Enker WE 和 Havenga 等结合 TME 和 PANP 手术的研究结果显示 77 例男性术后78% 保持性功能满意，34 例女性术后 91% 保持健全的性能力，没有严重排尿功能障碍及神经源性膀胱并发症报道，术后 5 年生存和局部复发率与传统根治术差异无显著意义。2004年 Kneist 等在研究中也发现行 TME 时保留盆腔自主神经可明显降低术后神经源性膀胱引起的排尿紊乱。目前 TME 结合 PANP 被认为是直肠癌手术新的"金标准"，这种手术在日本普遍推广，并成为一种定型术式。

第二节　CRM 与盆腔自主神经保护

一、CRM 的历史概况

1986 年，Quirke 等提出环周切缘（circumferential resection margin，CRM）的概念，并指出直肠癌 CRM 阴性患者的局部复发率较低。CRM 阳性定义为：切除后直肠标本横断面上，镜下可见肿瘤组织、癌结节或转移淋巴结与实际 CRM 间距离≤1mm，CRM 的检测最好采用特殊的大切片制作机，将整个断面进行制片，然后镜下评估。CRM 是否受累明显影响着术后局部复发率和生存率，是直肠癌预后的关键因子。荷兰学者通过 17 500 例患者的分析发现，CRM 不仅与局部复发率显著相关，在未行新辅助治疗的患者中，危险比是 6.3，且与远处转移也相关，危险比为 2.8。Bait 等研究发现 CRM 阴性者的 5 年局部得发率为 11.3%，而阳性者为35.2%。NCCN 的研究显示 CRM <1mm，局部复发率为 25%，CRM >1mm，局部复发率仅为 3%。

二、CRM 术前评价影像评价及术后病理评价

CRM 状态与直肠系膜浸润程度关系密切，因为不同层面的直肠系膜厚度不同，以肿瘤最外缘与直肠筋膜之间的最短距离为平面和标准，同样浸润深度的肿瘤，CRM 状态可能也会因直肠系膜的厚度的不同而不同。分析直肠系膜浸润程度与 CRM 状态均是反映肿瘤与直肠系膜及其筋膜的关系，直肠系膜浸润分度越高和 CRM 阳性均表明肿瘤对直肠系膜及筋膜的侵犯程度加深，肿瘤的 T 分期可能会增加，肿瘤的恶性程度也可能会增高。

CRM 术前评价可以通过术前直肠腔内彩超、CT、MRI 等手段进行。但目前普遍认可的术前影像评价手段是 MRI。直肠系膜是指盆筋膜脏层包绕的直肠周围所有的脂肪结缔组织、血管、淋巴管及神经组织，在 MRI 的 T_1WI、T_2WI 上均表现为直肠周围的脂肪信号，研究标明直肠系膜自上而下先是逐渐增宽，在不同平面直肠两侧的系膜组织厚薄不同。术前影像学评价 CRM 阳性可定义为：连续 MRI 横断面扫描中肿瘤组织或转移淋巴结距离盆筋膜脏层的距离小于或等于 1mm、或小于或等于 2mm。影像学中的 CRM 评价是指 MRI 下可见的盆筋膜脏层与癌组织的关系，并不提示手术效果。MRI 可以直观显示突出于直肠肠壁之外的肿瘤、转移淋巴结。人工测量上述病灶与直肠系膜筋膜的最短距离，是除病理之外的较为可靠的评估 CRM 状态的检查方法。研究认为，应用高分辨 MRI 与病理对照预测 CRM 阳性的准确率为 92%，误判的原因：一是 MRI 不能区分肿瘤灶和良性增生反应；二是 MRI 对转移淋巴结的判断多以直径≥5mm 为标准，忽视了微小的转移淋巴结及癌灶。

CRM 术后病理评价按照 Quirke 等制订原则进行测定。新鲜标本的外侧缘进行染色，随后标本固定 48 小时。在固定时，除肿瘤病灶区域，所有的标本均要切开，不切开的部分是为了保持直肠的解剖和 CRM 测量的可靠性。标本固定后，横向切成薄片以显示经过肿瘤和直肠系膜的多张冠状切片，用尺子测量大体标本的 CRM。切除足量的原发肿瘤和淋巴结以及相应的 CRM。如果肿瘤或者可疑淋巴结靠近边缘时（距离边缘 <1cm）采用镜下重复检测；如果肿瘤（原发肿瘤或者转移淋巴结）距离 CRM≤1mm 时被定义为 CRM 阳性；如果距离 >1mm 而 <2mm 时，切取深层次标本予以检查以排除侵犯。真正切缘阳性（也就是在染色的切缘有肿瘤残留）的患者有最高的局部复发风险，并且随着阴性外科切缘距离的延长，局部复发率也在下降，因此我们建议应该记录 CRM 的距离而不是仅仅记录阳性或阴性切缘。CRM 阳性仍然是直肠癌的重要预后影响因子之一。

直肠癌进行规范的 CRM 评估需要经过以下过程，即手术方式评估、直肠癌大体标本评估、标本固定、标本取材和送检、标本镜下评估和病理报告：

1. 手术方式评估　手术者应在病理申请单中清楚反映出手术方式的信息，有助于帮助病理科医师了解病理评估的基础。比如低位直肠癌 APR，是传统的 APR 还是柱状 APR？如为前者。则在肛管结合部可能无法做出 T3 期以上的分期。

2. 直肠癌大体标本评估　根据 Quirke、Nagtegaal 及 Birbeck 等的直肠癌标本大体诊疗

规范,可将 TME 质量分为:①3 级:为高质量的 TME 术后大体标本,即直肠系膜完整、盆筋膜脏层表面未见超过 5mm 的缺损和未见肠壁肌层;②2 级:为较好的 TME 术后大体标本,即直肠系膜完整、盆筋膜脏层表面存在超过 5mm 的缺损、未见肠壁肌层、系膜下切缘足够;③1 级:为较差的 TME 术后大体标本,即直肠系膜不完整、盆筋膜脏层表面存在超过 5mm 的缺损并可见肠壁肌层。TME 质量评估可以评价手术质量,并有助于分析 CRM 阳性的手术相关因素。

3. 标本的固定 为保持直肠系膜的原始形状,术者应整体固定标本,避免剖开直肠。可采用图钉,在一定张力下将直肠沿长轴拉伸,固定于松木板上。进行此步骤时,应用染料对标本外周染色,这将有利于未来镜下判断 CRM 状态。

4. 标本取材和送检 标本取材是 CRM 评价的关键步骤。如采用平行标本纵轴连续切片送检,此种方法有利于在 1 个切片中了解肿瘤与远端切缘。镜下评估:根据 CRM 的定义,镜下使用测微尺。测量肿瘤细胞距切缘最短的直线距离。如取材方式得当,镜下也可判断出手术切除的范围。

5. CRM 状态的报告 最终病理报告中需要反映出 CRM 的状态。

三、CRM 在中低位直肠癌诊疗中的意义

1. 手术前后评价 CRM 的意义 MRI 已被公认为术前评价 CRM 最有效的影像学检查手段。术前评价 CRM 的意义主要在于进行外科决策。如果 CRM 可疑阳性,则患者必须接受术前放化疗,以期达到降期至 CRM 阴性后再接受手术治疗。CRM 的术后病理学评价同时反映了手术质量和肿瘤生物学行为。CRM 阳性是患者预后不良的重要因素。需要注意的是,对那些术后病理学评价 CRM 阳性的患者,行补救性盆腔放疗效果不佳,并不能有效改善预后。

2. CRM 在中位直肠癌诊疗中的意义 在中位直肠癌中,前方腹膜返折水平上方的直肠有浆膜(腹膜)覆盖,前壁肿瘤的外侵,并不适合使用 CRM 的概念。如果肿瘤穿透浆膜则分期为 T4a;如肿瘤侵犯前方脏器如膀胱等。则分期为 T4b。中位直肠的侧后方则存在直肠系膜的结构,此时的 CRM 阳性有以下 3 种情况:①T3 期肿瘤:完整切除直肠系膜,肿瘤距环周切缘小于 1mm;②T3 期肿瘤:未能完整切除直肠系膜,肿瘤距切缘小于 1mm;③T4b 期肿瘤:部分侵犯盆壁,姑息切除后。肿瘤距切缘小于 1mm,盆壁有肿瘤残留。

3. CRM 在低位直肠癌诊疗中的意义 低位直肠癌 T 分期的特点与中位直肠癌有所不同。低位直肠处的直肠系膜逐渐变薄,外侧骨性盆壁逐渐过渡至肛提肌平面。在直肠肛管交界处,直肠固有肌层的纵行部分则延续为肛门内括约肌,肛门内括约肌外侧为肛门外括约肌。鉴于此,低位直肠癌的 T 分期需要与其他部位直肠癌相区别:①T2 期:在中位直肠癌为侵犯肛门直肠固有肌层,在低位直肠癌、直肠肛管交界处则为侵犯肛门内括约肌;②T3 期:在中位直肠癌为侵犯直肠系膜,低位直肠癌则为侵犯肛门外括约肌;③T4 期:由于浆膜(脏

层）结构的消失，T4a 期在后壁的中位直肠癌和所有低位直肠癌中并不存在。而 T4b 期，在中位直肠癌为侵犯盆壁、骶骨，而在低位直肠癌则为侵犯肛提肌，或穿透外括约肌到达外侧结缔组织。可见，低位直肠癌 T 分期是决定 CRM 阳性的关键因素，如切除范围未能涵盖肿瘤 T 分期对应的层次，则 CRM 阳性就难以避免。

四、低位直肠癌 CRM 与手术方式的关系

低位直肠癌应根据不同的 T 分期决定手术方式。传统的经腹会阴联合切除（abdomino-perineal resection，APR）和经腹经内外括约肌间直肠切除术（intersphincteric resection，ISR）在确保 CRM 阴性的效能上，都显示出了一定的不足。甚至 TME 原则在低位直肠癌中是否适用，都存在争议。部分学者提出了扩大肛提肌切除范围的 APR（柱状 APR）。这种手术方式与传统 APR 在细节上存在一定差异，可有效降低 CRM 的阳性率。但此类手术对患者远期预后的影响尚不清楚。ISR 对部分低位直肠癌来说，可有效延长远端切缘，提高保留肛门括约肌功能的可能性。自 2010 年起，NCCN 指南仅推荐对部分 T1 期肿瘤实施局部切除术，而 ISR 最适合应用于低位的 T2 期肿瘤。

传统 APR 中，腹部组医师需将直肠系膜完整游离并达到直肠肌管，会阴部操作组的医师则需要沿肛门外括约肌的外侧切除肛管。逐步离断尾骨韧带，将侧后方的肛提肌在靠近直肠侧逐步离断，最后分离直肠前壁，完成 APR。从解剖、病理学角度来看，传统 APR 由于直肠系膜结构逐渐消失，腹部操作的层次由 T3 界限（直肠系膜外）到达了 T2 界限（肌管），而会阴部操作也是由 T3 界限（肛门外括约肌）达到了 T2 界限（直肠侧肌管）。因此，传统 APR 手术标本呈现出肛管部缩窄的结构，近似于蝶形。这部分缩窄，裸露直肠肌管的部分，正是最容易出现 CRM 阳性的区域。文献报道，APR 预后差于 LAR，但这并不说明 LAR 优于 APR，其可能是需要做 APR 的低位直肠癌，预后差于可行 LAR 的中低位直肠癌，APR 较高的 CRM 阳性率是治疗失败的最主要原因。基于这个观点，如何改进传统 APR 效果是亟待解决的问题。肿瘤分化程度、淋巴结转移状况决定了 CRM 发生与否；可见，严格按照 TME 原则手术，能够有效避免直肠系膜环周切缘癌残留，降低 CRM 的发生率，进而可望减少术后复发。

五、CRM 与盆腔自主神经保护

无论术前 MRI 评估 CRM 为阴性或者阳性，直肠癌手术都应遵循 TME 原则。初次评价为 CRM 阳性但经术前新辅助治疗后肿瘤缩小至 CRM 阴性，则可完全按照 TME 原则行盆腔自主神经保护的直肠癌根治手术。

直肠肿瘤侵及环周系膜，意味着手术切除范围将不仅仅限于直肠的系膜，TME 原则在这时已经失效。对于中低位的直肠肿瘤，一旦术前 MRI 等评价肿瘤的 T 分期为 T3 或 T4，此时必须选择性新辅助治疗。但对于部分新辅助治疗效果不佳的患者，或者新辅助治疗有一

定效果但术中仍发现肿瘤侵及局部的环周系膜者,以及因术前评价偏倚导致未行新辅助治疗而直接手术的患者,当然也有拒绝接受新辅助治疗的部分患者,在这些情况下,在肿瘤外侵的部位,超越直肠深筋膜层面,局部向外扩展切除范围,是必须考虑的!因此,此时应以根治原则为首要考虑,保护神经为次要考虑。环周系膜受侵的直肠癌患者,通常瘤体较大。对于此类患者,术前的影像学评估显得较为重要。柱状的直肠、直肠上的肿瘤、肿瘤侵及环周系膜的可能位置、盆腔自主神经丛,四者所构成的立体关系,手术者应非常熟悉。只有在术前进行详细的评估和计划,才能在术中最大限度地切除外侵的局部环周系膜,最大限度地保留周围未受侵的正常组织。术中应注意以下问题:①在术前 MRI、CT 评估难于分辨残存包块癌与瘢痕组织时,均应视同癌组织,以此为界设计手术切除范围;②应以 R0 切除为标准,不必拘泥于标准 TME 手术范围,肿瘤如位于侧壁且残余瘢痕仍较大,可考虑保留对侧盆自主神经的单侧扩大直肠癌根治术,在完整切除肿瘤组织的前提下尽可能保护膀胱排尿功能;③环周组织如有疑问,可以冷冻切片快速病理检查助诊,如仍有癌残留,且难以再扩大切除范围,可在该部分施以银夹标记,局部使用氟尿嘧啶植入剂,术后局部补做放疗,同时术中不建议保留肛门;④对于原肿瘤较大、放化疗后环周切缘难于确定的病例,推荐开腹直肠癌根治手术较为稳妥,术中可以通过视、触结合判断切除边缘,并且较易精确切取难以区别的组织进行冷冻切片快速病检,最大限度减少环周切缘癌残留。对于那些严格筛选的适当病例可由经验丰富的医师施行腹腔镜手术。环周切除范围应以完整切除肿瘤区域残余瘢痕组织为度。

降低 CMR 阳性,也是降低局部复发率和远处转移率的关键。我们可以通过以下几个方面来降低 CMR 阳性:①提高 TME 质量:一方面可以开展 TME 手术的专业医师培训,使大部分中低位直肠癌 TME 手术规范化,标准化,尽量使 TME 质量达到 3 级;另一方面病理科医生对每一个 TME 手术的标本做出评估,使临床医生能够清楚地意识到自己所行 TME 手术的质量,用以指导临床医生对自身的手术方法进行改进。②精确的术前分期:通过直肠 MRI 检查或经直肠腔内超声多普勒检查做出准确的术前分期。对 MRI 及超声的医师进行专业化的培训,提高术前分期的准确性,如术前影像学检查示肿瘤与直肠系膜筋膜关系密切或已侵出直肠系膜筋膜时,应行新辅助放化疗,使肿瘤缩小以降低 CMR 阳性的发生,或考虑行扩大范围的切除即直肠癌柱状经腹会阴切除术(CAPR)或直肠癌肛提肌外腹会阴联合切除术(ELAPE)。③最重要的一点是早期发现、早期诊断、早期治疗,即肿瘤的二级预防,在肿瘤早期进行治疗,可明显降低 CMR 阳性的发生,提高生存率。

(黄　勇)

参 考 文 献

1. Heald RJ.Total mesorectal excision(TME)[J].Acta Chirugosl,2000,47(4 Suppl 1):17-18

2. Parkin DM, Bray F, Ferlay J, et al.Global cancer statistics［J］,2002.CA Cancer J Clin,2005,55(2):74-108.

3. Sterk P,Shekarriz B,Gunter S,et al.Voiding and sexual dysfunction after deep rectal resection and total mesorectal excision:prospective study on 52 patients［J］.Int J Colorectal Dis,2005,20(5):423-427.

4. Phang P T. Total mesorectal excision:technical aspects［J］.Can J Surg,2004,47(2):130-137.

5. Faucheron JL.Pelvic anatomy for colorectal surgeons［J］.Acta ChirBelg,2005,105(5):471-474.

6. Nano M,Levi A C,Borghi F,et al.Observations on surgical anatomy for rectal cancer surgery［J］. Hepatogastroenterology,1998,45(21):717-726.

7. Lindsey I,Warren B,Mortensen N.Optimal total mesorectal excision for rectal cancer is by dissection in front of Denonvilliers' fascia［J］.BrJSurg,2004,91(7):897-890.

8. Hartley JE,et al.Total mesorectal excision:assessment of the laparoscopic approach［J］.Dis Colon Rectum 2001;44:315-321.

9. Davies M R.Anatomy of the nerve supply of the rectum,bladder,and internal genitalia in anorectal dysgenesis in the male［J］.J PediatrSurg,1997,32(4):536-541.

10. Takahashi T,Ueno M,Azekarak,et al. Lateral node dissection and totalmesorectal excision for rectal cancer［J］. Dis Colon Rctum,2000,43:59-68.

11. Junginger T,Kneist W,Heintz A.Influence of identification and preservation of pelvic autonomic nerves in rectal cancer surgery on bladder dysfunction after total mesorectal excision［J］.DisColonRectum,2003,46(5):621-628.

12. Quirke P.Training and quality assurance for rectal cancer:20 years of data is enough［J］.Lancet Oncol,2003,4(11):695-702.

13. Lowry A C,Simmang CL,Boulos P,et al.Consensus statement of definitions for anorectal physiology and rectal cancer［J］.Colorectal Dis,2001,3(4):272-275.

14. Kneist W,Junginger T.Validity of pelvic autonomic nerve stimulation with intraoperative monitoring of bladder function following total mesorectal excision for rectal cancer.DisColonRectum,2005,48(2):262-269.

15. Maurer C A,Renzulli P,et al.Total mesorectal excision preserves male genital function compared with conventional rectal cancer surgery［J］.Br J Surg,2001,88(11):1501-1505.

16. Slors FJ,Van ZP,Van DG.Sexual and bladder dysfunction after total mesorectal excision for benign diseases［J］.Scand J Gastroenterol Suppl,2000,232:48-51.

17. Maas CP,Moriya Y,Steup WH,et al.Radical and nerve-preserving surgery for rectal cancer in The Netherlands: a prospective study on morbidity and functional outcome［J］.Br J Surg,1998,85(1):92-97.

18. Saito N,Koda K,Nobuhiro K,et al.Nerve-sparing surgery for advanced rectal cancer patients:special reference to Dukes C patients［J］.World J Surg 1999,23(10):1062-1068.

19. Walsh PC,Schlegel PN. Radical pelvic surgery with preservation of the sexual function［J］.Ann surg,1992,127:1396-1399.

20. Havenga K,Enker WE,McDermott K,et al.Male and female sexual and urinary function after tatolmesorectal excision with automotic never preservation for carcinoma of the rectum［J］.J Am Coll Surg,1996,182:495-502.

21. Sugihara K,Moriya Y,Akasu T,et al.Pelvic autonomic nerve preservation for patients with rectal carcinoma. Oncologic and functional outcome［J］.Cancer,1996,78(9):1871-1880.

22. Shirouzu K,Ogata Y,Araki Y,et al.Total mesorectal excision,lateral lymphadenectomy and autonomic nerve preservation for lower rectal cancer:significance in the long-term follow-up study［J］.Kurume Med J,2001,48(4):307-319.

23. Soreide O,NorsteinJ. Local recurrence after operative treatment of rectal carcinoma:a strategy for change［J］.J Am Coll Surg,1997,184(1):842-846.

24. Heald RJ, Moran BJ, Ryall RD, et al. Rectal cancer: the basings to experience of total mesorectal excision [J]. Arch Surg, 1998, 133 (8): 894-899.

25. Havenga K, DeruiterMC, EnkerWE. Anatomical basis of autonomiC nerve preserving total mesorectal excision for rectal cancer [J]. BrJSurg, 1996, 83 (3): 384-388.

26. Ono C, Yoshinaga K, Enomoto M, et al. Discontinuous rectal cancer spread in the mesorectum and the optimal distal clearance margin in situ. Dis Colon Rectum, 2002, 45 (6): 744-749.

27. Quirke P, Durdey P, Dixon MF, et al. Local recurrence of rectal adenocarcinoma due to inadequate surgical resection. Histopathological study of lateral tumour spread and surgical excision [J]. Lancet, 1986, 2 (8514): 996-999.

28. Heald RJ, Husband EM, Ryall RD. The mesorectum in rectal cancer surgery: the clue to pelvic recurrence [J]? Br J Surg, 1982, 69 (10): 613-616.

29. Brown G, Kirkham A, Williams GT, et al. High resolution MRI of the anatomy important in total mesorectal excision of the rectum [J]. Am J Roentgenol, 2004, 182 (2): 431-439.

30. Killingback M, Barron P, Dent OF. Local recurrence after curative resection of cancer ofthe rectum without total mesorectal excision [J]. Dis Colon Rectum, 2001, 44 (4): 473-483.

31. MacFarlane JK, RyallRD, Heald RJ. Mesorectal excision for rectal cancer [J]. Lancet, 1993, 341 (8843): 457-460.

32. Lopez Kostner F, Lavery IC, Hool GR, et al. Total mesorectal excision is not necessary for cancers of the upper rectum [J]. Surgery, 1998, 124 (4): 612-617.

33. Heald RJ, RyallR DH. Recurrence and survival after mesorectal excision for rectal cancer [J]. Lancet, 1986, 281: 1479-1953.

34. Havenga K, Enker WE, McDermott C, et al. Male and female sexual and urinary function after total mesorectal excision with autonomic nerve preservation for carcinoma of the rectum [J]. J Am Coll Surg, 1996, 182 (6): 495-502.

35. TsangWW, Chung CC, LiMK. Prospective evaluation of laparoscopic total mesorectal excision with colonic reconstruction for mid and low rectal cancers [J]. Br J Surg, 2003, 90 (7): 867-871.

36. Pikarsky AJ, RosenthalR, Weiss EG, et al. Laparoscopic total mesorectal excision [J]. SurgEndosc, 2002, 16 (4): 558-562.

37. WeiserMR, Milsom JW. Laparoscopic total mesorectal excision with autonomic nerve preservation [J]. Semin SurgOncol, 2000, 19 (4): 396-403.

38. Salemo G, Daniels IR, Moran RJ, et al. Clarifying margins in the multidisciplinary management of rectal cancer: the MERCURY experience [J]. Clin Radiol, 2006, 61 (11): 916-923.

39. Brown G, Daniels IR. Preoperative staging of rectal cancer: the MERCURY research project [J]. Recent Results Cancer Res, 2005, 165: 58-74.

40. Nagtegaal ID, Marijnen CA, Kranenbarg EK, et al. Circumferential margin involvement is still an important predictor of local recurrence in rectal carcinoma: not one millimeter but two millimeters is the limit [J]. Am J SurgPmhol, 2002, 26 (3): 350-357.

41. Adam U, Mohamdee MO, Martin IG, et al. Role of circumferential margin involvement in the local recurrence of rectal cancer [J]. Lancet, 1994, 344 (8924): 707-711.

42. Nagtegaal ID, Quirke P. What is the role for the circumferential margin in the modem treatment of rectal cancer [J]? J Clin Oncol, 2008, 26 (2): 303-312.

43. Wibe A, Rendedal PR, Svensson E, et al. Prognostic significance of the circumferential resection margin following total mesorectal excision for rectal cancer [J]. Br J Surg, 2002, 89 (3): 327-334.

44. Quirke P, Steele R, Monson J, et al.Effect of the plane of surgery achieved on local recurrence in patients with operable rectal cancer: a prospective study using data from the MRC CR07 and NCIC-CTG C016 randomised clinical trial [J].Lancet, 2009, 373(9666): 821-828.

45. Baik SH, Kim NK, Lee YC, et al.Prognostic significance of circumferential resection margin following total mesorectal excision and adjuvant chemoradiotherapy in patients with rectal cancer [J].Ann SurgOncol, 2007, 14(2): 462-469.

46. Marijnen CA, Nagtegaal ID, Kapiteijn E, et al.Radiotherapy does not compensate for positive resection margins in rectal cancer patients: report of a multicenter randomized trial [J].Int J Radiat Oncol Biol Phys, 2003, 55(5): 1311-1320.

47. Guo M, Gao C, Li D, et al.MRI anatomy of the anal region [J].Dis Colon Rectum, 2010, 53(11): 1542-1548.

48. Tilney HS, Tekkis PP, Sains PS, et al.Factors affecting circumferential resection margin involvement after rectal cancer excision [J].Dis Colon Rectum, 2007, 50(1): 29-36.

49. West NP, Finan PJ, Anderin C, et al.Evidence of theoncologic superiority of cylindrical abdominoperineal excision for low rectal cancer [J].J Clin Oncol, 2008, 26(21): 3517-3522.

50. Bemstein TE, Endreseth BH, Romundstad P, et al.Circumferential resection margin as a prognostic factor in rectal cancer [J].Br J Surg, 2009, 96(11): 1348-1357.

第十章

中低位直肠癌侧方淋巴结清扫的争议

第一节　侧方淋巴结清扫的争议

Heald 于 1979 年将全直肠系膜切除术(TME)技术引入临床后,直肠癌术后的复发率明显下降并明显提高了功能的保留。因此全直肠系膜切除术已经成为了包括美国及中国在内的许多国家的标准术式。而 TME 技术对于直肠癌治疗中淋巴清扫范围是否足够一直存在争议。日本专家认为在 TME 技术基础上行侧方淋巴结清扫技术(LPLD),可以进一步降低直肠癌的复发率。但侧方淋巴结清扫术后引起较高的排尿障碍、性功能障碍等并发症的发生率,也逐渐引起了人们的广泛关注。因此在是否需要常规进行侧方淋巴结清扫的问题上,欧美学者与日本学者观点有所不同,目前该技术并没有被大多数国家采用。

一、侧方淋巴结清扫的理论基础

Gerota 在 1895 年通过染色剂注射法首次提出侧方引流概念,Villemin 于 1925 年提出了以腹膜返折为界区分高位直肠及低位直肠。1927 年,日本学者 Senba 通过对胎儿尸体注射染色剂的方法,发现直肠淋巴液可以回流至髂内动脉及闭孔血管的深层,从而奠定了侧方淋巴引流的基础。目前认为上方淋巴引流是全部直肠及肛管的引流途径;侧方淋巴引流为腹膜返折以下直肠及肛管的引流途径之一。20 世纪 50 年代以来,日本许多学者对直肠癌淋巴结转移情况的研究结果显示,直肠癌的淋巴结转移规律也遵循直肠正常的淋巴引流规律,有资料显示侧方淋巴结转移率达 8.6%~27% 不等,而这部分淋巴结在全直肠系膜切除术(TME)技术下是不会被清除的。基于此理论,20 世纪 70 年代针对中低位直肠癌引入双侧侧方淋巴结清扫概念的直肠癌扩大根治术,并成为日本顶尖医院的手术常规。

二、什么是侧方淋巴结的清扫

　　侧方淋巴结包括几个概念和分类,总体来说,侧方淋巴结包括盆神经丛和盆壁之间所有的脂肪及淋巴系统,其中包括包绕髂总动脉、髂内动脉淋巴组织及闭孔血管淋巴组织。日本大肠癌规约盆腔清扫范围在 ABC 层次(图 10-1)。A 是自直肠筋膜脏层进行分离,B 是肾筋膜前叶延续的,膀胱下筋膜内侧骨盆神经丛和髂血管之间,C 是髂内血管和盆壁及闭孔筋膜之间。保护自主神经的侧方淋巴结清扫技术包括三个步骤:第一步参照全直肠系膜切除术技术;第二步游离及保护下腹神经丛及神经纤维,切除自主神经浅层的脂肪组织及淋巴组织,其中包括髂总血管的后方、前方及周围;第三步包括从髂血管分叉处起,清扫髂内血管和闭孔周围淋巴组织。

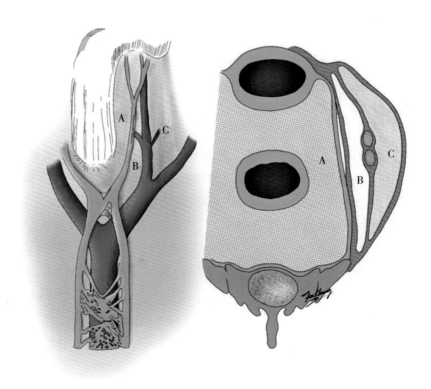

图 10-1　盆腔淋巴结清扫范围在 ABC 层次

A. 沿直肠筋膜脏层进行分离,B. 肾筋膜前叶延续的膀胱下筋膜内侧骨盆神
经丛和髂血管之间,C. 髂内血管和盆壁及闭孔筋膜之间

三、侧方淋巴结清扫应用于临床的历史及不同的态度

　　Sauer 和 Bacon 在 1951 年首次发表了关于 32 例直肠癌行侧方淋巴结清扫的临床结果,Stearns 和 Deddish 在 1959 年发表了关于 122 例直肠癌行侧方淋巴结清扫术后的临床结果。

作者认为侧方淋巴结清扫不能提高患者的生存时间及降低局部复发率,相反会提高术后并发症。正是基于这两项研究结果,侧方淋巴结清扫技术在西方至今一直是持有负面态度的。而日本学者认为当时扩大根治术没有一个统一的标准,具体手术操作方式在西方和日本之间也存在差异。另外西方人种肥胖及血管炎较多,这两项因素会影响侧方淋巴结清扫的效果。因此日本学者对侧方淋巴结清扫技术数十年来投入了极大的热情,早在20世纪70年代,日本学者就致力于开展侧方淋巴结清扫的扩大根治术。随后的研究及大量文献都证实,侧方淋巴结清扫的效果是肯定的,可大大降低局部复发率,也能明显提高5年生存率。但在20世纪80年代,日本学者也发现侧方淋巴结清扫升高了术中死亡率、延长手术时间、术中出血增多及功能障碍并发症增多,认为要取得良好的侧方淋巴结清扫效果,对解剖认识和手术技巧的提高、保护自主神经是关键。

四、争论的焦点

主要的争议对象在日本与西方国家之间。争论的焦点主要集中在侧方淋巴结清扫在低位直肠癌中是否具有必要性。主要集中在如下几个方面:①在低位直肠癌行侧方淋巴结清扫是否可以提高患者的生存时间;②是否可以降低局部复发率;③预防性侧方淋巴结清扫的必要性。

日本学者在侧方淋巴结清扫方面做了大量的基础和临床工作,在侧方淋巴结转移方面:日本大肠癌协会报道,直肠癌侧方淋巴结的平均转移率10.0%,其中T3期患者的转移率为13.5%,T4为29%。即使常规检查认为无侧方转移的病例中仍会有4%存在隐匿的转移灶。而中低位直肠癌患者侧方淋巴结转移率更高,可达23%。Ueno研究发现低位直肠癌T3/4期患者侧方淋巴结转移率为17.7%,而且肿瘤距肛缘位置越低,侧方淋巴结转移率就越高。近期的一些研究显示侧方淋巴结转移率与肿瘤的位置、肠系膜淋巴结阳性率、肿瘤分期及淋巴血管侵犯、肿瘤的大小都有一定的关系。日本一项综合了12家医院2916例直肠癌患者的大宗病例回顾性多中心分析显示,T3或T4期低位直肠癌患者侧方淋巴结转移率为20.1%。因此,他们十分注重侧方淋巴结的清扫,他们认为,直肠全系膜切除(TME)原则不能取代侧方淋巴结清扫,直肠全系膜切除时,还应彻底清扫其侧方的淋巴结。他们的报道显示:侧方淋巴结清扫术可以显著降低低位直肠癌术后局部复发率及提高5年生存率,患者术后5年生存率改善9.2%。近期Kobayashi H等在连续对1272例直肠癌患者回顾性分析中发现,侧方淋巴结清扫可以提高患者的5年生存率。日本Hara近来在互联网上报道1例T1病例最终发生了罕见的侧方淋巴结转移。如果在TME手术基础上发生侧方转移,则被认为是全身性疾病,采用放、化疗即可,但该病例再次行清除后,仍已存活44个月,因此局部手术的地位仍不能忽视。但与此同时,侧方淋巴结清扫引起的术后排尿障碍和性功能障碍也是确实存在的。因为广泛的盆腔内清扫破坏了支配排尿功能和性功能的盆腔自主神经。据日本的资料,在开展侧方淋巴结清扫的早期,中度排尿障碍达51.7%,高度排尿障碍达43.5%,勃起障碍达 75%,射精障碍达 100%。在此基础上,日本学者又相继提出了保留单侧或双侧自主神经的侧方淋巴结清扫技术,使患者术后排尿功能障碍和性功能障碍都得到很大的改善。排尿功能障碍在完全保留自主神经术后为 0,在部分保留自主神经术后为 3.5%~5.2%;勃起障碍在完全保留自主神经术后为 17.0%,部分保留自主神经术后为 37.0%;射精障碍在完全保留自主神经术后为 20.0%。

但在西方国家学者对侧方淋巴结转移的态度完全不同,TME 已为大多数外科医师推崇。西方观点认为,直肠癌转移主要以上方为主,侧方淋巴结是在上方通路阻塞基础上发生,侧方淋巴结如已转移,尤其是闭孔周围淋巴结转移,则说明病灶已发生远处转移,是直肠癌晚期表现,已难以达到根治要求,即使清扫也不能提高患者的 5 年生存率,并且行侧方清扫将面临手术创伤大、出血多、手术时间长的问题,更主要的是患者术后排尿功能和性功能障碍显著,生活质量明显下降。同时,西方报道直肠癌侧方淋巴结转移率又较低,仅为 1.9%,故西方国家较少行侧方淋巴结清扫。美国结肠直肠外科医师协会公布的直肠癌治疗指南中也指出:"没有足够的证据支持常规的侧方淋巴结广泛清扫"。Georgiou 等对 1984 年至 2009 年发表的比较扩大淋巴结切除术与传统直肠癌切除术的 20 篇文献进行荟萃分析,两组间患者的 5 年生存率、5 年无瘤生存率、局部复发率和远处转移率均无统计学差异;而扩大淋巴结切除术组的手术时间显著延长,术中出血量明显增多,术后男性患者的性功能障碍及泌尿功能障碍更普遍;且围术期死亡率和发病率在两组间亦相近,因此不主张侧方淋巴结清扫。近年来西方国家对中低位直肠癌开展术前新辅助治疗,认为随着低位直肠癌术前放化疗的开展,以及药物治疗的进展(化疗加靶向药物治疗),已使患者的生存率提高,这在一定程度上可取代术中侧方淋巴结清扫。

近期西方学者也出现了一些反思的声音,在西方,学者 Mercury 利用 MRI 检查直肠癌患者,发现 11.7% 的患者侧方淋巴结怀疑已发生转移。这部分患者 5 年的无瘤生存率远远低于无侧方淋巴结转移(40% vs. 70%)。这项研究的结果与日本的研究结果相符合。这说明西方人种的直肠癌侧方淋巴结转移率并没有那么低,同时也证明侧方淋巴结是否转移具有很重要的临床意义。

关于直肠癌根治术是否行侧方淋巴结清扫术的争议由来已久,其涉及东、西方文化的差异、直肠癌解剖及生物学特性、国内不同学派医生的理解洞察力的异同等。Yano 等总结多年的文献,认为双方结果的不同很可能来自于东、西方对直肠癌相关理念的差异。以直肠长短和分段为例,TNM 分期中写明直肠长度为 16cm,且以距肛缘 6cm 和 12cm 为界划分上、中、下 3 段。而日本则更偏向于肿瘤中心与周围组织的解剖关系来定位,即骶骨前突与第二骶椎下缘之间为直乙状结肠,乙状结肠之下以腹膜返折和耻骨直肠肌上缘分为直肠上部、直肠下部和肛管 3 部分。正因如此,东、西方对直肠癌不同的理念导致了研究结果发生偏倚,因此,需将东西方关于直肠癌解剖及生物学特性等观念、包括手术方式技巧等一系列的治疗方案进行标准化,才是统一客观研究结论的基础。

第二节　何时应该侧方淋巴结清扫

一、影像学检查对侧方淋巴结清扫的指导

某些术前诊断方法的确使侧方淋巴结清扫更加有的放矢,应用放射性核素显像的研究已用于临床。此方法经齿状线黏膜下注射显像剂后行盆腔、下腹部核素显像可以很好地显示直肠侧方淋巴引流途径,依此判断中、低位直肠是否存在侧方淋巴结转移,符合率可达80%,表明此诊断方法有助于术前判断中低位直肠癌侧方淋巴结是否转移,从而制订合理"个体化"手术方案。如对显像阴性者不必清扫,而对显像阳性者则建议行侧方淋巴结清扫。这样既有利于侧方淋巴结阳性患者的综合治疗也避免了大部分侧方淋巴结阴性者(约70%)的过度治疗。

腔内超声也是近年来可以考虑应用的术前检查。可以显示正常直肠的诸层结构,分别为黏膜层、黏膜下层、肌层、浆膜层,对肿瘤的 T 分期有帮助。但对于体积小及远离直肠的淋巴结不够敏感。CT 及 MRI 均可用于术前扫描,但对直径 <5mm 的淋巴结无法准确判断。PET-CT 是直肠癌术前判断分期,指导手术的有用工具,而且已有越来越多的临床实践提示使用此分期改变了 15% 左右患者的术前治疗的方法。

今后,将有更多医务人员及患者接受 PET-CT 这一检查方式。虽然昂贵,但 PET-CT 有利于选择更为适当的治疗方案。已有报道,采用 PET-CT 指导治疗方案的选择,并根据 SUV 值判断是否存在侧方淋巴结转移。综合应用腔内 B 超、CT、MRI、PET-CT、核素显像将会进一步提高术前分期的准确性,也有助于评判是否需要进行侧方淋巴结清扫。

二、预防性行侧方淋巴结清扫的争论

在西方认为侧方淋巴结转移是全身性的问题,要么就不处理侧方淋巴结,要么利用放化疗来治疗明显的侧方淋巴结的转移灶,因此没有必要行预防性侧方淋巴结清扫。在日本学者普遍认为侧方淋巴结转移是局部问题,实施侧方淋巴结清扫可以有效地降低局部复发率及延长生存时间。2005 年 Matsumoto 通过对 387 枚直肠癌侧方清扫的淋巴结进行研究,结果发现常规病理阴性淋巴结中 15.5% 的淋巴结 RT-PCR 结果显示为阳性。目前在日本一项多中心随机前瞻性研究正在进行中,主要针对临床分期Ⅱ/Ⅲ低位直肠癌患者,术前影像学检查未发现侧方淋巴结转移,首期研究发现 7% 的患者发现侧方淋巴结转移。这也就意味着行侧方淋巴结清扫对这部分患者可以降低其术后的复发率。这项研究也有助于阐明对于低位直肠癌行预防性淋巴结清扫的必要性。认为对于低位直肠癌未发现有远端转移及侧方淋巴结转移,但低分化腺癌及印戒细胞癌,肿瘤侵犯深度超过 T3 或者发现肠系膜淋巴结阳性

的患者,应常规行预防性侧方淋巴结清扫。

三、我国在侧方淋巴结清扫方面临床研究的现状

我国学者根据我国自身国情也对直肠癌侧方淋巴结清扫术做了一些有益的临床工作。目前国内学者对侧方淋巴结清扫的争议也较大。

万远廉等报道,侧方清扫术可使肿瘤盆腔复发率由传统根治术的 17.7% 降至 5.6%,而患者的术后 5 年生存率无明显改善;该研究对已证实侧方淋巴结有转移的病例进一步分析显示,尽管对其行根治性切除和侧方清扫,80% 的患者仍于术后 2 年内复发,75% 的患者出现远处转移,术后 3、5 年生存率仅 16.7% 和 0。吴小剑等对 27 项对照研究共 9558 例患者进行荟萃分析,结果显示直肠癌侧方淋巴结清扫术组与未行侧方淋巴结清扫术组患者的术后总复发率、局部复发率、远处转移率和 5 年生存率间均无统计学差异,但侧方淋巴结清扫术组的手术时间延长,出血量及患者排尿功能障碍发生率增加。曹家庆等对国内外公开发表的关于直肠癌侧方淋巴结清扫与局部复发率、5 年生存率相关的文献(累计病例 4858 例,其中侧方淋巴结清扫 2401 例)进行 meta 分析,结果显示,侧方淋巴结清扫组在降低术后复发率和延长生存期方面未显示出明显优势,但侧方淋巴结清扫组的围术期并发症发生率有所增加、手术时间延长、手术出血量增加,术后性功能和泌尿系统功能障碍的发生率也均有所增加。另外,国内学者董新舒、刘宝善、师英强等,则更强调侧方淋巴结清扫的积极意义,他们的研究提示,腹膜返折以下的进展期直肠癌应该在上方淋巴结清扫的同时行侧方淋巴结清扫,既可进一步降低术后患者的复发率,又可通过术中侧方淋巴结清扫了解低位直肠癌的转移范围,从而更准确地评估患者预后和指导临床辅助治疗,改善术后患者的预后,提高生存率。实践证明:术中清扫时注意保护下腹下神经及盆腔自主神经可避免术后易引起排尿困难及性功能障碍这一并发症的发生。师英强则认为,目前限制侧方淋巴结清扫发展的主要原因是手术难度大、术后并发症多,外科医生不愿过多涉及此风险地带。但对低位直肠癌行侧方淋巴结清扫,则可避免转移淋巴结的残留,提高生存率。

第三节　侧方淋巴结清扫对神经功能的损害

已有较多的文献报道侧方淋巴结清扫提高排尿排便功能障碍及性功能障碍的发生率,究其原因无非是损伤了盆腔自主神经,那么怎么解决这个问题呢? 日本专家的态度比较明确,认为为了追求肿瘤切除的彻底性,侧方淋巴结清扫不可避免面临盆腔自主神经的损伤,关键是根据肿瘤的部位及侵犯范围来判断是否需行侧方淋巴结清扫及清扫范围,尽可能地在根治的基础上最大范围地保留盆腔自主神经。他们的做法是:肿瘤未侵犯出肠壁,应保留所有盆腔自主神经;腹膜返折以上的肿瘤侵犯肠壁全层甚至有癌旁转移的患者,应切除下腹

神经丛,保留盆神经丛;腹膜返折以下的肿瘤侵犯肠壁全层甚至有癌旁转移的患者,除切除下腹神经丛外,还应切除单侧盆神经丛,保留对侧盆神经丛;如判断已有侧方淋巴结转移的应切除全部盆神经丛。

结　语

　　我们认为目前侧方淋巴结清扫标准不统一,从手术交流的录像可以看出,不同医生清扫的范围不等,而最终得出不同的结论。也有报道侧方转移发生率在 10% 以下者,可以认为这样的淋巴结清扫很难到位。侧方淋巴结清扫手术需要很高的手术技巧及对盆腔解剖结构的认识。师英强教授认为真正做好侧方淋巴结清扫的医生并不多。凭作者本人十几年来的工作经验及腹膜后淋巴结清扫的功底,可以勉强做此类手术,但仍感达不到境界,因为我们不知真正的清扫范围是否达到要求。清扫过程中遇到出血,则心中无底,暴露闭孔神经后,通常就到此为止,惧怕闭孔神经深面可能会大出血,不敢再越雷池一步。据统计某些三级医院直肠癌手术的淋巴结清扫超过 10 个者还不足半数。尽管世界卫生组织(WHO)等要求 12个以上,但并非各级医院的各个医生均可以达到此标准。目前日本正在进行一项随机的临床试验,适用于低位进展期直肠癌,术前及术中无明显侧方淋巴结转移者,而这个实验的参加者均是有经验的侧方淋巴结清扫的专家。由此认为外科医生的侧方淋巴结清扫技术是得出公正客观结果的基本前提。正是因为侧方淋巴结清扫手术具有的高风险性及高并发症率,才导致是否需行侧方淋巴结清扫的争议,随着对侧方淋巴结群的解剖结构的进一步明晰及手术操作的个体化和精细化,对是否需行侧方淋巴结清扫的态度可能会更加积极。理想的低位直肠癌根治手术应遵循 TME 原则彻底切除肿瘤原发灶,同时合理范围地进行侧方淋巴结清扫,并始终贯彻保留盆腔自主神经的概念。

(郭卫平　郑　峰)

参 考 文 献

1. Heald RJ. A new approach to rectal cancer [J]. Br J Hosp Med,1979,22(3):277-281.
2. Enker WE,Thaler HT,CranorML,et al. Total mesorectal excision in the operative treatment of carcinoma of the rectum [J]. J Am Coll Surg,1995,181(4):335-346.
3. Madoff RD,Dykes SL. What's new in colon and rectal surgery [J]. J AmCollSurg,2004,198(1):91-104.
4. Enker WE. Total mesorectalexcisionthe new golden standard of surgery for rectal cancer [J].Ann Med,1997,29(2):127-133.
5. Bruch HP,Schwandner O,Schiedeck TH,et al. Actual standards and controversies on operative technique and lymph-node dissection in colorectal cancer [J]. Langenbecks Arch Surg,1999,384(2):167-175.
6. Sauer I,Bacon HE. Influence of lateral spread of cancer of the rectum on radicability of operation and

prognosis [J]. Am J Surg,1951,81:111-120.

7. Stearns MWJr,Deddish MR. Five-year results of abdominopelvic lymph node dissection for carcinoma of the rectum [J]. Dis Colon Rectum,1959,2:169-172.

8. Moriya Y,Sugihara K,Akasu T et al. Nerve-sparing surgery with lateral node dissection for advanced lower rectal cancer [J]. Eur J Cancer,1995,31A:1229-1232.

9. Yamaguchi T,Mori T,Takahashi K,et al. Controversy about treatment of colorectal cancer in view of surgeon--lymph node dissection for colorectal surgery(lateral lymph node dissection and TME)[J]. Gan To Kagaku Ryoho,2003,30(9):1256.

10. Japanese Society for Cancer of the Colon and Rectum. Guidelines for Colon and Rectal Cancer 2005 [M]. Kanehara:Tokyo,2005.

11. Ueno H,Yamauchi C,Hase K,et al. Clinicopathological study of intrapelvic cancer spread to the iliac area in lower rectal adenocarcinoma by serial sectioning [J]. Br J Surg,1999,86(12):1532.

12. Morita T,Murata A,Koyama M,et al.Current status of autonomic nerve-preserving surgery for mid and lower rectal cancers:Japanese experience with lateral node dissection [J].Dis Colon Rectum,2003,46(10 Suppl):S78.

13. Koda K,Saito N,Oda K,et al. Evaluation of lateral lymph node dissection with preoperative chemo-radiotherapy for the treatment of advanced middle to lower rectal cancers [J]. Int J Colorectal Dis,2004,19(3):188.

14. Sugihara K,Kobayashi H,Kato T,et al. Indication and benefit of pelvic sidewall dissection for rectal cancer[J]. Dis Colon Rectum,2006,49(11):1663.

15. Japanese Society for Cancer of the Colon and Rectum. General Rulesfor Clinical and Pathological Studies on Cancer of the Colon,Rectumand Anus[M]7th edt.Kanehara:Tokyo,2006.

16. Kyo K,Sameshima S,Takahashi M,et al. Impact of autonomic nerve preservation and lateral node dissection on male urogenital function after total mesorectal excision for lower rectal cancer [J]. World J Surg,2006,30(6):1014.

17. Ueno M,Oya M,Azekura K et al. Incidence and prognostic significance of lateral lymph node metastasis in patients ith advanced low rectal cancer[J]. Brit J Surg 2005,92:756-763

18. Kobayashi H,Mochizuki H,Kato T,et al,Outcomes of surgery alone for lower rectal cancer with and without pelvic sidewall dissection[J]. Dis Colon Rectum. 2009,52(4):567-76.

19. 森武生.自律神,全温存を伴う側方郭清[J].消化器外科,2000,23(7):1253.

20. Sobin LH,Wittekind C. International union against cancer:TNM classification of malignant tumours [M]. 6th edn. Wiley-Liss:New York,2002.

21. Takahashi T,Ueno M,Azekura K,et al. Lateral node dissection and total mesorectal excision for rectal cancer [J].Dis Colon Rectum,2000,43(10 Suppl):59.

22. Tjandra JJ,Kilkenny JW,Buie WD,et al. Practice parameters for the management of rectal cancer(revised) [J].Dis Colon Rectum,2005,48(3):411

23. Georgiou P,Tan E,Gouvas N,et al. Extended lymphadenectomy versus conventional surgery for rectal cancer:a meta-analysis[J]. Lancet Oncol,2009,10(11):1053.

24. MERCURY Study Group. Relevance of magnetic resonance imaging-detected pelvic sidewall lymph node involvement n rectal cancer[J]. Brit J Surg 2011,98:1798-1804.

25. Yano H,Moran BJ. The incidence of lateral pelvic side-wall nodal involvement in low rectal cancer may be similar n Japan and the West[J]. Br J Surg 2008,95:33-49.

26. Y. MORIYA,Treatment of lateral pelvic nodes metastases from rectal cancer:the future prospective [J]. G Chir. 2013 Sep-Oct,34(9-10):245-248.

27. Matsumoto T,Ohue M,Sekimoto M et al. Feasibility of autonomic nerve-preserving surgery for advanced rectal

cancer ased on analysis of micrometastases[J]. Br J Surg 2005,92:1444-1448.

28. Fujita S,Akasu T,Mizusawa J et al. Postoperative morbidity and mortality after mesorectal excision with and without ateral lymph node dissection for clinical stage Ⅱ or stage Ⅲ lower rectal cancer(JCOG0212):results from a multicentre,andomised controlled,non-inferiority trial[J]. Lancet Oncol 2012,13:616-621.

29. 万远廉,潘义生,刘玉村,等. 462 例中下段直肠癌淋巴转移规律与淋巴清扫范围的分析[J]. 中华外科杂志,2001,39(6):425.

30. 吴小剑,黄美近,何晓生,等. 直肠癌侧方淋巴结清扫术安全性与有效性的系统评价[J]. 中华胃肠外科杂志,2009,12(3):229.

31. 曹家庆,何楠,黄俊,等. 直肠癌根治术加侧方淋巴结清扫术与单纯根治性手术比较的 Meta 分析[J]. 肿瘤,2010,30(8):676.

32. 董新舒,徐海涛. 提高结直肠癌综合治疗的水平[J]. 结直肠肛门外科,2006,12(1):19.

33. 刘超,刘宝善,燕锦,等. 低位直肠癌不同切除范围的疗效分析[J]. 四川肿瘤防治杂志,2007,20(2):103.

34. 师英强. 关于中低位直肠癌侧方淋巴结清扫的争论[J]. 中国实用外科杂志,2009,29(4):293.

第十一章

直肠癌新辅助治疗与
盆腔自主神经保护

第一节　直肠癌新辅助治疗研究现状

直肠癌标准治疗方式是以手术为主的综合治疗。在过去的 10 余年中,多项大型Ⅲ期临床研究结果证实,对于局部进展期(T3~4N1~2M0)直肠癌,术前新辅助放化疗联合根治性手术是其标准治疗模式。新辅助放化疗能有效提高 R0 切除率,降低局部复发风险,并增加保肛机会。新辅助放化疗后,约 20% 患者能获得病理完全缓解(pathologic complete regression, pCR),而这部分患者显示出较好的生存获益。

肿瘤治疗的发展方向是个体化治疗,但对于直肠癌的治疗,目前可用于指导治疗策略的生物标记尚未得到公认。对目前现有的临床特征细化并结合治疗后的反应,可以作为分层治疗策略的指导参考,避免过度治疗或治疗不足。

一、直肠癌新辅助放化疗的病例选择

根据 NCCN 指南及直肠癌诊疗规范推荐,对距肛缘 12cm 以下的局部进展期直肠癌患者进行新辅助放化疗。对于 T4 期的患者,术前放化疗对提高 R0 切除率的效果是确切的;但对 T3 期直肠癌,尤其是 T3N0 的患者,是否都需要进行新辅助放化疗目前尚有争议。Peng 等的研究表明,对于没有神经侵犯高危因素的 T3N0 患者,其 5 年局部复发率仅为 7.9%,明显低于存在神经侵犯患者(22.7%, P=0.017)。这提示对于无复发高危因素的 T3N0 患者,新辅助放化疗的作用可能有限。同时,我们应该考虑到肿瘤部位对局部复发的影响。距肛缘超过 10cm 的高位直肠癌单纯手术后的复发风险较中低位明显降低。新辅助放化疗对这部分患者的作用同样可能比较有限。但目前尚无大规模随机临床研究结果的证实。

1. T3 亚组的研究现况　既往研究表明,随着肿瘤浸润深度的增加,患者预后明显变差。

T3 期肿瘤侵犯超过直肠固有肌层,但侵犯的距离差异很大。Merkel 等的研究表明,无论淋巴结的转移情况如何,肿瘤浸润深度小于 5mm 的 T3a 期患者 5 年肿瘤相关生存率为 85%,显著高于超过 5mm 患者的 54%($P<0.01$)。Shin 等分析的 291 例 T3 期直肠癌患者,T3a(肿瘤浸润深度小于 1mm)、T3b(肿瘤浸润深度 1~5mm)、T3c(肿瘤浸润深度 5~15mm)和 T3d(肿瘤浸润深度大于 15mm)4 组患者的 5 年无病生存率(disease-free survival rate,DFS)存在显著区别,分别为 86.5%、74.2%、58.3% 和 29%($P<0.01$);在对 200 例 ypT3 的患者进行亚组分析时,发现肿瘤浸润深度是独立预后因子,T3a~3b 患者预后明显优于 T3c~3d 患者。目前,术前 MRI 已应用于 T3 亚组直肠癌术前评估分类,但在术后的病理评估中尚未正式纳入 TNM 分期标准。现有两个分类系统应用于直肠癌术前 MRI 浸润深度的评估,其中 ESMO 标准(T3a,浸润深度小于 1mm;T3b,1~5mm;T3c,5~15mm;T3d,大于 15mm)较 RSNA 标准(T3a,浸润深度小于 5mm;T3b,5~10mm;T3c,大于 15mm)更为精确,但同时增加了测量的难度和可重复性,浸润深度为 5mm 是目前较为通用的截断值。在 MERCURY 研究中,对于 MRI 评价为无高危因素包括直肠系膜间隙无侵犯、脉管内无癌栓并且浸润深度小于 5mm 的患者,单纯手术后局部复发率仅为 1.7%。

2. T3 亚组的治疗推荐　　根据 2013 年 ESMO 指南推荐,对直肠癌应根据复发风险进行分层治疗。分层指标主要依据 MRI 评价结果,包括肿瘤浸润深度、淋巴结转移数目、距肛缘距离、直肠系膜筋膜(mesorectal fascia,MRF)和肠壁外脉管(extramural vascular invasion,EMVI)侵犯情况等,并最终分为极低危组、低危组、中危组和高危组。分层后的治疗模式较以往的统一模式有所区别,更为细化。因极低危组不需要新辅助放化疗,此处不予讨论。

(1) 低危组:包括 T1~2 期直肠癌和早期的 T3N0 期患者。这类患者 MRI 评估肿瘤浸润深度小于 5mm,MRF 和 EMVI 均未受侵犯,且肿瘤位于肛提肌以上,可直接进行手术,若术后病理报告有不良预后因素,如淋巴结转移或环周切缘阳性等,再进行辅助放化疗或单纯化疗。

(2) 中危组:包括低位的 T2 期、肿瘤浸润深度大于或等于 5mm 并且 MRF 未受侵犯的 T3 期、存在淋巴结转移、或是部分 T4a 期(如仅侵犯部分腹膜)的患者。新辅助放化疗对这类患者能有效降低局部复发率。放化疗具体选择长疗程、或是短疗程方案仍有争议,但长疗程放化疗能带来更高的 pCR 率,是目前多数放疗中心的首选。

(3) 高危组:指 MRF 受侵犯的 T3 期直肠癌、及 T4a~4b 或髂血管旁淋巴结转移的患者,长疗程放化疗后间隔 6~8 周手术是治疗的首选模式,也是目前公认的治疗方式,对于高龄或不能耐受长疗程放化疗的患者,可考虑 5Gy×5 的短疗程放疗。

因此,对于 T3 期直肠癌,进行复发高危因素的评估对后续分层治疗是非常必要的。这有赖于高分辨 MRI 技术的保障。对于低危的 T3 期患者,直接手术能否达到与新辅助放化疗同样的效果,同时避免放化疗带来的不良反应,仍需要更多前瞻性研究来证实。

二、直肠癌新辅助放化疗后的疗效评价

新辅助放化疗后,有部分患者可获得肿瘤的完全消退,因此,有学者提出了保留器官的"小手术"或"等待观察"(wait-and-see)等治疗策略。Betts 在 2011 年 ASCO 报道的荟萃分析显示,对术后病理报告为完全消退的患者,术后辅助化疗获益不大。因此,对 pCR 的患者,术后辅助化疗可能为过度治疗。而这些基于新辅助放化疗的应用而提出的后续治疗策略的改变,是否可以在临床实践中得到广泛应用,取决于对放化疗疗效的评价和病理学评价与临床结局相关性的意义。

Maas 等的一项荟萃分析纳入了 3105 例接受新辅助放化疗及根治性手术的局部进展期直肠癌患者,其中 484 例获得 pCR,pCR 组和非 pCR 组 5 年 DFS 分别为 83.3% 和 65.6%($P<0.01$),5 年总生存率(overall survival rate,OS)分别为 87.6% 和 76.4%($P<0.01$)。Habr-Gama 等的研究表明,放化疗后获得临床完全缓解(clinical complete regression,cCR)的患者,5 年 OS 及 DFS 分别达到 83% 和 92%,与 pCR 组的 88% 和 100% 相比,并没有明显差异。Belluco 等回顾性分析了 139 例接受新辅助放化疗的 T3N0-1 期直肠癌患者,在获得 pCR 的患者中,接受全直肠系膜切除手术(total mesorectal excision,TME)或局部切除术(local excision,LE)对于患者的生存并无影响。这些结果带来了新的疑问,即如果放化疗后能达到 cCR,是否可以减少后续治疗? 当然,这必须建立在准确的疗效评价基础上。

新辅助治疗后的评价方式包括了肛门指诊、影像学及肠镜检查等。传统的影像学检查如超声内镜、CT 或常规 MRI 等仅能从形态学评估疗效,预测的准确率在 30%~60% 之间。手术后病理结果仍是目前诊断的金标准。因此,寻找新的成像技术或检测方法对直肠癌新辅助放化疗后进行疗效评价,已成为当前研究的热点。

1. MRI 评价　随着 MRI 技术的进步,目前已普遍将其应用于直肠癌新辅助放化疗的疗效评价,并且越来越多的研究采用 MRI 相关参数来预测放化疗疗效。弥散加权成像(diffusion weighted imaging,DWI)是一种能在活体反映水分子扩散能力及运动方向的 MRI 功能成像技术,不仅可用于直肠癌的诊断,其表观扩散系数(apparent diffusion coefficient,ADC)在治疗过程中的动态变化也可用于放化疗的疗效预测。多数研究认为,治疗前 ADC 值与放化疗疗效呈负相关,随着肿瘤细胞凋亡和坏死,细胞密度降低,ADC 值反而增大,放化疗后获得 pCR 的患者其治疗前 ADC 值低于未获得 pCR 者。一项多中心的研究表明,将 DWI 联合常规 MRI 有助于提高不同评估者对 pCR 诊断的准确性和一致性。但也有学者提出,治疗后瘤床出现的水肿、坏死和纤维化,可能使 ADC 值下降,从而影响评估的准确性。

高分辨成像序列的 T_2WI 可清楚显示直肠壁的各层结构,准确判断肿瘤的浸润深度、淋巴结转移数目、直肠系膜筋膜甚至脉管侵犯情况。从 MERCURY 研究经验来看,放化疗后在高分辨成像序列进行 MRI 的肿瘤退缩分级(mr tumor regression grade,mrTRG)及环周切缘的判断,可对患者的远期生存做出预测。而且,与病理 TRG 的符合率较高。Shihab 等的研究

表明,好的 mrTRG 评分往往与更低的局部复发率相关。因此,在放化疗后应用高分辨 MRI 对肿瘤再次进行 T、N 降期的评估和 TRG 评分,对于指导下一步治疗及预后都是十分必要的。

2. PET-CT 评价　尽管 MRI 在评价肿瘤放化疗疗效方面有其独特的优势,但目前并不能有效区别 pCR 及显微镜下微病灶残留,还需要结合其他检测方法共同评估。而 ^{18}F-FDG PET-CT 在预测 pCR 方面具有较好的敏感性。

有研究表明,直肠癌在放疗后两周出现肿瘤体积缩小,即可表现为糖代谢摄取的降低,并且能预测放化疗疗效。新辅助放化疗后,^{18}F-FDG PET-CT 检测为阴性的患者 5 年总生存率和无瘤生存率分别为 91% 和 81%,与临床报道 pCR 患者的生存率接近(分别为 83% 和 73%)。这表明 SUV 最大值的大小及变化不仅可以作为放化疗反应的预测因子,也能对预后做出较好的判断。van Stiphout 等用肿瘤长度、放化疗前后肿瘤细胞对 ^{18}F-FDG 最大摄取值及其变化几项指标建立了一个预测局部进展期直肠癌放化疗后 pCR 的模型,取得了较好的准确度(AUC=0.86)。此外,Sun 等的研究显示,在新辅助放化疗反应较好的一组病例当中,^{18}F-FDG PET-CT 测量的肿瘤代谢体积(metabolic tumor volume,MV)及总病变糖酵解(total lesion glycolysis,TLG)在放化疗前后有更为显著的差别,提示这些参数也可能作为疗效预测指标。

然而,放化疗后复查 ^{18}F-FDG PET-CT 的时间点在不同研究中也不尽相同,对于预测疗效的最佳复查时间尚有待进一步研究。但总体而言,SUV 最大值随着放化疗结束至手术间隔时间的增加而逐渐减小。此外,也需要注意肠道炎性改变对葡萄糖摄取的影响。包括放疗诱导的炎性反应和炎性肠病及偶然的肠道穿孔等。MRI 与 PET-CT 两者结合将会对评价直肠癌放化疗后的疗效更有帮助,也是指导下一步治疗策略的关键所在。

3. 病理学评价　目前,新辅助放化疗后患者的病理学评价仍基于 TNM 分期。但第 7 版 AJCC 和美国病理学家协会(The College of American Pathologists,CAP)及 NCCN 指南同时也要求,病理报告应该包括对新辅助治疗疗效进行评估的内容,并对治疗反应进行分级计分,即 TRG 评分,分别为 0 分(完全反应,即未发现活的肿瘤细胞)、1 分(中度反应,即单个或小簇癌细胞残留)、2 分(轻度反应,即残留癌灶,间质纤维化)和 3 分(反应不良,即少数或无肿瘤细胞消退,大量癌残留)。既往采用的 TRG 评分标准包括 Mandard 标准和 Dworak 标准等均为 5 个等级,但新的简化标准与之相比,对患者的预后价值相似,且在不同病理医师间有更好的可重复性。

黏液湖是新辅助治疗后出现的独特的病理现象,其产生机制尚不明确。无细胞黏液湖在个别研究中认为与预后相关。但多数研究及指南认为,当中并无肿瘤残留,应界定为完全反应。间质炎性反应是放化疗后的常见现象,有研究表明,放化疗后炎性细胞浸润的比例与患者的预后相关。炎性细胞比例较纤维化比例高的患者往往预后更好。这些与放化疗相关的独特病理反应与预后的关系都需要更多证据来论证。

三、小结与展望

综上所述,目前直肠癌新辅助放化疗的病例选择仍有待进一步细分,尤其对于 T3 期的患者。影像学和病理学是评估直肠癌新辅助放化疗后近期疗效的主要手段,但分子标记物如 CEA、错配修复基因(*MMR*)和循环肿瘤细胞(CTC)等对疗效的预测及预后也越来越受到关注。对于新辅助放化疗后真正获得 pCR 的患者,其下一步治疗值得更多研究进行探讨。

第二节　直肠癌新辅助治疗与盆腔自主神经保护

一、直肠癌新辅助化疗与自主神经损伤

直肠癌新辅助化疗药物的毒副作用有目共睹,除了引起各器官的功能不同程度的损伤之外,尤其会导致神经系统的病变甚或导致死亡,并且令人遗憾的是,目前并没有太多有效的治疗方法可以在化疗过程中有效保护神经。因此化疗后营养神经是刻不容缓的康复手段,癌症营养康复方案中,肿瘤患者的神经修复即为其着重点。临床上经常可以见到正在接受化疗方案的直肠癌患者中,出现手指发黑的情况,患者自述化疗一开始医生就让他们戴上手套再吃饭,避免手碰到金属比如勺子时有触电的感觉。这种手指感觉异常属于化疗药物导致的末梢神经功能紊乱。化疗药物对神经系统的毒副作用还表现为:下肢无力、垂足、下肢轻瘫、肌肉疼痛、耳鸣、暂时性失明、神经错乱、癫痫、人格改变、偏瘫、灼烧感、大脑白质坏死等,甚至会导致死亡。

直肠癌新辅助化疗常用的奥沙利铂,存在的剂量限制性毒性反应是神经系统毒性反应。主要表现在外周感觉神经病变,患者表现为肢体末端感觉障碍和(或)感觉异常,伴或不伴有痛性痉挛,通常遇冷会激发。这些症状在接受治疗的患者中的发生率高达 95%。在治疗间歇期,症状通常会减轻,但随着治疗周期的增加,症状也会逐渐加重。

相比外周神经系统,直肠癌化疗药物对自主神经系统的损害较轻微。临床上的部分表现如:面色潮红、便秘、排尿困难等,可能与此有关;罕有的部分严重者可发展为麻痹性肠梗阻、尿潴留等,临床治疗均以对症处理为主。

二、直肠癌新辅助放疗与自主神经损伤

直肠癌新辅助放疗对外周神经系统损伤主要表现为晚期迟发性损害,病理表现为外周神经周围的纤维化伴有神经元细胞皱缩,内皮细胞、施万细胞受损。神经受压和缺血是导致神经功能损害的主要原因。直肠癌放疗后,可出现排尿不适,疼痛、尿急、尿痛甚至血尿等泌尿系统症状,及激素紊乱、提早绝经、不育等生殖系统症状。

此外,应注意到,直肠癌新辅助放疗后,可导致盆腔局部组织水肿,解剖结构辨认不清,增加术中盆腔自主神经损伤的几率。Eveno 等将未从正确的平面进行 TME、年龄、术前放疗及腹会阴联合切除定为盆腔自主神经损伤的四大危险因素。因此,因放疗间接导致手术损伤自主神经的几率升高,对这部分患者,需要特别注意盆腔自主神经的解剖及保护。

三、直肠癌新辅助治疗与自主神经保护

目前已证实保留盆腔自主神经(pelvic autonomic nerve preservation,PANP)的直肠癌根治术能显著降低直肠癌术后排尿及性功能障碍发生率。文献报道传统的直肠癌根治术后性功能障碍发生率最高可达 70%~100%,而在 TME 的基础上施行 PANP 术可使性功能障碍发生率显著下降到 30% 以下。Havenga 等研究认为 65%~85% 的男性患者可通过保留自主神经手术使性功能得以保留,96% 的 60 岁以下的患者可以达到性高潮,而 60 岁以上的患者有 76% 可以达到性高潮,约有 40% 的患者有射精功能障碍。Maurer 等报道男性患者接受传统 TME 手术前后保留勃起功能的百分比分别为 75% 和 6%,而同时施行 PANP 的患者该比例分别为 58% 和 26%,证实 PANP 手术能明显改善男性患者术后勃起功能。Junginger 等报道 150 例接受 PANP 患者术前平均残余尿量为 0ml,术后 132 名患者出院时无排尿障碍,其平均残余尿量为 20ml;10.7 的患者平均住院 20 天后带导尿管出院,平均残余尿量为 420ml,术中识别和保护自主神经的患者术后排尿功能障碍率(4.5%)明显低于未识别和保护神经的患者(38.5%)。

然而并非所有的直肠癌患者都适宜接受 PANP 手术。Sugihara 等把 PANP 手术分为 4 型:Ⅰ 型,完全保留盆腔自主神经;Ⅱ 型切除腹下神经丛,保留双侧盆腔神经丛;Ⅲ 型,切除腹下神经丛,保留一侧盆腔神经丛:Ⅳ 型,完全切除盆腔自主神经。目前对 PANP 的手术指征尚存在争议,Sugihara 等对 PANP 手术指征的限定较为严格,他建议应该根据直肠癌部位、浸润深度是否穿透肠壁和是否有周围淋巴结转移,结合术中肿瘤分期选择 PANP 手术类型。Havenga 等认为两侧腹下神经可根据相应的指征做选择性保留。有学者认为 PANP 最佳的适应证是 Dukes A 和 B 期患者,而对于一些分期较晚的 C 期以后的患者,一味追求保留神经有可能会导致局部复发率的提高。

然而,随着新辅助放化疗研究的深入,PANP 的适应证是可以适当放宽的。对局部晚期的进展期直肠癌,新辅助治疗,可以达到降期的作用,在直肠癌患者 T 分期和(或)N 分期下降,肿瘤缩小后,原先并不适宜接受 PANP 手术的患者,盆腔自主神经可以得到良好的保护。但同时应该认识到,新辅助放化疗,特别是放疗本身可以导致直肠及周围盆腔组织水肿、解剖结构辨认不清,从而增加手术难度及副损伤几率,导致盆腔自主神经的损伤。避免正常组织放射损伤,最好的办法是重在预防,预防措施包括如下两个方面。

1. 照射剂量的合理应用　所谓照射剂量的合理应用,是指照射的最佳总剂量和合理的分割次数,其目的为最大限度杀灭肿瘤和最大限度保护正常组织器官。为达到此目的,首先

要明确以下两点。

（1）正常组织的耐受剂量：正常组织的耐受剂量，因组织的不同而异，常用两种方法表示，分别是最小耐受量，即在标准条件下（1~6MeV超高压治疗，1000cGy/w，1次/天，治疗5次，休息2天）治疗后5年内≤5%的病例发生严重并发症的剂量，用TD5/5表示；如在标准条件下治疗后5年内50%病例发生严重并发症的剂量，则称最大耐受量，用TD50/5表示。与直肠癌有关的盆腔各组织脏器耐受剂量见表11-1。

表11-1　正常组织耐受放疗剂量

器官	损伤	TD5/5（cGy）	TD50/5（cGy）
皮肤	溃疡、严重纤维化	5500	7000
小肠	溃疡、穿孔、出血	5000	6500
结肠	溃疡、狭窄	4500	6500
直肠	溃疡、狭窄	6000	8000
膀胱	挛缩	6000	8000
输尿管	狭窄	7500	10 000
睾丸	永久不育	100	400
卵巢	永久不育	200~300	62~1200
子宫	坏死、穿孔	>10 000	>20 000
阴道	溃疡、瘘管	9000	>10 000

（2）分割照射：同样剂量不同分割照射，对正常组织虽近期反应类似，但远期反应却明显不同。在总剂量相等的情况下，分割次数越少，每次剂量越大，则远期并发症越重。在一般情况下，每天照射200cGy，每周5次，休息2天的分割法为最佳分割法。

2. 照射野的合理设计　照射野的合理设计，指尽量将肿瘤主体和有可能转移的淋巴结包裹在内；同时尽量将正常组织器官避开。在模拟定位时，直肠内应灌入钡剂，将肿瘤部位定准；并将肛门、外生殖器用金属环予以标志。术后放疗时，要充分考虑到小肠与盆腔粘连这一因素，以防小肠受到过大的照射剂量。只要注意以上原则，盆腔脏器就不会受到多大影响。即使有些反应，程度也轻，不久也会自行缓解。Wassif等1978年报道一组随机试验结果，认为术前放疗的手术死亡率和并发症都等于零；术后放疗可使会阴瘢痕化或有轻度的小肠炎、膀胱炎，对症处理后一般均可缓解。术后复发或晚期单纯放疗患者，盆腔或会阴部放射剂量常较高，要选择一个既能杀灭肿瘤又能保护正常组织不受损失的剂量比较困难。往往出现靶区剂量不足、正常组织剂量过高等不协调现象，为解决上述矛盾进行了各种研究，如剂量的不同分割，放、化疗结合以减少放射剂量，放射增敏剂的研究等，这些方法尚需进一步研究探索。

（黄　勇）

参 考 文 献

1. Sauer R, Becker H, Hohenberger W, et al. Preoperative versus postoperative chemoradiotherapy for rectal cancer [J]. N Engl J Med, 2004, 351: 1731-1740.

2. Bosset JF, Collette L, Calais G, et al. Chemotherapy with preoperative radiotherapy in rectal cancer [J]. N Engl J Med, 2006, 355: 1114-1123.

3. Swedish Rectal Cancer Trial. Improved survival with preoperative radiotherapy in resectable rectal cancer [J], N Engl J Med, 1997, 336: 980-987.

4. Zorcolo L, Rosman AS, Restivo A, et al. Complete pathologic response after combined modality treatment for rectal cancer and long-term survival: a meta-analysis [J]. Ann SurgOncol, 2012, 19: 2822-2832.

5. Peng J, Sheng W, Huang D, et al. Perineural invasion in pT3N0 rectal cancer: the incidence and its prognostic effect [J]. Cancer, 2011, 117: 1415-1421.

6. Nijkamp J, Kusters M, Beets-Tan RG, et al. Three¬dimensional analysis of recurrence patterns in rectal cancer: the cranial border in hypofractionated preoperative radiotherapy can be lowered [J]. Int J Radiat Oncol Biol Phys, 2011, 80: 103-110.

7. Merkel S, Mansmann U, Siassi M, et al. The prognostic inhomogeneity in pT3 rectal carcinomas [J]. Int J Colorectal Dis, 2001, 16: 298-304.

8. Shin R, Jeong SY, Yoo HY, et al. Depth of mesorectal extension has prognostic significance in patients with T3 rectal cancer [J]. Dis Colon Rectum, 2012, 55: 1220-1228.

9. Glimelius B, Tiret E, Cervantes A, et al. Rectal cancer: ESMO Clinical Practice Guidelines for diagnosis, treatment and follow-up [J]. Ann Oncol, 2013, 24 Suppl 6: vi81 -vi88.

10. Hussain S. MR Rectum Cancer. American College of Radiology: International Society for Magnetic Resonance in Medicine [J]. [2013-12-20]. http://www.radreport.org/txt/000006B.

11. Kaur H, Choi H, You YN, et al. MR imaging for preoperative evaluation of primary rectal cancer: practical considerations [J]. Radiographics, 2012, 32: 389-409.

12. MERCURY Study Group. Extramural depth of tumor invasion at thin-section MR in patients with rectal cancer: results of the MERCURY study [J]. Radiology, 2007, 243: 132-139.

13. Maas M, Nelemans PJ, Valentini V, et al. Long-term outcome in patients with a pathological complete response after chemoradiation for rectal cancer: a pooled analysis of individual patient data [J]. Lancet Oncol, 2010, 11: 835-844.

14. Habr-Gaina A, Perez RO, Nadalin W, et al. Operative versus nonoperative treatment for stage 0 distal rectal cancer following chemoradiation therapy: long-term results [J]. Ann Surg, 2004, 240: 711-718.

15. Belluco C, De Paoli A, Canzonieri V, et al. Long-term outcome of patients with complete pathologic response after neoadjuvant chemoradiation for cT3 rectal cancer: implications for local excision surgical strategies [J]. Ann SurgOncol, 2011, 18: 3686-3693.

16. Lambrecht M, Vandecaveye V, De Keyzer F, et al. Value of Diffusion-Weighted Magnetic Resonance Imaging for Prediction and Early Assessment of Response to Neoadjuvant Radiochemotherapy in Rectal Cancer: Preliminary Results [J] Int J Radiat Oncol Biol Phys, 2012, 82: 863-870.

17. Dzik-Jurasz A, Domenig C, George M, et al. Diffusion MKI for prediction of response of rectal cancer to chemoradiation [J]. Lancet, 2002, 360: 307-308.

18. Lambregts DM, Vandecaveye V, Barbaro B, et al. Diffusion- weighted MRI for selection of complete responders after chemoradiation for locally advanced rectal cancer: a multicenter study [J], Ann SurgOncol, 2011, 18:

2224-2231.

19. Hein PA, Kremser C, Judmaier W, et al. Diffusion-weighted magnetic resonance imaging for monitoring diffusion changes in rectal carcinoma during combined, preoperative chemoradiation: preliminary results of a prospective study [J]. Eur J Radiol, 2003, 45: 214-222.

20. Patel UB, Taylor F, Blomqvist L, et al. Magnetic resonance imaging-detected tumor response for locally advanced rectal cancer predicts survival outnomes: MERCURY experience [J]. J Clin Oncol, 2011, 29: 3753-3760.

21. Shihab OC, Taylor F, Salemo G, et al. MRI predictive factors for long-term outcomes of low rectal tumours [J]. Ann SurgOncol, 2011, 18: 3278-3284.

22. Schiepers C, Haustermans K, Geboes K, et al. The effect of preoperative radiation therapy on glucose utilization and cell kinetics in patients with primary rectal carcinoma [J]. Cancer, 1999, 85: 803-811.

23. Capirci C, Rubello D, Chierichetti F, et al. Long-term prognostic value of 18F-FDG PET in patients with locally advanced rectal cancer previously treated with neoadjuvant radiochemotherapy [J]. AJR Am J Roentgenol, 2006, 187: W202- W208.

24. van Stiphout RG, Lammering G, Buijsen J, et al. Development and external validation of a predictive model for pathological complete response of rectal cancer patients including sequential PET-CT imaging [J]. RadiotherOncol, 2011, 98: 126-133.

25. Sun W, Xu J, Hu W, et al. The role of sequential 18(F)-FDG PET/CT in predicting tumour response after preoperative chemoradiation for rectal cancer [J]. Colorectal Dis, 2013, 15: e231-e238.

26. Washington MK, Berlin J, Branton P, et al. Protocol for the examination of specimens from patients with primary carcinoma of the colon and rectum [J]. Arch Pathol Lab Med, 2009, 133: 1539-1551.

27. Mandard AM, Dalibard F, Mandard JC, et al. Pathologic assessment of tumor regression after preoperative chemoradiotherapy of esophageal carcinoma. Clinicopathologic correlations [J]. Cancer, 1994, 73: 2680-2686.

28. DworakO, Keilholz L, Hoffmann A. Pathological features of rectal cancer after preoperative radiochemotherapy [J]. Int J Colorectal Dis, 1997, 12: 19-23.

29. Ryan R, Gibbons D, Hyland JM, et al. Pathological response following long-course neoadjuvant chemoradiotherapy for locally advanced rectal cancer [J]. Histopathology, 2005, 47: 141-146.

30. Rullier A, Laurent C, Vendrely V, et al. Impact of colloid response on survival after preoperative radiotherapy in locally advanced rectal carcinoma [J]. Am J Surg Pathol, 2005, 29: 602-606.

31. Smith KD, Tan D, Das P, et al. Clinical significance of acellular mucin in rectal adenocarcinoma patients with a pathologic complete response to preoperative chemoradiation [J]. Ann Surg, 2010, 251: 261 -264.

32. Lim SB, Hong SM, Yu CS, et al. Prevalence and clinical significance of acellular mucin in locally advanced rectal cancer patients showing pathologic complete response to preoperative chemoradiotherapy [J]. Am J Surg Pathol, 2013, 37: 47-52.

33. Shia J, Guillem JG, Moore HG, et al. Patterns of morphologic alteration in residual rectal carcinoma following preoperative chemoradiation and their association with long-term outcome [J]. Am J Surg Pathol, 2004, 28: 215-223.

34. 申丽君, 章真. 直肠癌新辅助放化疗的适宜人群及疗效评价[J]. 中华胃肠外科杂志, 2014, 17(3): 201-5.

35. Eveno C, Lamblin A, Mariette C, et al. Sexual and urinary dysfunction after proctectomy for rectal cancer [J]. J ViscSurg, 2010, 147(1): e21-30.

36. Maurer CA. Urinary and sexual function after total mesorectal excision [J]. Recent Results Cancer Res, 2005, 165(2): 196-204.

37. Havenga K Maas CP, DeRuiter MC, et al. Avoiding long-term disturbance to bladder and sexual function in pelvic surgery, particularly with rectal cancer [J]. Semin SurgOncol, 2000, 18(3): 235-243.

38. Maurer CA, Z'Graggen K, Renzulli P, et al.Total mesorectal excision preserves male genital function compared with conventional rectal cancer surgery［J］.Br J Surg,2001,88(12):1501-1505.

39. Junginger T, Kneist W, Heintz A.Influence of identification and preservation of pelvic autonomic nerves in rectal cancer surgery on bladder dysfunction after total mesoreetal excision［J］.Dis Colon Rectum,2003,46(5):621-628.

40. Surgihars K, Momya Y, Akasu T, et al.Pelvic autonomic nerve preservation for patients with rectal carcinoma［J］.Cancer,1996,78(9):1871-1880.

41. Havenga K, Enker WE, McDermott K, et al.Male and female sexual and urinary function after total mesorectal excision for autonomic nerve preservation for carcinoma of the rectum［J］.J Am Coll Sung,1996,182(3):495-502.

42. Hojo K, Sugihara K, Katumata K.Preservation of urine voiding and sexual function after rectal cancer surgery［J］.Dis Colon Rectum,1991,34(7):532-539.

43. Kneist W, Heintz A, Junginger T.Major urinary dysfunction after mesorectal excision for rectal carcinoma［J］.Br J Surg,2005,92(2):230-234.

44. 范桢,吴永嘉,范鸿雁.直肠肛管癌的放射治疗［J］.肿瘤研究与临床,2006,18(7):501-503.

第十二章
何时应该牺牲部分的盆腔自主神经

直肠癌手术中,发现肿瘤侵出浆膜面或侵达盆筋膜壁层(中上段直肠癌 T4 期),或者盆腹腔腹膜面有种植转移结节(M1),或者肿瘤浸透全层达周围组织器官(中下段直肠癌 T4 期),或者肿瘤的转移淋巴结累及浆膜面或盆筋膜壁层,或者肠系膜下动脉根部及腹主动脉周围有转移肿大的淋巴结等,这种情况时有发生。有研究结果显示:cT4bM0 期直肠癌与邻近脏器粘连可分为癌性侵犯和炎性粘连两种类型,发生率分别为 40%~84% 和 30%~70%。基于近年新辅助治疗手段及多学科综合治疗模式的进展,术前分期较晚的中低位直肠癌患者首先被推荐行新辅助治疗,期冀达到局部降期的作用。因而,术中探查发现为局部晚期的患者在直肠癌患者中的总占比预计呈下降趋势,但其存在仍是必然的。

不管这种情况是发生于首次治疗即选择手术的患者,还是术前经历新辅助治疗的患者,一旦术中发现以上情况,则手术的范围将要超出 TME 的范围。Winter 等报道 cT4bM0 期直肠癌姑息性切除患者 5 年生存率为 0,局部复发率高达 69%。因此,在这个时候,盆腔自主神经的保护将不是术者第一考虑的目的。如果能达到肉眼上的根治性切除,牺牲部分或全部的盆腔自主神经,有时是不得不承受的代价!按照肿瘤整块切除原则,cT4bM0 期直肠癌应行联合脏器整块切除术。

当然,既不能达到根治性切除,又盲目牺牲盆腔自主神经的功能,这种选择并不建议。在这种情况下,患者既不能获得长期的生存,又有可能将忍受反复尿潴留的痛苦,对患者的精神及免疫都将是一个很大的打击。

组建高效的 MDT 团队,做好术前的分期评估,以团队力量来规划患者的治疗选择,更好地利用术前放化疗手段,可以减少术中切除盆腔自主神经的机会或范围,但无法完全避免这种情况的发生。

下面,让我们一起了解一些牺牲盆腔自主神经的个案、选择及策略。

一、肠系膜下动脉周围淋巴结转移

肠系膜下动脉周围出现肿大,特别是融合的淋巴结,需高度怀疑有无转移的可能性。当然,淋巴结无肿大也并不代表没有转移。肠系膜下动脉周围的淋巴结基本上都在手术必须清扫的范围之内(图 12-1A)。直肠及乙状结肠的淋巴管,向上方引流,最终必将伴随肠系膜下动脉一起,穿过主动脉前筋膜(肾前筋膜在主动脉前方的融合),沿腹主动脉两侧向上行走。因此,一旦肿大转移的淋巴结位于肠系膜下动脉与腹主动脉形成的夹角中(图 12-1C),或者位于腹主动脉旁(图 12-1B),这时,清除该可疑转移的淋巴结,将是必须考虑的选择。特别是在原发肿瘤可以完整切除,全身其余部位未见明显可疑转移灶的情况下,如果淋巴结与下腹下神经丛紧密粘连,切除一侧甚至双侧的下腹下神经丛或下腹下神经,将是可以接受的。

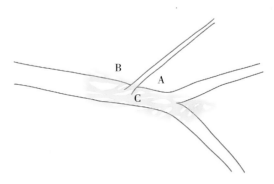

图 12-1　肠系膜下动脉根部周围淋巴结示意图

进行腹主动脉旁淋巴结清扫术后,出现淋巴漏的机会增加,术者应该加以关注。术中在满足肿瘤清扫要求的情况下,能保留一侧的下腹下神经丛,可部分保留患者的术后的射精功能,保证生活质量。

二、腹膜孤立可切除癌结节

对于部分分期较晚的直肠癌患者,或者肿瘤病理性质较差的患者,术中时有可见盆腔腹膜上有种植转移的癌结节,有时是系膜内的转移淋巴结或癌结节侵及腹膜浆膜面或盆筋膜壁层。这类病灶有时并无法在术前影像学检查时获得完全准确的评估,特别是病灶较小的时候。在这种情况下,如果该癌灶侵及或靠近一侧甚至双侧的盆腔自主神经丛,切除部分的神经丛,则将是必须考虑的选择。

盆腔腹膜上有种植转移的癌结节,通常代表患者的肿瘤恶性程度较高,术中除切除肉眼可见的癌灶外,尚需注意腹膜覆盖面下方,直肠系膜内是否存在其他癌结节,特别须注意那些侵及盆筋膜壁层的癌结节,以及该结节与盆腔自主神经丛的关系。

三、环周系膜受侵

直肠肿瘤侵及环周系膜,意味着手术切除的范围将不仅仅限于直肠的系膜,TME 原则在这个时候已经失效(图 12-2)。对于中低位的直肠肿瘤,一旦初次评价肿瘤的 T 分期为 T3 或 T4,此时必须选择行新辅助治疗。但对于部分新辅助治疗效果不佳的患者,或者新辅助治疗有一定效果但术中仍发现肿瘤侵及局部的环周系膜者,以及因术前评价偏倚导致未行新辅助治疗而直接手术的患者,当然也有拒绝接受新辅助治疗的部分患者,在这些情况下,在肿瘤外侵的部位,超越直肠深筋膜层面,局部向外扩展切除范围,是必须考虑的!

　　环周系膜受侵的直肠癌患者,通常肿瘤较大。对于此类患者,术前的影像学评估显得较为重要。柱状的直肠、直肠上的肿瘤、肿瘤侵及环周系膜的可能位置、盆腔自主神经丛,四者所构成的立体关系,在术前,术者心中必须了然于胸。只有在术前进行详细的评估和计划,才能在术中最大限度地切除外侵的局部环周系膜,最大限度地保留周围未受侵的正常组织。

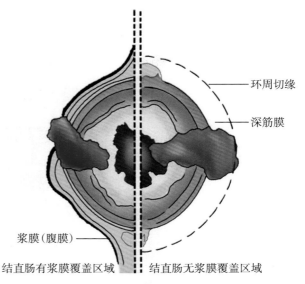

图 12-2　环周系膜肿瘤浸润层次

　　环周系膜受侵,是导致直肠癌术后复发的独立危险因素。日本的学者多年来尝试进行侧方淋巴结清扫等扩大切除方法,期望降低术后的复发率,并有获得生存期延长、局部复发率减少的文献报道。基于新辅助治疗方案的优化、辅助治疗手段的增加,TME 法则近年更为大肠肿瘤外科医生所接受。但在直肠癌手术中,一旦发现环周系膜受侵,如何扩大切除及清扫范围,仍需进行研究。

四、精囊腺受侵

　　位于前壁的中低位直肠肿瘤,有机会侵犯直肠前方的精囊腺。精囊腺与直肠前壁之间,可以有双层腹膜间隔(双层腹膜返折形成道格拉斯 Douglas 陷凹);也可能缺乏腹膜伸入,仅由直肠系膜脂肪、直肠深筋膜、Denonvillier 筋膜隔开(图 12-3,图 12-4)。部分肥胖的患者,手术中可以发现,直肠前壁与精囊腺后方关系非常贴近,如肿瘤位于该处,外侵至直肠深筋膜面或浆膜面,累及精囊腺后方的 Denonvillier 筋膜,则术中需将受侵筋膜切除。如一侧或双侧精囊腺直接受侵,则需切除该侧或双侧精囊腺,夹闭结扎输精管。下腹下神经发出的分支支配精囊腺,行经并紧贴 Denonvillier 筋膜前方,经精囊腺的外后侧方进入腺体。切除筋膜或腺体时,将导致神经的损伤,术中可根据受侵范围的大小及深度,决定筋膜、神经及腺体的切除方案。

五、前列腺受侵

　　前列腺受侵的情况,发生在超低位的直肠癌患者。直肠壶腹与前列腺之间,仅有 Denonvillier 筋膜相隔,前壁的低位直肠癌,可以侵及前列腺时,在影像学评估上,较易发现。MR、CT、腔内超声等检查对于此类患者的局部评估准确率颇高,但术者的直肠指诊也必不可

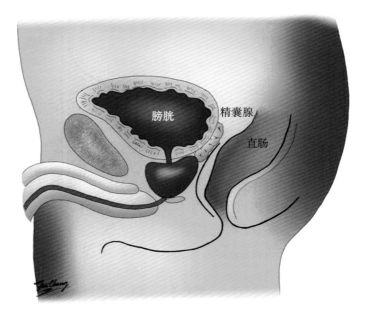

图 12-3　泌尿生殖系统与直肠的关系

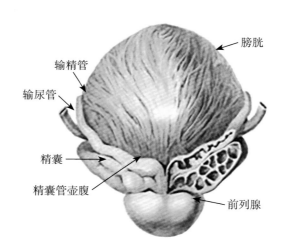

图 12-4　泌尿生殖系统后面观

少。对于进行新辅助治疗的患者,指诊对肿物与前列腺之间的关系变化,可以起到动态评估的作用。

　　前列腺呈前后稍扁的栗子形,上端宽大称为前列腺底,邻接膀胱颈。下端尖细,位于尿生殖膈上,称为前列腺尖。底与尖之间的部分称为前列腺体,体的后面较平坦。直肠癌最容易侵犯前列腺的体部后叶(背面)(图 12-5)。

　　前列腺具有控制排尿功能(图 12-6)。前列腺包绕尿道,与膀胱颈贴近,构成了近端尿道壁,其环状平滑肌纤维围绕尿道前列腺部,参与构成尿道内括约肌。发生排尿冲动时,伴随

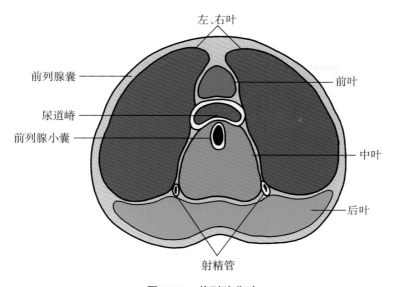

图 12-5 前列腺分叶

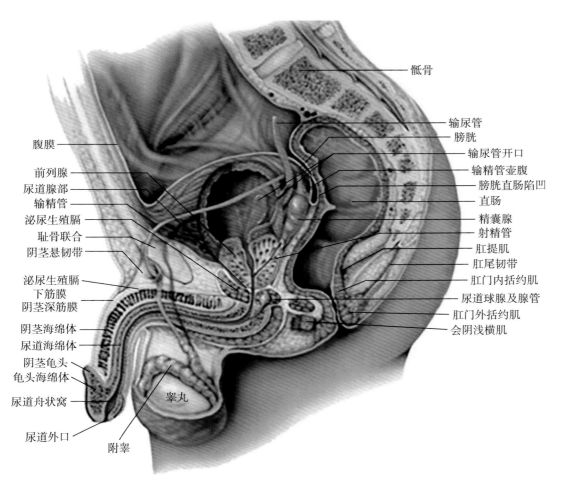

图 12-6 前列腺的矢状位解剖

着逼尿肌的收缩,内括约肌则松弛,使排尿顺利进行。支配前列腺的神经血管束,来自盆丛,从前列腺的后上外侧进入腺体,支配控尿过程。

前列腺受直肠肿瘤累及时,如果仅限于前列腺包膜,则行片状切除即可;如侵犯较深,手术切除时,需注意避免损伤尿道。一侧前列腺受侵,手术时,有可能将该侧的神经血管束切除,这时,需注意避免损伤对侧正常的腺体及神经。

六、阴道受侵

女性的阴道受侵,通常发生在超低位的直肠癌患者。基于远端直肠与阴道之间仅有较薄的隔膜相间,低位前壁的直肠肿瘤,较易侵透隔膜侵及阴道(图 12-7)。因此,切除受侵的部分阴道壁,是直肠切除手术时,外科医生时而需要面对的情况。

单纯地切除部分阴道后壁,通常并不复杂。术中重建阴道的完整性,也通常在技术上是可行的,如果切除阴道壁仅位于后壁,范围不大,则患者术后的性功能可能可以不受影响。问题在于,如果肿瘤外侵范围较大,侵及阴道侧后方的神经血管束,此时,为了保证根治性,可能需切除较大范围,患者阴道的解剖及功能将受到影响,这也是术者必须考虑的。

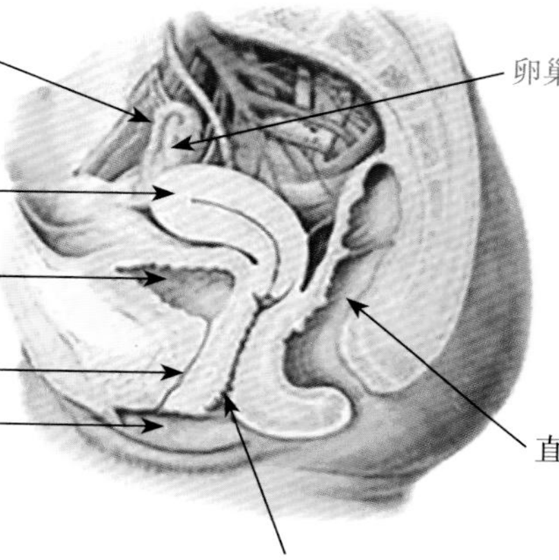

图 12-7　阴道与直肠的毗邻关系

对于阴道受侵的患者,在进行术前评估的时候,较易发现。进行三合诊、或经阴道及直肠超声检查,可以提供较为明确的侵犯层次。CT 检查在这种情况下,意义逊于超声。医者需要在初诊及术前进行指诊检查,以全面评估累及范围,制订治疗方案,确定切除范围。

七、附件受侵

中段直肠癌的女性患者,肿瘤可能向外侵至一侧的附件(卵巢及输卵管)。通常,可将该侧的附件切除,以期获得局部根治的机会。正常状态下,附件与盆腔自主神经丛的关系并不十分密切;但如果肿瘤较大,可能会累及一侧的输尿管及下腹下神经。在这种情况下,切除一侧的下腹下神经,对患者的影响有限,但须避免误伤输尿管的情况发生。

八、膀胱受侵

进展期结直肠癌往往起病隐匿,早期症状不典型,临床诊断时肿瘤常常十分巨大、侵出浆膜、浸润至周围脏器,或出现梗阻、出血、穿孔等并发症。此类患者约占结直肠癌患者的

6%~10%,其中最常被侵及的脏器是膀胱。直肠肿瘤侵犯膀胱,其发生率,在男性和女性上有很大的不同,基于女性的膀胱与直肠之间,存在生殖器官的间隔(图 12-8,图 12-9)。

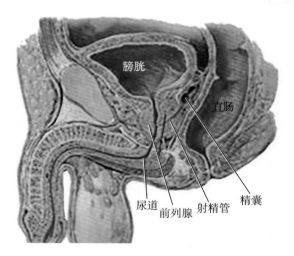

图 12-8　男性膀胱与直肠的毗邻关系

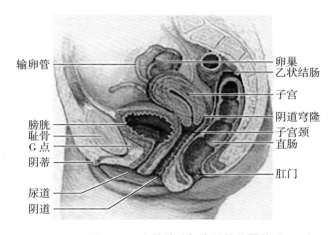

图 12-9　女性膀胱与直肠的位置关系

　　膀胱的顶部有腹膜覆盖,直肠肿瘤侵及膀胱顶时,可根据侵犯范围的大小,直接行受侵部位的切除,膀胱的神经支配基本不受影响。膀胱的支配神经来自于内脏神经,其中交感神经来自第 11、12 胸节和第 1、2 腰节,经盆丛随血管分布至膀胱壁,使膀胱平滑肌松弛,尿道内括约肌收缩而储尿。副交感神经为来自脊髓第 2~4 骶节的盆内脏神经,支配膀胱逼尿肌,抑制尿道括约肌,是与排尿有关的主要神经。膀胱排尿反射的传入纤维,也是通过盆内脏神经传入。如果肿瘤侵及膀胱外侧方及盆丛进入的位置时,切除该处膀胱壁可能将同时切除部分神经丛。但膀胱受双侧的神经支配,且神经进入膀胱的位置分布较宽,局部的切除并不一定导致膀胱储尿及排尿功能的障碍。

总　结

　　如需要进行盆腔自主神经丛的切除,则可分为:单侧盆丛切除、双侧盆丛切除、单侧下腹下神经切除、双侧下腹下神经切除、单侧下腹下神经 + 单侧盆丛切除等多种组合。对于患者来说,全部盆腔自主神经丛切除之后,患者的性功能基本完全丧失,排尿功能也必将出现障碍并几乎很难代偿,生活质量极差;双侧盆丛完全切除时,患者的性功能及排尿功能也将受到极大的影响。如果手术中能留存一侧的盆丛,则患者仍可部分保留排尿功能,后期通过腹压等代偿,有可能可以避免长期留置导尿管的情况发生,部分男性患者也留存有阴茎勃起的能力。以上这几点是术者操作中应该特别注意的。

(郑宗珩)

参 考 文 献

1. Chen YG,Liu YL,Jiang SX,et al.Adhesion pattern and prognosis studies of T4N0M0 colorectal cancer following en bloc multivisceral resection:evaluation of T4 subclassification[J]. Cell Biochem Biophys,2011,59(1):1-6.

2. Winter DC,Walsh R,Lee G.et al.Local involvement ofthe urinary bladder ill primary colorectal cancer:outcome with en-bloc resection　[J].Ann SurgOncol,2007,14(1):69-73.

3. 刘德军,陈炜,张斌,等.结直肠癌同时性肝转移手术时机的选择[J].中华消化外科杂志,2012,11(3):294-295.

4. Law WL,Chu KW,Choi HK.Total pelvic exenteration for locally advanced rectal cancer[J].J Am Coll Surg,2000,190:78-83.

5. Hida J,Yasutomi M,Maruyama T.Results from pelvic metastases[J].Dis Colon Rectum,1998,41:165-168.

第十三章

盆腔自主神经保护直肠癌根治术的概述

第一节　PANP 手术的历史沿革

外科手术是直肠癌治疗最主要的、最有效的手段。100 年前,Miles 首创经腹会阴直肠癌切除术,迄今为止依然是低位直肠癌的经典术式,虽然手术范围广泛,但仍然存在术后复发问题。1982 年 Heald 等的研究发现在直肠系膜中存在已经扩散的癌细胞或癌结节,以此为依据提出全直肠系膜切除原则,成为现代直肠癌外科治疗的"金标准"。Heald 等报道 TME 术后 5 年、10 年局部复发率仅分别为 3% 和 5%,无病生存率则分别高达 80% 和 78%,明显提高了患者的生存期和降低了局部复发率,已使直肠癌的外科治疗取得了很大的进步。当今直肠癌的手术治疗已不再满足于单纯的术后长期生存,术后的生理功能和生活质量已成为外科学者们追求的新目标,各种保功能手术日益受到重视。据文献报道,直肠癌扩大淋巴结清扫术后出现的排尿及性功能障碍分别为 7%~70% 和 40%~100%;而 Miles 术后发生性功能障碍较 Dixon 术更为常见,高达 40%,这与术中盆腔自主神经损害有关。因此,如何在术中降低对盆腔自主神经的损伤是临床关注的热点。

为了改善直肠癌患者术后生活质量,尽可能地使患者泌尿及生殖功能保持正常,1981年日本解剖学家佐藤详细报告了骨盆内自主神经的解剖(图 13-1)。研究结果表明:盆腔自主神经包括腹下神经和盆内脏神经,两者汇合成盆腔自主神经丛。盆腔内脏受交感神经、副交感神经和体神经支配:腹下神经损伤引起贮尿射精障碍,盆内脏神经损伤则引起排尿和勃起障碍。TME 手术后少数患者排尿及性功能障碍(特别是男性)仍然是一个严重的问题,很大程度上影响了患者术后的生活质量,为了既不妨碍肿瘤的根治性,又能最大限度地保留患者排尿功能及性功能,日本学者土屋周二于 1982 年率先开展了保留盆腔自主神经的直肠癌根治术(pelvic autonomic nerve preservation,PANP),患者术后生存质量得到有效改善,排尿障

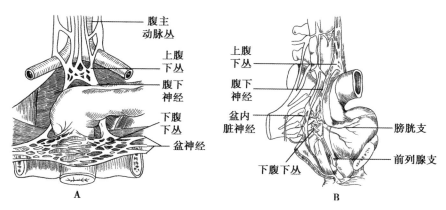

图 13-1　盆腔自主神经示意图
A. 盆腔自主神经正面观;B. 盆腔自主神经侧面观

碍降为 15.1%,射精障碍为 21.7%,勃起障碍 15.2%。1988 年以来,他又开展了部分保留骨盆自主神经的手术。PANP 手术原则是只剪断走向肠壁方向的神经纤维,最大可能地保留盆腔自主神经。该技术能够在保证根治的前提下,最大限度降低对患者盆腔自主神经的损伤,减少患者排尿和性功能障碍的发生率,是直肠癌外科治疗的重要原则,顺应现代医学中直肠癌外科研究的趋势。

　　TME 与 PANP 原则并不矛盾:在直视下锐性游离直肠及其系膜,完整切除脏层筋膜包裹的所有组织,同时慎重对神经干到直肠系膜和直肠的所有分支进行分离,保留壁层筋膜内组织,只剪断走向肠壁方向的神经纤维,可以最大限度保留盆腔神经功能。美国学者 EnkerWE 和 Havenga 等结合 TME 和 PANP 手术的研究结果显示 77 例男性术后 78% 保持性功能满意,34 例女性术后 91% 保持健全的性能力,没有严重排尿功能障碍及神经源性膀胱并发症报道,术后 5 年生存和局部复发率与传统根治术差异无显著意义。2004 年国外学者 Kneist 在研究中也发现,行 TME 时保留盆腔自主神经可明显降低术后神经源性膀胱引起的排尿紊乱。目前 TME 结合 PANP 被认为是直肠癌手术新的"金标准",这种手术在日本普遍推广,并成为一种定型术式。本研究团队从 20 世纪 90 年代开始对直肠癌根治术后患者有较高的性功能障碍及排尿功能障碍发生率的原因进行分析:对 63 例直肠癌患者行根治术后的性功能进行追踪研究,并对 28 例直肠癌患者进行前瞻性、连续性的尿流动力学检测,探讨这些患者术后发生性功能及排尿功能障碍的原因,提出积极开展保留自主神经的直肠癌根治术的必要性,得到国内学者的广泛认同。近年来我们和国内其他医疗中心专家的研究结果均提示了保护盆腔自主神经对术后性功能和排尿功能的重要作用,直肠癌根治术中保护内脏神经的观点已为国内广大结直肠外科医生所接受,但在临床应用中要求外科医生必须严格掌握其适应证,并熟练掌握盆腔自主神经的分布和走行,才能更好地保护患者的泌尿生殖功能。

　　腹腔镜结直肠癌的手术治疗始于 1991 年,并在实践和推广中也不断得到完善与发展。

目前腹腔镜结直肠手术的肿瘤根治性和手术安全性已得到公认。无论是总体生存还是无瘤生存率,腹腔镜和开腹直肠癌根治术都无明显的统计学差异。相对开腹手术,腹腔镜手术还具有创伤小、术后疼痛轻、肠道功能恢复快、住院时间短等优势。另外,由于腹腔镜的放大作用,手术视野更为清晰开阔,不易损伤周围组织器官;术中使用超声刀锐性解剖切除,使组织标本更加完整,这些均有助于改善手术的效果。国外学者 Breuk 等在 2006 年就报道了他们在腹腔镜下全直肠系膜切除术中保护自主神经的经验,包括在结扎肠系膜下血管、锐性切割直肠系膜、术中辨认并保护盆腔自主神经丛等方面的技巧。随着近年来腹腔镜技术的日渐成熟及吻合器的不断发展,已使得腹腔镜低位直肠癌盆腔自主神经保护有了长足的发展进步。2008 年本团队通过对 139 例中低位直肠癌患者的研究表明,腹腔镜下 PANP 手术(L-PANP)与传统开腹 PANP 手术(O-PANP)相比,L-PANP 患者的排尿功能、性功能障碍方面明显较开腹组低,极大地提高了患者术后的生存质量。将腹腔镜的微创性、TME 原则及 PANP 原则有机地结合起来,以使患者术后生理功能和生存质量得到全面提高,已成为当今直肠癌手术治疗的趋势。

第二节 PANP 手术的分型

PANP 手术方式按保留盆腔自主神经的部位及数量有多种分类方法,包括有 Moriya 分型法、北绾庆一分型法和 Sugihara 分型法等。

1. Sugihara 分型法(1996 年) 目前常用分型法,把 PANP 手术分为 4 型(图 13-2)。

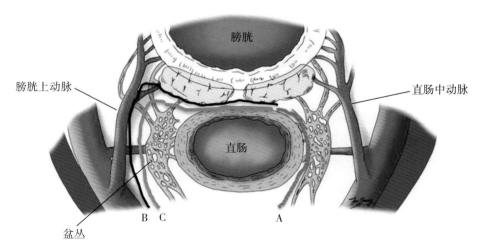

图 13-2　PANP 手术 Sugihara 分型示意图

A. 完全保留;B. 半保留;C. 部分保留

（1）Ⅰ型：完全保留盆腔自主神经。

（2）Ⅱ型：切除腹下神经丛，保留双侧盆腔神经丛。

（3）Ⅲ型：切除腹下神经丛，保留一侧盆腔神经丛。

（4）Ⅳ型：完全切除盆腔自主神经。

2. Moriya 分型法　将 PANP 分为 3 型。

（1）第 1 型：为全部保留自主神经（total preservation of the autonomic nervous system，TPAN）。

（2）第 2 型：为切断交感神经全部保留盆腔神经（complete preservation of the pelvic nerve，CPPN）。

（3）第 3 型：为部分保留盆腔神经（partial preservation of pelvic nerve，PPPN），尽可能地保留患者的泌尿功能。

3. 北绾庆一分型法　将 PANP 手术分为两大类型。

（1）完全保留盆腔自主神经：即保留骶前神经丛和双侧的射精神经，保留双侧的盆内脏神经，双侧盆神经丛及其传出支（直肠丛予以切除，保留前列腺支及膀胱支）。

（2）部分保留盆腔自主神经。

1）保留单侧盆腔自主神经：指完整保留骶前神经丛，以及一侧的射精神经、盆内脏神经、盆神经丛及其传出神经组成的膀胱丛及前列腺丛。

2）保留盆内脏神经（选择性保留）：保留的神经范围包括一侧或两侧骶$_2$至骶$_4$的盆内脏神经，盆神经丛的后下角、前上角及两者之间相连的条状的神经丛以及盆神经丛的传出支（膀胱神经丛、前列腺神经丛）。但此术式操作较复杂，目前尚未得到同行的足够重视。

3）保留骶$_4$盆内脏神经。

第三节　PANP 手术的适应证与禁忌证

PANP 手术应以根治性切除肿瘤为目的，并在此基础上尽可能保留盆腔自主神经。在保证肿瘤根治的前提下，PANP 手术适合于 60 岁以下、T3~4aN1~2M0 期（Dukes'C 期）以前的患者。T4b 期直肠癌在没有远处转移、没有侵及盆神经丛或接受术前辅助放化疗的情况下也可适当选择 PANP 手术。

近年来更强调通过腔内超声和 CT 等做好术前评估，了解肿瘤浸润的范围及与盆腔自主神经的关系，并结合术中肿瘤分期来选择 PANP 手术方式，是保存所有盆腔自主神经还是保留单侧，或选择性保留盆内脏神经和盆丛，还是只保存骶$_4$盆内脏神经（即只保存排尿功能）。对于姑息性手术病例，则应尽可能地避免伤及盆腔内所有神经。

1. PANPⅠ型　适用于肿瘤未穿破肠壁和无淋巴结转移的 T1~2N0M0 期患者（Dukes'A）。

2. PANPⅡ型　适用于肿瘤位于腹膜返折以上,穿破肠壁或疑有淋巴结转移的T3~4aN1~2M0期患者(Dukes'B期和C期)。

3. PANPⅢ型　适用于肿瘤位于腹膜返折以下,一侧穿破肠壁或一侧疑有淋巴结转移的T3~4aN1~2M0期患者(Dukes'B期和C期);如T4b期直肠癌没有远处转移、没有侵及一侧盆神经丛或接受术前辅助放化疗降期后可选择应用。

4. PANPⅣ型　如腹膜返折以下的直肠肿瘤直径较大、直肠深筋膜面广泛受侵,或判断双侧直肠旁淋巴结可能有转移的病例可完全切除骨盆丛,即为Ⅳ型术式。

第四节　PANP 手术的手术要领与操作技巧

腹腔镜下保留自主神经功能的直肠癌手术的主要操作步骤和注意要点。

1. 腹腔探查　由远及近、由上至下,依次观察膈顶、左右肝脏表面、大网膜、胃、小肠及其系膜、升结肠、横结肠、降结肠、盆腔前份器官、盆底腹膜、肿物是否可见及与邻近器官关系。

2. 初步确定手术方式。

3. 助手以1或2把无损伤钳,将直肠及系膜向腹侧提拉,使右侧直肠旁沟呈90°~120°角,并维持张力;通过张力的强弱变化,辨认Toldt间隙的解剖位置(通常对应腹膜表面的黄白交界线),确定切开的窗口。

4. 于左右髂血管分叉下方,用超声刀先切开乙状结肠及直肠上段右侧的Toldt线,由右向左推进,进入Toldt间隙。

通过辨认正确的筋膜面,来确定是否进入正确的手术间隙。双侧肾前筋膜(Gerota筋膜)及中间的主动脉前筋膜横贯腹部,向下移行为盆筋膜壁层,呈半透明状,下覆输尿管、盆腔自主神经丛、髂血管等重要结构(此处为乙状结肠手术和直肠手术容易发生自主神经丛损伤的第一个危险部位)。

容易发生神经损伤的原因在于神经束前后的层面均为疏松容易分离且缺乏血管的间隙,而且神经丛的层面较薄,有时会误认为黏附于直肠系膜上的结缔组织。当神经丛与直肠系膜面关系较为密切而不易辨认时,一旦进入错误的层面间隙,则有可能将骨盆神经及腹下神经离断。

我们的经验:在切开腹膜窗口进入间隙之后,需再次确认是否处于正确的层面。直肠系膜面较为光滑规则,与神经之间缺乏实质性的粘连,稍推即可开;而神经与后方骶骨筋膜之间有多支盆内脏神经相连,如疑误入此层面时,切不可轻易切断此类可疑神经束,需在该层面前后仔细辨认之后,觅及正确的直肠系膜光滑面,再继续向上向下分离。

5. 进入正确间隙后,向左方游离,隔着盆筋膜壁层可见后方的左侧髂总动脉(部分患者筋膜混浊或筋膜后较多脂肪,但可见血管搏动)。沿髂血管表面向外向下,在筋膜后方,由右向左依次显露的是：左侧腹下神经、左侧输尿管，更远方可及左侧生殖血管（此处为乙状结肠手术和直肠手术最容易损伤左侧输尿管的第一个危险部位）。

6. 扩展间隙之后，可向肠管与后腹壁形成的夹角尖进行分离，其尖端所指最终可达腹主动脉分出肠系膜下动脉（IMA）处（此处为乙状结肠手术和直肠手术容易发生自主神经丛损伤的第二个危险部位）。距离腹主动脉分为双侧髂总动脉的头端约 4cm 处，腹主动脉向左前侧发出 IMA。

IMA 的游离尽量由腹侧到背侧、由远及近，逐步显露 IMA 与腹主动脉的夹角，抬起IMA，将 IMA 双侧及夹角内可见的神经束尽量推向后腹壁（IMA 根部往往存在系膜脂肪较少的窗口，而 IMA 与左侧的神经束关系相对密切），注意避免切开腹主动脉前筋膜，避免损伤神经，直至完全显露 IMA 与腹主动脉的夹角。

7. 距离 IMA 根部 1~1.5cm 处，游离、妥善结扎并切断 IMA，继续向左侧拓展平面：于IMA 断端左侧大约 1~2.5cm 乙状结肠系膜内可以发现肠系膜下静脉（IMV）；距离 IMA 根部大约 1~3cm 于系膜内可以发现左结肠动脉（LCA，其是 IMA 的第一条分支，几乎不存在变异）。

结扎离断 IMV 时注意保护 IMV 背侧肾前筋膜内的左侧输尿管（此处为乙状结肠手术和直肠手术最容易损伤左侧输尿管的第二个危险部位），避免损伤的要点是保持筋膜的完整性。由右及左、自下而上，先游离乙状结肠系膜与肾前筋膜之间的间隙，游离过程中，前方可见系膜内的 IMV，后方可见筋膜后的输尿管。确定 IMV 的解剖无虞之后，再游离切断。

8. 继续扩大左侧 Toldt 间隙，左外侧界至左侧 Toldt 间隙的外侧边界 ~ 左侧 Toldt 线；左下界至乙状结肠间隐窝背侧；下界至髂内血管水平。

9. 转至乙状结肠前方，锐性分离乙状结肠与腹壁的粘连带，并切开左侧 Toldt 线（即左侧黄白交界线），至降结肠中下段。

10. 沿盆筋膜壁层与直肠深筋膜之间的直肠后间隙，向远端分离直肠，注意保持直肠深筋膜包绕的直肠系膜的完整性，并保护直肠系膜外的双侧腹下神经。下腹神经在行走过程中，可向直肠发出直肠支，并与直肠产生黏附。如向腹侧牵拉直肠时，左腹下神经会被直肠支牵起，术中未发现可能造成左腹下神经的损伤。

11. 向双侧及盆底尽量继续扩展直肠后间隙，于双侧逐渐可见直肠侧韧带。侧韧带处理时应靠近肠系膜而远离盆壁，骨盆神经丛位于髂内动脉前内侧的盆壁，由骨盆内脏神经与腹下神经共同组成，呈菱形筛网状结构。侧韧带内的主要结构为神经和血管，盆神经丛发出支配直肠的自主神经走行于侧韧带中，组成了其主要结构；直肠中动脉可穿过盆丛，但直肠中动脉并不是一定是侧韧带的主要结构。侧韧带形似致密的三角形结构。在处理侧韧带时应注意保护侧壁的骨盆神经丛，紧贴肠壁以超声刀切断即可。

12. 切开两侧直肠旁沟的腹膜，向前延至道格拉斯窝处，沿着邓氏筋膜（Denonvilliers 筋膜）后方与直肠系膜之间，向直肠远侧端游离；前方至前列腺尖水平；两侧至肛提肌水平；后侧至肛尾韧带水平（可根据肠管切除范围决定是否切断肛尾韧带）。操作应紧贴直肠深筋膜的前方,即邓氏筋膜和其后方的疏松网状结构往下方分离,保证邓氏筋膜的完整性。

操作过程中需要注意三点:①游离过程中注意保持盆筋膜壁层与直肠深筋膜二者的完整性,始终使盆腔自主神经丛位于完整的筋膜后方;②男性精囊腺及女性阴道上部的前外侧存在神经血管束,手术中需注意保护,这些结构位于邓氏筋膜前方;③为避免损伤盆自主神经,手术中应准确进入邓氏筋膜后方的间隙。

13. 于恰当的位置,剪开直肠深筋膜,离断直肠系膜,裸化肠管,以切割闭合器离断肠管。

14. 切除肿瘤,吻合肠管。

保留自主神经功能的开腹直肠癌手术的主要操作步骤和注意要点:

采用中下腹正中切口,腹腔探查顺序同样应由远及近、由上至下;取头低臀高位,左侧打开乙状结肠与侧腹壁盆壁之间的粘连,在乙状结肠与左侧肾前筋膜之间的疏松间隙进行分离,保护肾前筋膜和乙状结肠系膜的完整性;在腹主动脉右侧1.5cm左右剪开后腹膜,在后腹膜深面、肾前筋膜前向左侧游离,可见双侧肾前筋膜在腹主动脉前方融合形成主动脉筋膜,于筋膜后方、腹主动脉前方两旁、肠系膜下动脉后方,可见网状、条索状的自主神经丛向下行走。保护腹主动脉筋膜完整,游离肠系膜下动脉,清除血管周围疏松结缔组织和淋巴结,远离动脉根部1~1.5cm结扎肠系膜下动脉,以保护上腹下神经丛;在骶骨岬处按TME原则,沿盆筋膜壁层与直肠深筋膜之间的直肠后间隙,向远端分离直肠,保持直肠深筋膜包绕的直肠系膜的完整性,注意保护位于壁层筋膜及脏层筋膜之间的腹下神经。腹下神经也有许多细小分支与直肠相连,可以剪断这些分支,神经便和直肠分离开来。将直肠后壁完全游离。只要肿瘤局限于脏层筋膜包裹的直肠系膜内,骶前一般不要清扫,按TME原则锐性分离即可,完全可以保留腹下神经。如肿瘤已侵出,此时应找到两侧的腹下神经,用细胶条牵起再清除壁层筋膜浅面的脂肪、淋巴组织,牵引腹下神经后可清楚看到神经干走行,分离直肠侧后壁时予以充分的保护。由于乙状结肠系膜和直肠上段系膜主要偏左侧,牵引乙状结肠时,容易将左腹下神经也一并提起,稍不注意极易锐性剪断左腹下神经,术中应予以充分的注意。如果已经侵犯神经则根据具体情况保留或者部分保留腹下神经的分支。

提起直肠,沿直肠系膜的边缘,由后向前弧形切开盆腔的腹膜边缘,打开直肠膀胱或直肠子宫陷凹腹膜返折处,向直肠远侧端游离:前方至前列腺尖水平;两侧至肛提肌水平;后侧至肛尾韧带水平(可根据肠管切除范围决定是否切断肛尾韧带)。操作应紧贴直肠深筋膜的前方,即邓氏筋膜和其后方的疏松网状结构往下方分离,保证邓氏筋膜的完整性,在女性患者则需保证阴道后壁邓氏筋膜的完整光滑,以保留盆丛至阴道或前列腺、精囊腺的传出支;如果肿瘤已侵破肠壁,根据实际情况切除受侵的结构组织;侧韧带处理同腹腔镜手术步骤11;于恰当的位置,剪开直肠深筋膜,离断直肠系膜,裸化肠管,以切割闭合器离断肠管;切除肿瘤,吻合肠管。开腹手术中需注意避免挤压和牵拉肿瘤,准确辨认层面,尽量锐性分离组织。

(刘健培)

参 考 文 献

1. Heald RJ,Husband EM,Ryall RD. The mesorectum in rectal cancer surgery-the clue to pelvic recurrence?［J］. Br J Surg,1982,69(10):613-616.

2. Heald RJ,Ryall RD. Recurrence and survival after total mesorectal excision for rectal cancer［J］. Lancet,1986, 1(8496):1479-1482.

3. 土屋周二.直肠癌手术,自律神经温存手术［M］.手术,1983,12(2):1367.

4. 卫洪波,王吉甫,张德麟.直肠癌根治术后性功能障碍的研究［J］.普外临床,1994,9(4):213.

5. Havenga K,DeRuiter MC,Enker WE,et al. Anatomical basis of autonomic nerve- preserving total mesorectal excision for rectal cancer［J］. Br J Surg,1996,83(3):384.

6. Havenga K,Maas CP,DeRuiter MC,et al. Avoiding long-term disturbance to bladder and sexual function in Pelvic surgery,Particularly with rectal cancer［J］. SeminSurgOncol,2000,18:235-243.

7. Moriya Y,Sugihara K,Akasu T,et al. Nerve-sparing surgery with lateral node dissection for advanced lower rectal cancer［J］. Eur J Cancer,1995,31:1229-1232.

8. 卫洪波,王吉甫,张德麟.直肠癌根治术后尿流动力学变化的研究［J］.癌症,1993,12(5):422

9. Sugihara K,Moriya Y,Akasu T,et al. Pelvic autonomic nerve preservation for patients with rectal carcinoma-oncologic and functional outcome［J］. Cancer,1996,78(9):1871-1880.

10. Havenga K,Enker WE. Autonomic nerve preserving totalmesorectal excision［J］. SurgClin North Am,2002, 82:1009-1018.

11. Havenga K,Enker WE,McDermott K,et al. Male and female sexual and urinary function after total mesorectal excision for autonomic nerve preservation for carcinoma of the rectum［J］. J Am CollSurg,1996,182:495-502.

12. Jayne D G,Guillou P J,Thorpe H,et al. Randomized trial of laparoscopic-assisted resection of colorectal carcinoma:3-year results of the UK MRC CLASICC Trial Group［J］. J ClinOncol,2007,25(21):3061-3068.

13. Andersson J,Abis G,Gellerstedt M,et al. Patient-reported genitourinary dysfunction after laparoscopic and open rectal cancer surgery in a randomized trial(COLOR II)［J］. Br J Surg,2014,101(10):1272-1279.

14. Andersson J,Angenete E,Gellerstedt M,et al. Health-related quality of life after laparoscopic and open surgery for rectal cancer in a randomized trial［J］. Br J Surg,2013,100(7):941-949.

15. Wang CL,Qu G,Xu H W. The short- and long-term outcomes of laparoscopic versus open surgery for colorectal cancer:a meta-analysis［J］. Int J Colorectal Dis,2014,29(3):309-320.

16. Lange M M,Maas C P,Marijnen C A,et al. Urinary dysfunction after rectal cancer treatment is mainly caused by surgery［J］. Br J Surg,2008,95(8):1020-1028.

17. Liang J T,Lai H S,Lee P H. Laparoscopic pelvic autonomic nerve-preserving surgery for patients with lower rectal cancer after chemoradiation therapy［J］. Ann SurgOncol,2007,14(4):1285-1287.

18. 郑宗珩,卫洪波,陈图锋,等.保留盆腔自主神经的腹腔镜直肠癌根治术对排尿功能的影响［J］.中华医学杂志,2009,89(42):2976-2979.

19. 黄江龙,郑宗珩,卫洪波,等.盆腔自主神经活体尸体对比研究［J］.中华外科杂志,2014,52(7):500-503.

20. 黄江龙,郑宗珩,卫洪波,等.直肠系膜结构解剖和腔镜下观察的对比研究［J］.中山大学学报(医学科学版),2014,35(3):407-411.

第十四章

盆腔自主神经保护的开放直肠癌根治术

开放手术是腔镜手术的基础。尽管近年来采用腹腔镜技术来完成手术占直肠癌手术的比例不断上升，但对于部分不适合采用腹腔镜进行手术的患者，以及腹腔镜手术过程中因故中转为开放手术的患者，在开腹状态下顺利完成手术，是绝对必须掌握的本领。

腹腔镜手术也反过来推动开腹手术的技术进步。腹腔镜手术过程中，放大的图像有助于外科医师对于平素不太注意的解剖结构的理解，并可以在开放手术时加以对照验证；目前的腹腔镜直肠癌手术，基本采用中间入路，这也反过来推动并改变了开腹直肠癌的手术入路选择；在进行腹腔镜直肠癌手术时，术野的观察角度通常是从右侧方向左侧方、从头侧向肛侧，与开腹手术时的从前向后不同，这也有助于术者从多个角度理解手术的进程，为更好地完成开腹或腹腔镜手术奠定基础。

下面，我们先从开放的直肠癌手术开始讲解。

第一节　肠系膜下动脉的处理、周围淋巴结清扫及神经保护

较前的手术学上，肠系膜下动脉的处理次序通常在直乙状结肠的游离之后再开始进行，其原因在于对解剖层面的认识尚缺完美。近年来，随着解剖技巧的不断进步，以及为了更符合无瘤原则的需要，同时也是腹腔镜技术反过来的推动，经中央入路，首先控制血管，逐渐成为首选，不管是开放还是腹腔镜手术。

肠系膜下动脉（inferior mesenteric artery，IMA）根部周围的自主神经丛包括：

（1）腹主动脉丛：位于 IMA 上方、覆盖于腹主动脉前方及侧方的网状神经丛。

（2）上腹下丛：位于 IMA 起始部水平与腹主动脉分叉下两侧腹下神经起点之间（图 14-1）。在 IMA 起点以下的上腹下丛左、右侧束及其在腹主动脉表面形成的 V 形区内的束间网

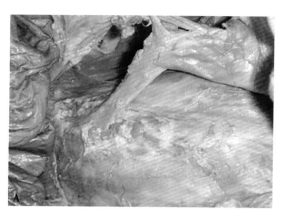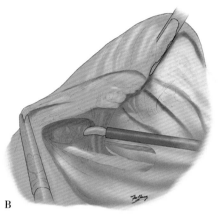

图 14-1　IMA 与腹主动脉的夹角内的上腹下丛,以左侧明显

A. 解剖图;B. 示意图

状交通支是形成骶前神经的主要神经纤维。

（3）肠系膜下丛:围绕 IMA 根部及其分支分布,是 IMA 血管鞘形成的重要成分。

在手术中,IMA 根部的处理,决定了淋巴清扫的级别,也是神经功能保护的上方关键点。IMA 根部的淋巴结是降结肠、乙状结肠及直肠癌的主要转移路径。对 IMA 根部淋巴结进行清扫,即 D3 根治水平,可以提升手术的根治度,并提供准确的肿瘤分期。这是直肠癌、乙状结肠癌常规清扫手术的头端最高位置,也是目前国家卫生计生委医政司诊疗规范中的推荐术式,但 IMA 根部淋巴结的清扫有可能增加 IMA 周围自主神经损伤的可能性。

为了避免损伤腹主动脉前方 IMA 根部的神经网格及腹下神经,国内外众多学者对 IMA 的结扎位置、游离暴露技巧,以及神经的保护技巧进行了多方面的研究,观点及经验较多。笔者的经验是:只要谨慎操作,在高位结扎 IMA 的同时可以避免损伤神经丛;IMA 的游离尽量由腹侧到背侧、由远及近,在进入骶前正确的平面之后,向头端游离,逐步显露 IMA 与腹主动脉的夹角,在此过程中,抬起 IMA,将 IMA 双侧及夹角内可见的神经束尽量推向后腹壁（图例:IMA 与左侧神经关系较为密切）,注意避免切开腹主动脉前筋膜,避免损伤神经,直至完全显露 IMA 与腹主动脉的夹角。在此过程上,可将 IMA 周围的淋巴脂肪组织向远方推扫,将 IMA 脉络化;腹主动脉丛和上腹下丛发出分支环绕 IMA 并伴其行走,即肠系膜下丛,其与 IMA 周围的淋巴管一起,构成增粗的血管鞘,以左侧尤甚。手术解剖过程按顺时针方向,按"下-右-上-左"顺序环绕 IMA 进行,游离过程中切断淋巴管神经束,进入血管鞘,将血管骨骼化,是可供选择的有效选项,可完全显露 IMA。

于确定的神经丛腹侧远端,选定血管离断位置,即可妥善结扎血管。研究者对血管高位结扎的定义有多种看法,从根部 0.5~2.0cm 不等。笔者的意见是:只要淋巴脂肪组织清扫完全,神经显露保护妥当,在稍远处进行离断,安全性更有保证,故推荐于 1.0~1.5cm 左右处离断。更远位置的离断,亦无必要。

第二节　腹主动脉旁肿大淋巴结的探查与处理

肠系膜下动脉根部有肿大甚至融合的淋巴结,或者腹主动脉局部周围出现肿大怀疑转移的淋巴结,通常意味着患者分期较晚。部分患者可有髂总动脉分叉部的淋巴结肿大,肿大淋巴结位于盆筋膜壁层后方。当然,淋巴结肿大并不一定意味着转移,淋巴结无肿大也不代表没有转移。肠系膜下动脉周围的淋巴结基本上都在手术必须清扫的范围之内,直肠及乙状结肠的淋巴管,向上方引流,最终必将伴随肠系膜下动脉一起,穿过主动脉前筋膜(肾前筋膜在主动脉前方的融合),沿腹主动脉两侧向上行走。手术中,按直肠癌的手术清扫范围,肠系膜下动脉周围的淋巴结属于 D3 清扫级别,必须加以清扫。但是,一旦肿大转移的淋巴结位于腹主动脉旁,或者髂总动脉分叉处,是否进行探查并做清扫手术,目前意见尚不统一。传统手术方式均要求行手术清扫,但按 Heald 的 TME 理论及新的新辅助治疗原则,一旦该处淋巴结出现转移,扩大手术切除及清扫范围,并不一定能带来无瘤生存率及总生存率的提高,因此建议先行术前放化疗治疗。但当新辅助治疗之后,或者医患未选择新辅助治疗时,如果术中发现该处有肿大怀疑转移的淋巴结,决定行手术切除时,必须注意神经丛与淋巴结及血管之间的关系。IMA 周围腹主动脉前的神经呈网状结构,淋巴结淋巴管与神经的位置关系较密切,可能与神经丛紧密粘连,IMA 发出点远端的网格状神经逐渐汇合成两束。手术中,进行探查时,不建议术者将腹主动脉或髂总动脉分叉处的血管完全骨骼化,这样除了神经受损,还将可能出现淋巴管的损伤及瘘的可能。TMA 根部上下方,相对于淋巴管,神经丛相比呈交叉网格状,一旦神经汇合成双侧下腹下神经时,则成束状。手术时,一旦决定探查并切除大动脉周围的淋巴结,建议先觅及一侧的下腹下神经,通常先找相对正常侧,这时可进行适当的悬吊保护,由远而近地进行探查和切除,这样出现神经损伤的机会较少。如果探查发现神经丛或神经网格与转移淋巴结严重粘连,这个时候,切除一侧甚至双侧的下腹下神经丛或下腹下神经,是可接受的。

术中在满足肿瘤清扫要求的情况下,能保留一侧的下腹下神经丛,可部分保留患者的术后的射精功能,保证生活质量。

第三节　主动脉前筋膜与肾前筋膜的保护

肾前筋膜为肾筋膜的前层;在肾的内侧,肾前筋膜越过腹主动脉和下腔静脉的前方,与对侧的肾前筋膜相续;覆盖于腹主动脉前方的肾前筋膜称为主动脉前筋膜。直肠癌的手术入路及平面,正位于肾前筋膜及主动脉前筋膜前方;髂血管、输尿管及盆腔自主神经丛等结构,位于筋膜后方。在直肠癌手术中,维持肾前筋膜及主动脉前筋膜的完整性,是保护筋膜后方重要结构的关键。

我们对手术及解剖的进一步研究更表明,双侧肾前筋膜向中间在腹主动脉之前融合后,向下跨过并覆盖髂血管,沿输尿管等重要结构表面延伸向下,延续为盆筋膜的壁层,在此层面之前进行解剖,是直肠癌手术保护自主神经的要点(图 14-2)。

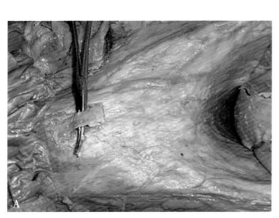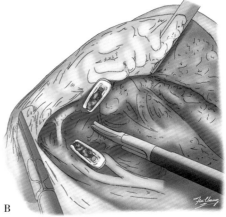

图 14-2　肾前筋膜于腹主动脉前融合,覆盖着输尿管、生殖血管、神经、髂血管,仅 IMA 穿出

A. 解剖图;B. 示意图

肾前筋膜间平面是手术的重要解剖标志,是多层无血管结构,其内充满蜘蛛丝网格状白色无血管疏松结缔组织,解剖空间大,安全性好,是泌尿外科及结直肠外科无血化手术理想的工作层面(图 14-3,图 14-4)。

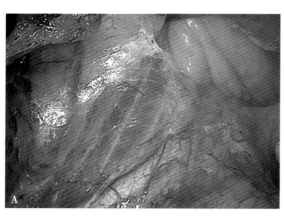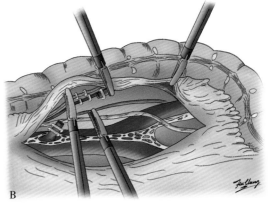

图 14-3

A. 活体的左侧肾前筋膜,向盆腔延续;B. 左侧肾前筋膜,向盆腔延续,后面覆盖着输尿管、生殖血管等(示意图)

解剖行经肾前筋膜前平面入路,应按照肾前筋膜前平面的无血管解剖分层,逐步显露解剖标志,避免了层面破坏和分离层面时解剖迷失,从而较好地避免了医源性并发症的发生。

直肠癌手术时,较少进入右侧肾前筋膜平面。通常在骶岬前方循黄白交界线切开后,进入 Toldt 间隙,由右向左,跨越主动脉前筋膜,进入左侧肾前筋膜及盆筋膜壁层前方。操作过程中,必须紧盯两个层面:①结

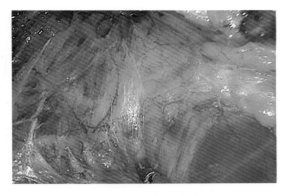

图 14-4 左侧肾前筋膜与左半结肠间的间隙

直肠系膜面,此层面类似脂肪瘤包膜样,较为光滑,内容饱满;②肾前筋膜及盆筋膜壁层筋膜面,此层面较为疏松,不规则,部分空间为蛛丝样疏松筋膜结构充填,筋膜空间时为透明时稍混浊。此两层面对比明显,层面间基本无血管或其他管道交通。当肿瘤尚未外侵时,于此两层面间进行分离操作,保证主动脉前筋膜与肾前筋膜的完整,是完美肠癌手术的起点,既可保证肿瘤的根治性,又能避免损伤肠外的重要结构。

第四节 盆腔神经丛的保护

盆腔自主神经丛是由交感神经和副交感神经纤维共同构成的混合神经丛,其中上腹下丛、腹下神经属于交感神经,后三者属于副交感神经或混合神经。副交感神经控制男性阴茎勃起,射精则由交感神经控制。交感神经纤维起源于腹交感神经节(T_{12}~L_2),分别绕过肠系膜下动脉根部,在腹主动脉前形成上腹下丛(骶前神经),然后在腹主动脉分叉处形成左右腹下神经,沿骨盆壁、髂内动脉内侧进入骨盆神经丛的后上角。副交感神经起源于 S_2~S_4 的内脏传入纤维,由相应骶孔发出,穿过骶前孔进入骨盆神经丛下角,称盆内脏神经(主要司勃起和排尿功能)(图 14-5)。腹下神经、盆内脏神经构成盆腔神经丛,位于腹膜返折下直肠两侧,呈菱形或三角形的网状神经板。再从盆腔神经丛发出分支支配精囊、前列腺、阴茎海绵体和输精管等,女性则支配子宫、阴道等器官。

目前直肠癌手术的手术入路,基本上均按照寻觅肠管与后腹壁之间的黄白交界线作为手术的入路,但当正确切开该处腹膜之后,仍有可能因为结构的辨认不清而导致损伤腹下神经及盆内脏神经。容易发生神经损伤的原因在于神经束前后的层面均为疏松容易分离且缺乏血管的间隙,而且神经丛的层面较薄,有时会误认为黏附于直肠系膜上的结缔组织。当神经丛与直肠系膜面关系较为密切而不易辨认时,一旦进入错误的层面间隙,则有可能将骨盆神经及腹下神经离断。

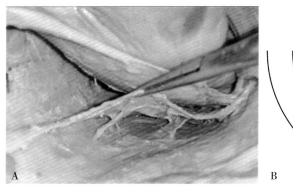
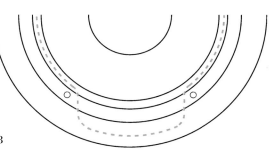

图 14-5

A. 盆神经丛的汇入神经;B. 盆神经丛的汇入神经及盆底切除病灶示意图

　　如何避免损伤? 我们的经验是:在切开腹膜窗口进入间隙之后,需再次确认是否处于正确的层面。直肠系膜面较为光滑规则,与神经之间缺乏实质性的粘连,稍推即可开(图 14-6);而神经与后方骶骨筋膜之间有多支盆内脏神经相连,如疑误入此层面时,切不可轻易切断此类可疑神经束,需在该层面前后仔细辨认之后,觅及正确的直肠系膜光滑面,再继续向上向下分离。

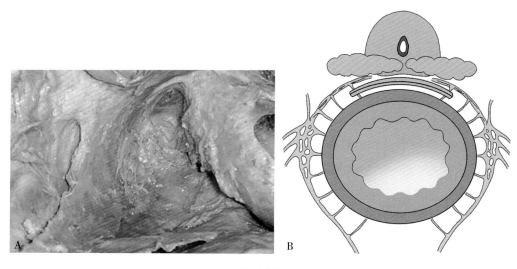

图 14-6

A. 直肠后间隙;B. 直肠周围的神经与联系

　　直肠癌手术过程中,在进入正确层面之后,交感神经来源的上腹下丛和腹下神经相对容易辨认和保留,但侧方的骨盆神经丛纤维和靠近邓氏筋膜的血管神经束这两个部位仍然很容易受到损伤。

　　腹腔镜手术与开放手术在盆腔深部的操作有所不同。采用腹腔镜手术,较易沿着原来开启的正确层面,在直肠系膜后方隧道式地前进,建立帐篷,直达盆底,之后再转向两侧及前方。而开放手术则因术野暴露所限,需环绕直肠系膜逐步分离。但不管哪种手术方式,如果已经在初始建立了正确的手术间隙,后续如何进行神经保护的操作,还是有章可循的。

盆腔深部的操作,需继续紧盯直肠系膜面进行,在直肠后方,勿损伤骶前筋膜,向下可游离至尾骨尖及肛提肌,过程中可适时向两侧扩展,逐渐可见两侧的直肠侧韧带。关于侧韧带的处理详见本章第六节。

第五节　是否应该进行输尿管及神经丛的游离

在 TME 理念被提出并被广泛接受之前,传统的直肠癌手术学上,经常提到"沿上腹下神经干向下游离至骶骨岬上方,沿髂总和髂内动脉解剖出左、右腹下神经,予以保护",以及"游离双侧输尿管,悬吊保护"等字句。但是,在 TME 理念已逐渐成为直肠癌手术的金标准的基础上,并且伴随综合治疗手段不断发展完善,近数年来,仍有不少文章在书写如何进行神经功能保护的时候,出现上述字句,这个问题值得仔细探讨。

在综合治疗手段(化疗、放疗)并未似当今如此强劲有力的年代,在综合化治疗方案(新辅助放化疗)未能像当今如此规范有效的年代,当时的大肠外科医生,在大部分患者就诊时已经处于中晚期的情况下,面对的难题是:如何利用唯一有效的武器——手术,将大块肿瘤完整切除! 当时,能够关注到周围器官的保护,以及神经功能的保存,已经非常难能可贵了! 当肿瘤侵出系膜时,外科医生为了将肿瘤完整切除而不损伤周围重要结构,对输尿管或神经进行游离保护,有时是必需的(图 14-7,图 14-8)。

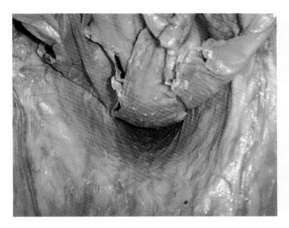

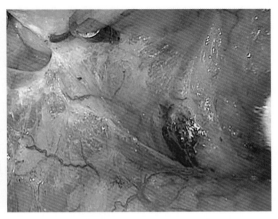

图 14-7　筋膜层覆盖下的双侧输尿管、髂血管及神经(尸体)　　图 14-8　筋膜层覆盖下的双侧输尿管、髂血管及神经(活体)

　　但是,随着对直肠癌的侵犯及转移规律进一步明确,以及对直肠系膜及盆腹各层筋膜的解剖有了新的认识之后,Heal 提出了直肠癌手术的 TME 理念,并在临床试验中得到完美验证。现在的直肠癌手术,再常规进行输尿管及盆腔自主神经丛的解剖游离悬吊,则将是对保功能手术的误解,必将可能给患者的神经功能带来伤害。只有在手术时,发现肿瘤侵及周围系膜,有可能累及输尿管或神经丛,手术中有可能会对输尿管或神经丛造成损伤的时候,对一侧局部的神经或输尿管进行游离保护,方有其实用价值。根据患者的肿瘤分期,选择恰当的综合治疗方案及手术切除范围,不贸然扩大手术范围,是对患者健康的尊重。

　　在综合治疗手段比较规范的当代,局部分期较晚的患者,可能通过新辅助治疗手段,达到降期的目的,之后再进行手术治疗。常规扩大手术范围,在直肠系膜范围之外进行清扫手术的必要性越来越少。不恰当地扩大手术范围,不但起不到保护神经功能和输尿管的目的,反而会带来副损伤。因此,必须纠正在直肠癌手术常规游离输尿管及盆腔自主神经丛的错误做法。

第六节　侧韧带的处理

　　侧韧带处理时应靠近肠系膜而远离盆壁,骨盆神经丛位于髂内动脉前内侧的盆壁,由骨盆内脏神经与腹下神经共同组成,呈菱形筛网状结构(图 14-9)。我们在行尸体解剖直肠侧方时,可见直肠系膜与侧盆壁间存在透亮灰白的疏松网状结缔组织,用手指或血管钳分离疏松结缔组织后,可见较为致密的三角形结构即为侧韧带。盆神经丛发出支配直肠的自主神经走行于侧韧带中,组成了其主要结构。直肠中动脉可穿过盆丛,但直肠中动脉并不是一定是侧韧带的主要结构。有研究发现直肠侧韧带中直肠中动脉出现的概率仅为 28.1%。在处理此动脉时应注意保

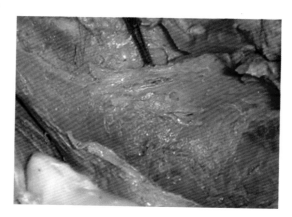

图 14-9　盆腔侧壁,菱形筛网状的骨盆神经丛

护侧壁的骨盆神经丛,紧贴肠壁切断即可,需避免靠近侧盆壁大束钳夹。

第七节　如何进入邓氏筋膜后间隙并保持筋膜完整性

　　邓氏筋膜与直肠深筋膜之间,存在一个间隙,即为邓氏筋膜后间隙,等同于直肠癌手术时的直肠前间隙。此间隙与直肠侧方及后方的间隙相通,但较窄,在侧方的部分位置为侧韧

带隔断。

男性精囊腺及女性阴道上部的前外侧存在神经血管束,手术中需注意保护,这些结构位于邓氏筋膜前方。为避免损伤盆自主神经,手术中应准确进入邓氏筋膜后方的间隙。在手术时,进入邓氏筋膜后间隙进行操作,可有效地保护盆腔自主神经丛。

邓氏筋膜起于腹膜返折,向下止于会阴体;覆盖于男性的精囊腺、前列腺表面,在精囊后面较为游离,而在前列腺尖部后面与直肠尿道肌筋膜粘连精密,无法钝性分离;该筋膜在女性则覆盖着阴道。筋膜前方与精囊和前列腺、后方与直肠系膜之间均存在疏松结缔组织。邓氏筋膜外侧部,移行为侧韧带的一部分。紧贴精囊和前列腺外缘,可见来自于下腹下丛发出的支配精囊腺和前列腺的神经走行于此,以及精囊腺和前列腺的滋养小血管。在手术中,邓氏筋膜表现为一层菲薄反光筋膜结构,辨别困难,容易误当直肠系膜一部分而切除。行开腹手术时,此处的处理更为困难,因为该部位呈斜面状,会造成视野的盲区,层次容易进入邓氏筋膜的前方,损伤支配精囊腺、前列腺的神经分支,及出入精囊腺、前列腺的血管,造成出血。出血后更是造成视野模糊,解剖结果不清,更加容易损伤神经。

切开两侧直肠旁沟的腹膜,向前延至道格拉斯窝处,沿着邓氏筋膜后方与直肠系膜之间,向直肠远侧端游离:前方至前列腺尖水平;两侧至肛提肌水平;后侧至肛尾韧带水平(可根据肠管切除范围决定是否切断肛尾韧带)。操作应紧贴直肠深筋膜的前方,即邓氏筋膜和其后方的疏松网状结构往下方分离,保证邓氏筋膜的完整性。

紧盯邓氏筋膜切割,保证前方致密筋膜的完整性,但又不存留脂肪及疏松筋膜附着其上,是既能保证肿瘤根治性,又能保护神经功能的可行方法。

第八节　术中盆腔自主神经的识别

由于盆腔自主神经较为纤细,与周围脂肪组织分辨不清,肉眼往往无法识别。直肠癌术后排尿功能障碍未得到完全解决,根源在于盆腔自主神经的损伤。Junginger 等人认为,术中盆腔自主神经得到完全确认的患者,术后排尿功能障碍发生率,可由 38.5% 明显下降至 4.5%,可见术中辨认盆腔自主神经的重要性。目前直肠癌术中自主神经的识别主要依赖术者肉眼的主观判断,准确性不高。术中采用刚果红、亚甲蓝等进行神经染色,能更清晰地辨认神经纤维,但操作较为麻烦,且可能影响手术视野及操作。

Kneist 探讨了在直肠癌手术中,利用神经电刺激仪刺激盆腔自主神经的同时,监测膀胱压力,评估神经辨认及排尿功能保护的可能性。具体方法如下:使用单极或双极电刺激器(Screener 3625®;Medtronic, Minneapolis, MN/Vocare Surgical Stimulator, Neurocontrol Corporation, Cleveland, Ohio, USA)连接持续电刺激仪(OSIRIS, inomed GmbH, Teningen, Germany),参数设置为电压 3~12V,电流 5~20mA,频率 5~35Hz,脉冲 210~310μs。术中留置膀胱测压管,并注

入 180~200ml 林格液。在游离盆腔自主神经后,以神经电刺激仪刺激其副交感分支,通过观察膀胱水柱的变化,评估盆腔神经的辨认及排尿功能的保护情况。当水柱上升超过 1cm 时,认为刺激有效,神经功能得到有效保护。研究结果表明,与肉眼观察相比,神经电刺激盆腔自主神经并实时监测膀胱压力变化,可以客观辨认并保护神经,将排尿功能障碍率从 60% 显著降低至 4%,值得临床推广。

Kneist 的研究仅限于开放直肠癌手术,而关于腹腔镜直肠癌手术术中刺激神经实时监测膀胱功能的研究少之又少。Foditsch EE 在母猪身上放置腹腔镜装置的电刺激仪器刺激会阴神经,并通过尿流率的检测实时评估膀胱排尿功能,提示腹腔镜直肠癌手术术中电刺激盆腔神经并测定膀胱压力评估排尿功能是可行的。此外,国内学者在腹腔镜前列腺癌根治术中,电刺激前列腺周围的自主神经,并通过实时盆底括约肌肌电监测评估神经走向及保护情况,明显改善了前列腺癌术后的控尿功能,这提示直肠癌术中通过监测盆底括约肌肌电,以保护盆腔控尿自主神经,也许同样是可行的。

我们率先在腹腔镜保留盆腔自主神经直肠癌根治术中,使用神经刺激仪术中刺激盆腔自主神经的盆丛及邓氏筋膜(图 14-10),留置三腔导尿管并连接测压管,可观察到神经刺激后膀胱收缩导致的水柱压力的上升,提示腹腔镜直肠癌手术通过神经刺激实时监测膀胱压力变化,以评估膀胱排尿功能保护是完全可行的。

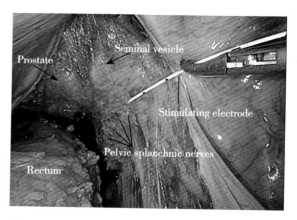

图 14-10　腹腔镜直肠癌根治术中电刺激辨认盆腔自主神经

Seminal vesicle:精囊腺,Prostate:前列腺,Stimulating electrode:刺激电极,Pelvic splanchnic nerves:盆内脏神经神经,Rectum:直肠

除了术中对排尿功能相关自主神经的实时辨认,国内外学者同样在术中通过实时电刺激盆腔自主神经,评估勃起功能保护情况。Kaiho 等人在尿道中置入气囊导管以监测海绵体压力,通过电刺激前列腺周围神经并观察海绵体压力变化,以更好地辨认并保护勃起神经,取得了良好效果。然而,该方法是否同样适用于腹腔镜直肠癌手术,仍有待进一步研究证实。

总之,对于直肠癌手术,影响患者术后自主神经功能的因素,也不仅仅是支配泌尿及性器官的神经是否受到损伤这么简单!患者术后的功能如何,也与精神心理、腹部及盆底肌肉等其他因素有关。国外也有研究表明:TME 术后的大小便失禁与围术期盆底的神经支配受到损伤有关,特别是低位吻合或盆腔内脏神经受损害者。神经的保护理念,应贯穿到我们整个手术中,按照肿瘤的根治原则确定切除范围,于正确的解剖间隙内进行精细操作,利用既往手术录像及尸体解剖的经验,结合器械仪器等辅助力量进行神经辨识,以达到治疗疾病及功能留存之间的最佳平衡。

（卫洪波　郑宗珩）

参 考 文 献

1. Heald RJ, Husband EM, Ryall RD.The mesorectum inrectal cancersurgery——theclue topelvicrecurrence ［J］. Br J Surg, 1982, 69(10):613-616.

2. Jeyarajah S, Sutton CD, Miller AS, et al.Factors thatinfluence theAdequacyof total mesorectalexcision forrectalcancer ［J］.Colorectal Dis, 2007, 9(9):808-815.

3. 黄江龙, 郑宗珩, 卫洪波, 等. 盆腔自主神经活体尸体对比研究［J］. 中华外科杂志, 2014, 52(7):500-503.

4. 黄江龙, 郑宗珩, 卫洪波, 等. 直肠系膜结构解剖和腔镜下观察的对比研究［J］. 中山大学学报（医学科学版）, 2014, 35(3):407-411.

5. Lin M, Chen W, Huang L, et al.The anatomy oflateralligament of the rectum andits role in total mesorectalexcision ［J］.World J Surg, 2010, 34(3):594-598.

6. Heald RJ, Moran BJ, Brown G, et al.Optimal totalmesorectal excision for rectal cancer isbydissection infront of Denonvilliers' fascia ［J］.Br JSurg, 2004, 91(1):121-123.

7. Tamakawa M, Murakami G, Takashima K, et al.Fascial structures and autonomic nerves in the femalepelvis: astudy using macroscopicslices and theircorresponding histology ［J］.AnatSci Int, 2003, 78(4):228-242.

8. Bertrand MM, Alsaid B, Droupy S, et al.Optimal planefor nervesparingtotal mesorectal excision, immunohistological studyand 3Dreconstruction:anembryological study ［J］.Colorectal Dis, 2013, 15(12):1521-1528.

9. Junginger T, Kneist W, Heintz A. Influence of identification and preservation of pelvic autonomic nerves in rectal cancer surgery on bladder dysfunction after total mesorectal excision ［J］. Dis Colon Rectum 2003;46(5):62128.

10. Kneist W, Heintz A, Junginger T. Intraoperative identification and neurophysiologic parameters to verify pelvic autonomic nerve function during total mesorectal excision for rectal cancer ［J］. J Am Coll Surg 2004;198(1):59-66.

11. Kneist W, Junginger T. Validity of pelvic autonomic nerve stimulation with intraoperative monitoring of bladder function following total mesorectal excision for rectal cancer ［J］. Dis Colon Rectum 2005;48(2):262-9.

12. Foditsch EE, Hoinoiu B, Janetschek G, et al. Laparoscopic placement of a tined lead electrode on the pudendal nerve with urodynamic monitoring of bladder function during electrical stimulation:an acute experimental study in healthy female pigs ［J］. Springerplus 2014,24;3:309.

13. 司徒杰, 温星桥, 张浩, 等. 腹腔镜前列腺癌根治术中实时盆底括约肌肌电监测的可行性研究. 中华腔镜泌尿外科杂志（电子版）.2012;6(3):5-10.

14. Wallner C, Lange MM, Bonsing BA, et al. Causes of fecal and urinary incontinence after total mesorectal excision for rectal cancer based on cadavericsurgery:a study from the Cooperative Clinical Investigators of the Dutch total mesorectal excision trial ［J］.J Clin Oncol. 2008, 26(27):4466-72.

第十五章

盆腔自主神经保护的腹腔镜辅助低位直肠前切除术（LAR 术式）

第一节　概　　述

如前所述，我国直肠癌发病率占结直肠癌的 60%~70%，而其中又有 3/4 为中低位直肠癌，而中低位直肠癌的手术无法回避的是功能损伤，尤其是因盆腔自主神经损伤造成的排尿和性功能障碍。因此，直肠癌手术对患者造成巨大的生理和心理创伤。近年来，随着微创外科的发展和微创理念的深入人心，如何将直肠癌患者的躯体创伤和功能损害控制在最小范围，是学者们孜孜以求的境界。

经过 20 余年的发展，与开放手术相比，腹腔镜结肠癌手术已达到了：手术原则相同、清扫范围相同、近期疗效不亚于开放手术，而在根治效果和远期疗效方面，腹腔镜结肠癌手术亦获得循证医学证据的支持。尤其是腹腔镜结肠癌手术，已被作为美国直肠癌规范化治疗范本的美国国立综合癌症网络（NationalComprehensive Cancer Network，NCCN）2012 年新版指南列为标准手术。相反在直肠癌领域，由于"腹腔镜手术的长期随访结果尚未公布"，腹腔镜直肠癌手术"更倾向于推荐腹腔镜手术在临床试验中应用"，由此不难发现，美国仍将腹腔镜直肠癌根治术限制在临床试验中应用。当然这其中的原因主要在于欧美国家的结直肠癌疾病谱中直肠癌比重较低，相关的临床研究较少；而在包括我国在内的亚洲国家，直肠癌比例较大，腹腔镜直肠癌手术开展较多、经验更为丰富。韩国现有的资料已显示，腹腔镜直肠癌手术在术后恢复和术后躯体功能、排便控制功能等生命质量方面显著优于开腹手术，肿瘤根治效果与开腹手术相当。直到 2015 年，有关腹腔镜直肠癌根治术疗效和安全性的大样本、前瞻性随机对照研究结果的公布，才使该术式得到学术界的公认。

可喜的是，在全国腹腔镜结直肠外科同道的共同努力下，腹腔镜直肠癌手术的一系列关键技术已在国内得到确立和发展，如：腹腔镜直肠癌手术局部解剖标志及解剖平面的确立、中间入路解剖法应用，以及腹腔镜全直肠系膜切除、括约肌间切除等技术的应用和规范化。

　　在腹腔镜下盆腔自主神经功能保护领域，也有很多微创外科专家做了大量工作。目前，腹腔镜全直肠系膜切除术已日臻成熟，其可行性、安全性和中远期疗效已被多项研究证实。其放大清晰的手术视野，使外科医生能在狭小的盆腔内进行直视下的精细操作，也使真正意义上的 PANP 手术成为可能。然而，至今国内外在该领域的研究报道较少，缺乏统一的手术操作规范，已有研究样本量小、评价指标欠客观，结果难以令人信服。因此，大样本、多中心、前瞻性随机对照研究的开展对于提高广大中低位直肠癌患者术后生活质量具有极其重大的意义。前期工作中，我们将上述腹腔镜技术和 PANP 理念有机结合起来，并在大量的尸体盆腔神经解剖学研究的基础上，在国内外首次提出应用腹腔镜技术施行保留盆腔自主神经的全直肠系膜切除术（laproscopic TME with pelvic autonomic nerve preservation，L-PANP-TME）。经过对手术入路、操作技巧的大量探索工作，首次提出了根据三间隙解剖层面对 L-PANP-TME 手术进行分型（Ⅰ型：完全保留盆腔自主神经；Ⅱ型：切除一侧或双侧骶前神经丛，保留双侧盆神经丛；Ⅲ型：切除一侧或双侧骶前神经丛，保留一侧盆神经丛；Ⅳ型：完全切除盆腔自主神经），逐步形成了一整套基于 TME 并实现最大限度盆腔自主神经保护的腹腔镜手术操作方法和规范。至今，我中心已开展该类手术逾 300 例，初步结果表明，L-PANP-TME 与 O-PANP-TME 术后排尿功能障碍发生率为 18% vs 32%（$P<0.05$），而勃起和射精功能障碍发生率为 14% vs 38%（$P<0.05$）、16% vs 30%（$P<0.05$），且两组 1 年和 3 年生存率无统计学差异。因此我们认为，与 O-PANP-TME 相比，L-PANP-TME 可以在保证肿瘤学和手术学安全性的基础上，最大限度地保护患者的排尿和性功能。

【适应证】

　　1. 中上段直肠癌，肿瘤直径在 5cm 以下，无远处转移。

　　2. 中低位直肠癌，切除肿瘤下缘 2cm 直肠后，肛管直肠环和肛提肌完整而无肿瘤浸润。

　　3. 直肠指诊肿瘤距肛缘 4~5cm 以上（具体视肿瘤大小、骨盆情况及术者经验而决定）。

【禁忌证】

　　1. 中上段直肠癌肿瘤较大或已侵犯周围组织，盆壁有浸润或腹腔内转移者。

　　2. 低位直肠癌局部晚期，尤其是侵犯肛管直肠环者。

　　3. 既往盆腔手术史或盆腔广泛放疗后，估计粘连严重者。

　　4. 全身情况差，合并严重疾病无法耐受全身麻醉或气腹者。

　　5. 既往脑卒中后遗症或高龄神经源性膀胱，无盆腔自主神经保护价值或需求者。

【麻醉】

　　选用气管插管全身麻醉。

【体位及戳孔位置】

　　患者取改良截石位，及头低脚高 20°~30°，右大腿低平而轻度内旋以利于术者操作，双上肢内收（图 15-1）。术者立于患者右侧，助手和扶镜手均位于患者左侧（图 15-2）。

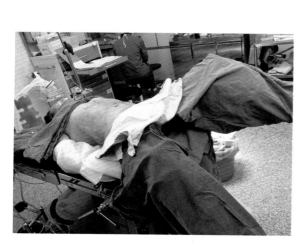

图 15-1　改良截石位

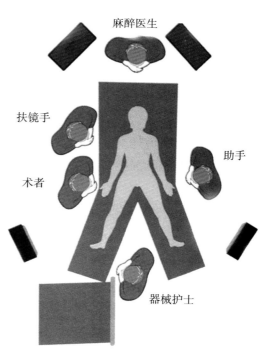

图 15-2　术者及助手站位

　　脐下缘气腹针穿刺，建立 CO_2 气腹，气腹压力 12~13mmHg，置入 10mm 套管（如既往局部手术史可选择开放法置入套管）作为观察孔，放入 30° 腹腔镜镜头进行探查。腹腔镜直视下，取右侧锁骨中线与双侧髂前上棘连线交点处置入 12mm 套管作为主操作孔，取右侧锁骨中线平脐处稍内侧置入 5mm 套管作为辅操作孔，左锁骨中线平脐处置入 5mm 套管作为助手操作孔，后期可以扩大作为标本取出口（图 15-3A，图 15-4A）。当然也有经耻骨上区戳孔并后期行该切口扩大作为标本取出口者（图 15-3B，图 15-4B）。

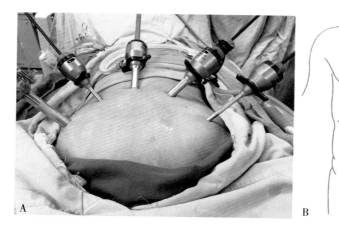

图 15-3　戳孔位置

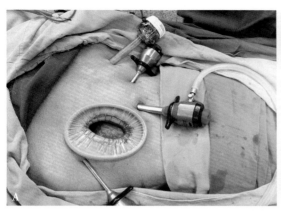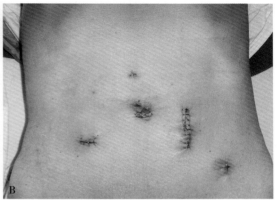

图 15-4　戳孔位置及辅助切口

第二节　手 术 入 路

腹腔镜探查应遵循由远及近、由上至下的原则,依次观察膈顶、左右肝脏表面、大网膜、胃、小肠及其系膜、升结肠、横结肠、降结肠、盆腔前份器官、盆底腹膜是否有肿物或种植结节或其他病变,最后探查直肠了解肿瘤部位、大小及其与周围组织关系;如为中低位直肠癌,需在手术分离过程中进一步探查。

腹腔镜手术具有间接操作的特点,缺乏手的触觉、应对复杂紧急情况的能力较差,这就要求手术过程中每一个步骤都要在直视下精准操作,手术过程中解剖清晰、术野干净尤为重要。因此,开展腹腔镜 PANP 手术,术者需要对手术入路、层面解剖、间隙走行了然于心。腹腔镜直肠癌根治术的临床应用解剖与开腹手术无本质差异,但由于腹腔镜术野放大、视角变化和手术入路不同,一些重要的解剖标志、解剖层次、毗邻结构在腹腔镜二维画面上具有特殊规律。直肠前切除术涉及的筋膜间隙主要有 Toldt 间隙、骶前间隙、直肠侧方间隙及Denonvillier 筋膜间隙,这些间隙互相延续,本质上说均为胚胎发育过程中脏腹膜与壁腹膜互相融合所形成的疏松结缔组织层,也就是所谓的融合筋膜。Toldt 筋膜深面为肾前筋膜,与直肠深筋膜周围的盆筋膜壁层为一连续的筋膜层,而该层筋膜深面有输尿管、生殖血管、髂血管、腹盆壁血管及盆腔自主神经走行。所以我们将降结肠、乙状结肠和直肠系膜深筋膜层(即盆筋膜脏层)及其与盆筋膜壁层的筋膜间隙作为维持外科分离平面的标志面。

由于乙状结肠和直肠系膜组织内富含脂肪组织呈黄色,在腹腔镜视野中上述筋膜间隙与腹膜交界处呈现"黄白交界"的特征,即所谓 Toldt 线,这也是进入正确外科分离平面的标志线。循此外科分离平面,通常不会有明显出血,且不会损伤重要组织结构和盆腔自主神经。

腹腔镜技术对于手术入路的选择先后经历了较长时间的摸索,与开腹手术不同,腹腔镜直肠癌根治术强调中央入路;这无疑更能体现肿瘤根治性原则。首先,助手将上段直肠系膜向腹侧提拉，通过提拉和放松可以清楚辨认 Toldt 间隙的解剖位置，亦即上述"黄白交界"线，以此作为手术入路。助手将上段直肠系膜提起并维持一定张力，使右侧直肠旁沟呈 90°~120° 角以便于术者超声刀切开。

通常取骶骨岬处右侧腹膜入路（图 15-5，图 15-6），剪开后腹膜可见乙状结肠 - 直肠系膜与盆筋膜壁层分界处（图 15-7，图 15-8），该处入路应注意避免腹下神经右支的损伤（视频 1）。

视频 1 腹腔镜直肠癌根治术手术入路

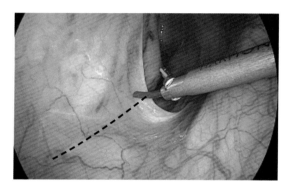

图 15-5 手术入路

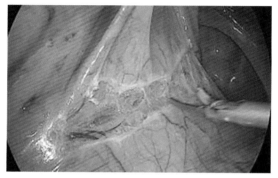

图 15-6 沿手术入路剪开后腹膜

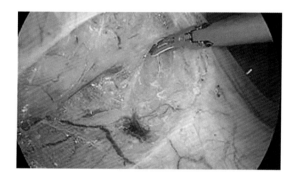

图 15-7 扩大腹膜切口

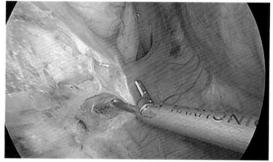

图 15-8 扩大后腹膜切口后向纵深寻找直肠后间隙解剖层面

第三节 上腹下丛及右侧腹下神经的保护

尸体解剖学研究显示，上腹下丛呈不规则、粗细不等的网状结构，遍布于腹主动脉分叉处至骶骨岬下 2cm 范围内，神经纤维粗细不等，紧贴腹膜壁层深面，与脂肪组织及淋巴结相互交织在一起。在骶骨岬下方 1~2cm 范围内分为左、右腹下神经。国内池畔等研究显示，腹下神经结构分为：①单一神经干，约占 68%；②2 支型约 20%；③另有 12% 患者为纵行神经纤维网。右侧腹下神经略长于左侧，双侧腹下神经呈束状紧贴小骨盆两侧壁的腹膜壁层深面向下行,加入盆丛的后上角,其投影位于骶骨岬中部至坐骨大切迹下缘(近坐骨棘)内侧一横指处(图 15-9)。

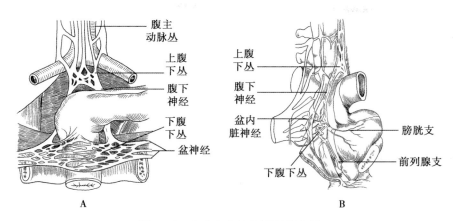

图 15-9　盆腔自主神经解剖示意图

如前所述,经乙状结肠 - 直肠系膜与壁层盆筋膜间隙(Toldt 间隙)进行直视下锐性分离,保持术野清晰,可见壁层筋膜下走行的髂血管及右侧腹下神经。该处为正确的解剖层面的第一间隙,正确进入第一间隙并沿第一间隙走行是良好保护上腹下丛和腹下神经的基础(图 15-10)。沿第一间隙向上分离,可以保护位于盆筋膜深面的上腹下丛。

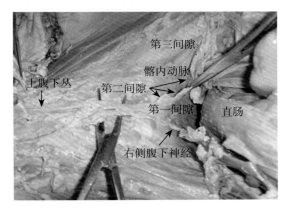

图 15-10　三间隙与盆内脏神经

通过辨认正确的筋膜面,来确定是否进入正确的手术间隙。双侧肾前筋膜(Gerota 筋膜)及中间的主动脉前筋膜横贯腹部,向下移行为盆筋膜壁层,呈半透明状,下覆输尿管、盆腔自主神经丛、髂血管等重要结构。此处为乙状结肠手术和直肠手术容易发生自主神经丛损伤的第一个危险部位。

容易发生神经损伤的原因在于神经束前后的层面均为疏松、容易分离且缺乏血管的间隙,而且神经丛的层面较薄,有时会误认为黏附于直肠系膜上的结缔组织。当神经丛与直肠系膜面关系较为密切而不易辨认时,一旦进入错误的层面间隙,则有可能将骨盆神经及腹下神经离断。

我们的经验是在切开腹膜窗口进入间隙之后,需再次确认是否处于正确的层面(视频 2)。直肠系膜面较为光滑规则,与神经之间缺乏实质性的粘连,稍推即可开;而神经与后方骶骨筋膜之间有多支盆内脏神经相连,如疑误入此层面时,切不可轻易切断此类可疑神经束,需在该层面前

视频 2　直肠后间隙分离

后仔细辨认之后，觅及正确的直肠系膜光滑面，再继续向上向下分离。

但如层面进入太深，容易进入第二间隙，该间隙同样为疏松结缔组织间隙而少有出血。这时容易造成上腹下丛和腹下神经损伤，应在术中注意辨认条索状致密的腹下神经并及时纠正层面（图15-11，图15-12，视频3）。同时注意超声刀非工作面的应用，避免热损伤。如术中误将上腹下丛大部分离断，术后可能出现射精功能障碍，如将一侧腹下神经离断，及时发现应注意保证对侧腹下神经完整。

视频3 直肠后间隙分离时错误平面的纠正

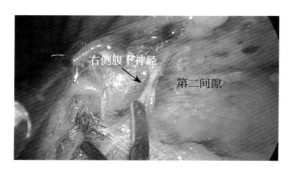

图15-11 重新进入第一间隙

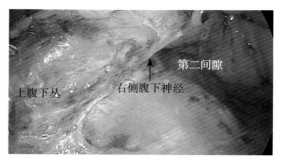

图15-12 将上腹下丛及右侧腹下神经游离保护

同时腹下神经走行过程中，有腰$_{1\sim4}$内脏神经穿出纤维加入，如沿第二间隙分离范围过大可能造成该部分神经纤维损伤而造成射精功能减弱（图15-13）。

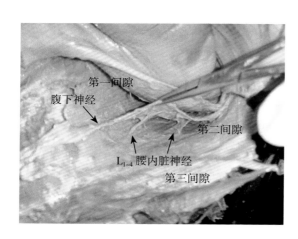

图15-13 腹下神经与$L_{1\sim4}$腰内脏神经

第四节 肠系膜下动脉的处理

如前所述，上腹下丛呈不规则网状遍布于肠系膜下动脉自腹主动脉分叉处周围、髂血管分叉直至骶骨岬下方2~3cm范围内，因此确定肠系膜下动脉结扎部位与上腹下丛保护息息相关。助手提起直肠上段及其系膜,在乙状结肠 - 直肠系膜内往往可见肠系膜下动脉 - 直肠上动脉轮廓;以超声刀沿上述 Toldt 间隙向上拓展,向肠管与后腹壁形成的夹角尖进行分离,其尖端所指最终可达腹主动脉分出肠系膜下动脉处;此处为乙状结肠手术和直肠手术容易发生自主神经丛损伤的第二个危险部位。距离腹主动脉分为双侧髂总动脉的头端约4cm处,腹主动脉向左前侧发出肠系膜下动脉。

　　肠系膜下动脉的游离尽量由腹侧到背侧、由远及近,逐步显露肠系膜下动脉与腹主动脉的夹角,助手抬起肠系膜下动脉并随术者需要随时调整方向,术者将肠系膜下动脉双侧及夹角内可见的神经束尽量推向后腹壁(图15-14)。肠系膜下动脉根部往往存在系膜脂肪较少的窗口,而其与左侧的神经束关系相对密切,同时应注意避免切开腹主动脉前筋膜,避免损伤神经,直至完全显露肠系膜下动脉与腹主动脉的夹角。

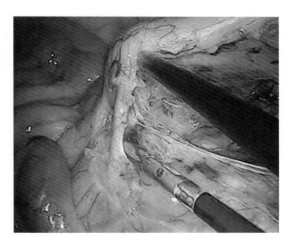

图 15-14　腹下神经与 $L_{1~4}$ 腰内脏神经动脉分离

　　距离肠系膜下动脉根部 1~1.5cm 处以超声刀游离,将其周围淋巴脂肪组织剔除,以 Hemolock 或可吸收止血夹妥善结扎后予以切断(图15-15,图15-16,视频4)。助手以

视频 4　肠系膜下动脉结扎

无损伤钳将系膜提起,术者以超声刀沿 Toldt 间隙继续向左侧拓展平面,于肠系膜下动脉断端左侧大约 1~2.5cm 乙状结肠系膜内可以发现肠系膜下静脉(IMV);而在 Toldt 筋膜下方可见输尿管和其周围伴行的精索血管或卵巢血管,继续往左上方可见深面的肾前筋膜和肾脂肪囊;距离肠系膜下动脉根部大约 1~3cm 于系膜内可以发现 LCA(LCA 是 IMA 的第一条分支,几乎不存在变异)。

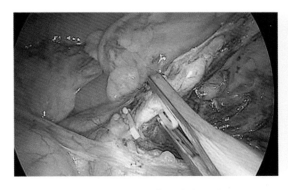

图 15-15　肠系膜下动脉结扎

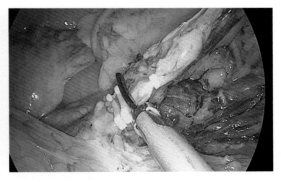

图 15-16　肠系膜下动脉离断

结扎离断 IMV 时注意保护 IMV 背侧肾前筋膜内的左侧输尿管（此处为乙状结肠手术和直肠手术最容易损伤左侧输尿管的第二个危险部位），避免损伤的要点是保持筋膜的完整性。由右及左、自下而上，先游离乙状结肠系膜与肾前筋膜之间的间隙，游离过程中，前方可见系膜内的 IMV，后方可见筋膜后的输尿管。确定 IMV 的解剖无虞之后，再游离切断（图 15-17，图 15-18，视频 5）。

视频 5 肠系膜下静脉结扎

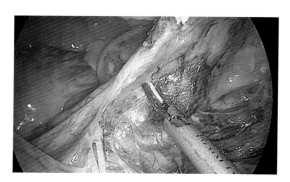

图 15-17 游离肠系膜下静脉

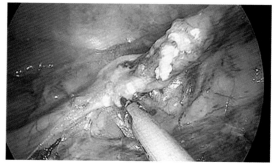

图 15-18 结扎离断肠系膜下静脉

第五节 肠系膜下动脉旁淋巴结的处理

要做到 D3 根治，需清扫肠系膜下动脉根部周围淋巴结，这时应注意腹主动脉丛和肠系膜下动脉神经丛的保护。如前所述距离肠系膜下动脉与腹主动脉交角处约 1~1.5cm 处给予结扎，正是避免腹主动脉丛损伤的要求。但如果肠系膜下动脉根部存在明显肿大淋巴结不除外肿瘤转移，应果断给予分离清扫，在肠系膜下动脉根部打开血管鞘（图 15-19），沿血管鞘分离（图 15-20），并于根部结扎以彻底清扫淋巴结（图 15-21）。清扫过程中应注意避免腹主动脉损伤，灵活运用超声刀的非工作面避免热损伤（图 15-22）。

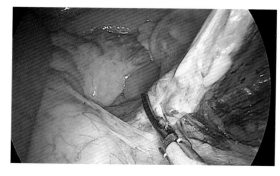

图 15-19 打开血管鞘

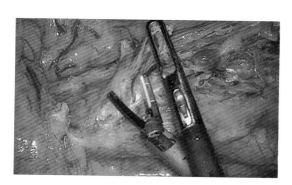

图 15-20 清扫肠系膜下动脉根部淋巴结

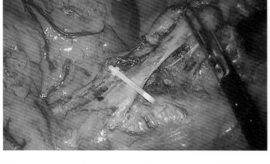

图 15-21　距根部 1~1.5cm 处以 Hemolock 结扎 IMA

图 15-22　血管鞘内分离以非工作面保护血管

第六节　主动脉前筋膜与肾前筋膜的保护

沿 Toldt 间隙走行可以避免损伤腹主动脉前筋膜，可以避免损伤走行在腹主动脉前方和两侧的上腹下丛，这时助手应将乙状结肠系膜提向腹壁侧并保持一定张力，使 Toldt 间隙自然张开，术者采用辅助钳将腹主动脉前筋膜推向下方并用超声刀离断两者之间的疏松组织（图 15-23，图 15-24）。如患者合并有腹主动脉周围淋巴结转移，则已属晚期，应放弃自主神经保护甚至放弃根治性手术。

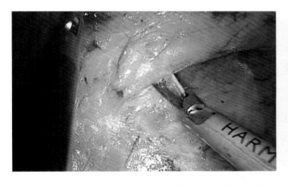

图 15-23　沿 Toldt 间隙延续至腹主动脉前筋膜表面

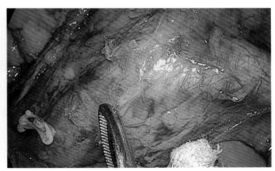

图 15-24　保持腹主动脉前筋膜完整

肠系膜下动脉及静脉处理完毕后，沿 Toldt 间隙向左拓展平面，助手用一把钳提起肠系膜下动脉远端，另一把肠钳张开将乙状结肠系膜撑起如"帐篷"状，术者沿 Toldt 间隙采用钝性与锐性结合的方法，将乙状结肠系膜与肾前筋膜间疏松组织分开（图 15-25），期间可见一条清晰膜状的 Toldt 线，在分离过程中遇到微细血管可以超声刀凝血。这样可以将帐篷底部的肾前筋膜放下来，并可见到肾前筋膜内的左侧输尿管、精索血管或卵巢血管（图 15-26）。此处 Toldt 间隙的分离直至左侧结肠旁沟侧腹壁处（视频 6）。

视频 6　Toldt 间隙分离及输尿管性腺血管保护

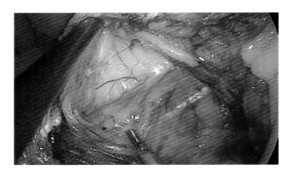

图 15-25 沿 Toldt 间隙向左侧分离　　　图 15-26 肾前筋膜及其下方的输尿管和性腺血管

　　还应注意,过于消瘦的患者乙状结肠系膜可能与肾前筋膜之间粘连较为致密,Toldt 间隙不清晰,此时更应小心,助手与术者应密切配合,在良好张力下细心分离。

第七节　左侧腹下神经的保护

　　沿盆筋膜壁层与直肠深筋膜之间的直肠后间隙,向远端分离直肠,注意保持直肠深筋膜包绕的直肠系膜的完整性,并保护直肠系膜外的双侧腹下神经。下腹神经在行走过程中,可向直肠发出直肠支,并与直肠产生黏附。如向腹侧牵拉直肠时,左腹下神经会被直肠支牵起,术中未发现可能造成左腹下神经的损伤。

　　沿正确层面继续扩大左侧 Toldt 间隙,左外侧界至左侧 Toldt 间隙的外侧边界～左侧 Toldt 线;左下界至乙状结肠间隐窝背侧;下界至髂内血管水平。该处仍应注意避免左侧输尿管、性腺血管和髂血管损伤。

　　如前所述,沿正确第一间隙的解剖层面走行是保护腹下神经的基础(图 15-27,图 15-28),若手术进入第二间隙而未能及时发现和纠正,有可能沿同样疏松的第二间隙向左拓展,这时右侧能将左侧腹下神经翻起甚至切断。如在间隙走行过程中发现条索状神经结构或发

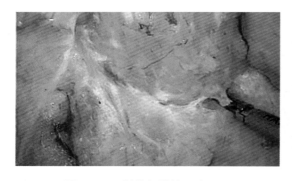

图 15-27 骶前间隙的正确层面

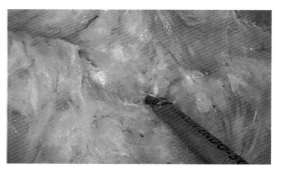

图 15-28 沿 Toldt 间隙走行避免腹下神经损伤

现髂血管或骶前血管显露,说明层面进入第二间隙,应及时纠正以避免左侧腹下神经损伤。

层面纠正的方法仍然是用超声刀沿条索状神经结构边缘将脂肪结缔组织分离开,进入第一间隙(图 15-29)。随后沿神经走向将左侧腹下神经游离并加以保护(图 15-30)。

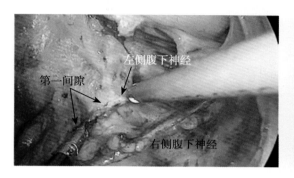

图 15-29　层面纠正进入第一间隙

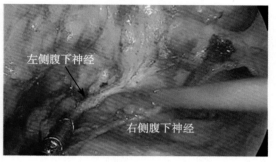

图 15-30　逐步分离保护左侧腹下神经

随后转至乙状结肠前方,锐性分离乙状结肠与腹壁的粘连带,并切开左侧 Toldt 线(即左侧黄白交界线),至降结肠中下段(图 15-31,图 15-32)。此时助手应反手向右侧方或右上方提拉乙状结肠和降结肠,以配合术者操作;由于"镜像作用"初学者需要一段时间来适应。

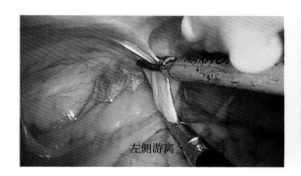

图 15-31　分离乙状结肠系带

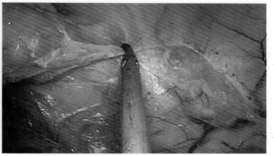

图 15-32　沿左侧结肠旁沟打开侧腹膜(Toldt 线)

第八节　侧韧带的处理和盆丛保护

盆丛呈不规则网状神经板,长约 3.5~4.5cm、宽约 2.0~3.0cm;位于直肠两侧,其上、下端的投影点分别位于直肠膀胱陷凹或子宫直肠陷凹上外侧约 3.8~5.5cm 和 2.0~3.5cm 的腹膜壁层深面;此外,盆丛上端也分布于精囊腺底部上外侧 2.9~5.5cm 范围(图 15-9)。因此在腹腔镜直肠癌根治术中,直肠中下段侧方,尤其是侧韧带的处理要注意盆丛神经的保护。

向双侧及盆底继续扩展直肠后间隙,直肠系膜与盆筋膜壁层之间的 Toldt 间隙为大量疏松网状结缔组织结构充填，无血管分布（图 15-33），盆筋膜壁层深面为骶前静脉丛和双侧腹下神经（图 15-34，图 15-35）。此处助手应将直肠垂直竖起并向腹壁侧提拉维持一定张力，同时不能让直肠系膜的轮廓变形，术者可以用超声刀像"削苹果皮"样松解蜂窝状 Toldt 间隙，应避免钝性撕扯分离（视频 7）。

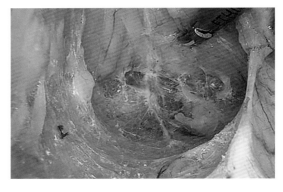

图 15-33 直肠系膜后方与骶前筋膜之间的疏松网状结缔组织

视频 7 直肠后间隙的深度拓展

继续往下分离可见到相对致密的骶直肠韧带，纵跨于直肠系膜与尾骨之间，为直肠和盆底的重要支持结构。由于骶直肠韧带的牵拉作用，直肠系膜呈"婴儿臀"状（图 15-36，图 15-37）。助手应以持续张力向腹壁侧牵拉，术者以超声刀逐步将该韧带切断，直至肛提肌水平。

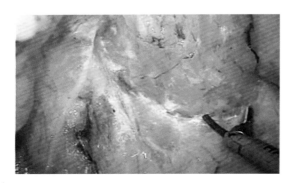

图 15-34 直肠后间隙，可见腹下神经

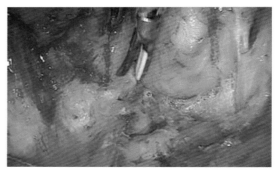

图 15-35 直肠后间隙，可见骶前静脉丛

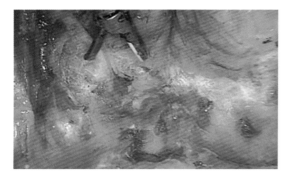

图 15-36 直肠系膜呈"婴儿臀"状

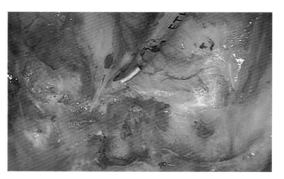

图 15-37 超声刀离断骶直肠韧带

为手术操作方便,应将直肠侧方腹膜向下剪开(图 15-38,图 15-39)。沿直肠后间隙逐渐向两侧扩展,于双侧逐渐可见直肠侧韧带,其内有走向直肠的神经血管束,同时侧韧带也是盆丛神经的分布和走行位置,骨盆神经丛位于髂内动脉前内侧的盆壁,由骨盆内脏神经与腹下神经共同组成,呈菱形筛网状结构,因此侧韧带处理时应靠近肠系膜而远离盆壁(图 15-40,图 15-41)。侧韧带内的主要结构为神经和血管,盆神经丛发出支配直肠的自主神经走行于侧韧带中,组成了其主要结构;直肠中动脉可穿过盆丛,但直肠中动脉并不是一定是侧韧带的主要结构。侧韧带形似致密的三角形结构。在处理侧韧带时应注意保护侧壁的骨盆神经丛,紧贴肠壁以超声刀切断即可;偶有侧韧带血管粗大,或者对于初学者可采用Hemolock 结扎后再行切断(图 15-42,视频 8)。

视频 8　直肠侧韧带的处理

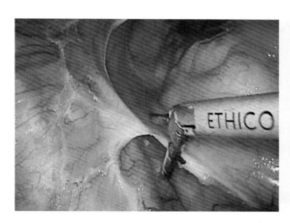

图 15-38　剪开直肠左侧腹膜

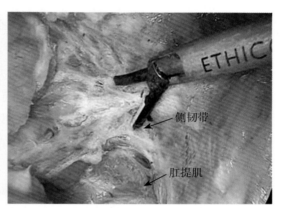

图 15-39　剪开直肠右侧腹膜

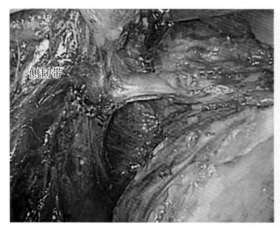

图 15-40　右侧侧韧带

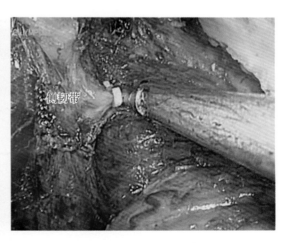

图 15-41　左侧侧韧带

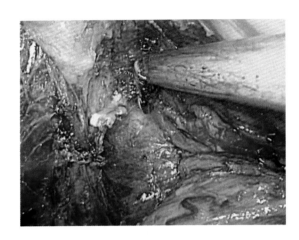

图 15-42　侧韧带结扎处理

第九节　如何进入邓氏筋膜后间隙

　　邓氏筋膜（Denonvilliers 筋膜）是直肠前方的一层结缔组织，起于腹膜返折，向下止于会阴体；覆盖在精囊腺、前列腺的表面。我们前期解剖学研究发现，邓氏筋膜在精囊后面较为游离，而在前列腺尖部后面与直肠尿道肌筋膜粘连精密，无法钝性分离。该筋膜前方与精囊和前列腺、后方与直肠系膜之间均存在疏松结缔组织。邓氏筋膜外侧部，移行为侧韧带的一部分。

　　邓氏筋膜将直肠系膜与膀胱、前列腺、精囊腺之间的间隙分为直肠前间隙（或称邓氏筋膜后间隙）和前列腺后间隙（图 15-43）。前列腺后间隙走行有前列腺、精囊腺的部分血管和内脏神经，而直肠前间隙少有血管神经结构。

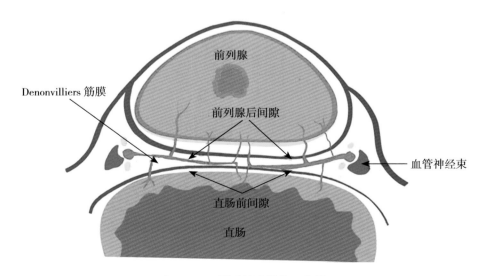

图 15-43　邓氏筋膜结构示意图

　　我们进一步解剖研究发现：盆腔自主神经的核心是下腹下丛。下腹下丛位于直肠两侧，是上腹下丛向下的延续，接受骶交感干的节后纤维和 S_{2-4} 骶神经的副交感节前纤维组成。该神经丛呈四角形网状结构，位于腹膜返折稍下方，直肠下 1/3 外侧，前列腺、精囊腺的后外侧。下腹下丛发出分支主要分布于直肠和泌尿生殖器官。分布于泌尿生殖器官的分支走行于邓氏筋膜外侧部，紧贴精囊和前列腺外缘，进入邓氏筋膜前方（图 15-44）。因邓氏筋膜前方与精囊腺、前列腺之间游离，尸体解剖及腹腔镜手术过程中，均容易进入邓氏筋膜前方。

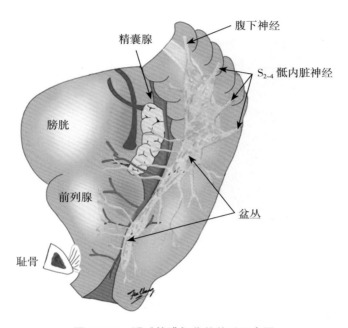

图 15-44　邓氏筋膜与盆丛关系示意图

　　既然邓氏筋膜保护如此重要，那么该如何正确进入邓氏筋膜后间隙和保护邓氏筋膜完整呢？

　　助手将膀胱底及盆底腹膜（女性为子宫和阴道后壁）向前上方撑起，另一把钳将直肠向反方向牵拉，充分显示道格拉斯窝。切开两侧直肠旁沟的腹膜，向前延至道格拉斯窝处会师。盆底腹膜的切开位置目前国内外学者尚不一致，有学者主张从稍高于道格拉斯窝处的膀胱底部切开腹膜，也有学者从道格拉斯窝处（及盆底腹膜最低处）切开（图 15-45，图 15-46）。我们的经验是，切开直肠膀胱陷凹腹膜返折处，可见邓氏筋膜和其后方的疏松网状结构，疏松网状结构位于直肠系膜的前方，向下分离应于该网状结构后方分离（图 15-47，图 15-48）。

　　此外，如在层面分离过程中见到光滑的精囊腺和前列腺，说明已进入前列腺后间隙；如在分离过程中遇到较多血管或者造成难处理的出血，也说明已进入前列腺后间隙。

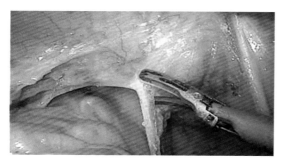

图 15-45 高于道格拉斯窝处的膀胱底部切开腹膜

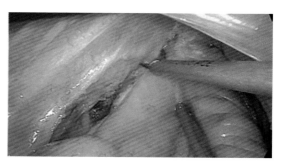

图 15-46 盆底腹膜最低处切开

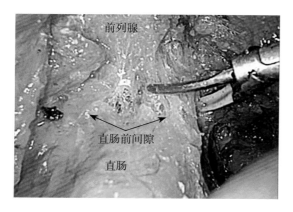

图 15-47 直肠前间隙

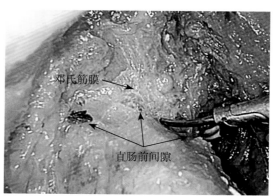

图 15-48 邓氏筋膜与直肠前间隙

第十节 邓氏筋膜层的保护

如前所述，盆腔自主神经的核心是下腹下丛，而下腹下丛则位于直肠两侧，是上腹下丛向下的延续，接受骶交感干的节后纤维和 S_{2-4} 骶神经的副交感节前纤维组成。该神经丛呈四角形网状结构，位于腹膜返折稍下方，直肠下 1/3 外侧，前列腺、精囊腺的后外侧。下腹下丛发出分支主要分布于直肠和泌尿生殖器官。分布于泌尿生殖器官的分支走行于邓氏筋膜外侧部，紧贴精囊和前列腺外缘，进入邓氏筋膜前方。因邓氏筋膜前方与精囊腺、前列腺之间游离，尸体解剖及腹腔镜手术过程中，均容易进入邓氏筋膜前方（图 15-49，图 15-50）。腹腔镜下邓氏筋膜表现为一层菲薄反光筋膜结构，由于其前方非常疏松，容易连同直肠系膜一并切除。国内外许多学者认为，邓氏筋膜是直肠系膜的一部分，行 TME 时应在邓氏筋膜前方的间隙进行分离，完整切除邓氏筋膜才能保证肿瘤根治性。

为验证保留邓氏筋膜与否对患者排尿和性功能的影响，我们进行了随机对照研究。对88 例男性中低位直肠癌患者随机分为：保留邓氏筋膜（实验组，图 15-51，视频 9）和不保留邓氏筋膜（对照组，图 15-52，视频 10），并采用尿流动力学和国际前列腺症状评分表（IPSS）对

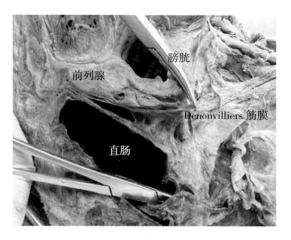

图 15-49　邓氏筋膜尸体解剖图

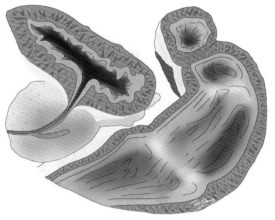

图 15-50　邓氏筋膜示意图

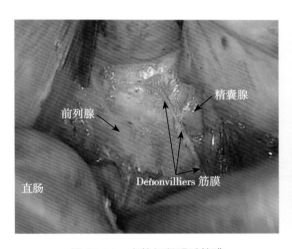

图 15-51　完整保留邓氏筋膜

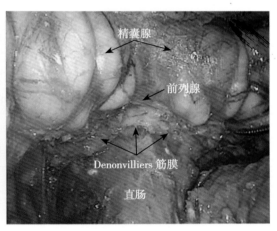

图 15-52　切除邓氏筋膜

视频 9　保留
邓氏筋膜的操
作过程

视频 10　完全
切除邓氏筋膜
的操作过程

患者排尿情况进行评价；采用国际勃起功能问卷表（IIEF）和射精功能分级来评价性功能情况。结果发现，术后 1 周，两组膀胱收缩力状态均有所下降，IPSS 评分较术前上升，而术后 4 周逐渐改善（表 15-1）。术后 IIEF 评分均较术前有所下降，实验组术后 3 个月 IIEF 评分有增加，明显高于对照组（$P=0.000$）（表 15-2）；同时实验组术后 12 个月多数患者射精功能逐渐恢复正常，而对照组射精功能障碍发生率仍高达 42.6%，两组间差异具有统计学意义（$P=0.001$）（表 15-3）；两组患者术后 3 年生存率无差异。

表 15-1　两组患者术后排尿功能情况（x±s）

	实验组（41 例）	对照组（47 例）	P 值
膀胱逼尿肌收缩力状态			
术前（正常/异常）	39/2	41/6	0.362
术后 1 周（正常/异常）	31/10（0.029*）	26/21（0.01*）	0.047
术后 4 周（正常/异常）	35/6（0.264#）	36/11（0.180#）	0.229
IPSS 评分			
术前	4.54 ± 2.35	4.02 ± 2.09	0.279
术后 1 周	7.68 ± 1.86（0.000*）	12.79 ± 3.26（0.000*）	0.000
术后 4 周	4.76 ± 1.88（0.641#）	4.77 ± 1.75（0.064#）	0.723

注：* 术后 1 周与术前比较；# 术后 4 周与术前比较

表 15-2　两组患者术后勃起功能 IIEF 评分比较

	实验组（41 例）	对照组（47 例）	P 值
术前	24.46 ± 3.87	23.94 ± 3.77	0.519
术后 3 个月	11.95 ± 3.00（0.000*）	9.57 ± 2.3（0.000*）	0.000
术后 6 个月	17.80 ± 3.14（0.000#）	11.93 ± 3.6（0.000#）	0.000
术后 12 个月	22.93 ± 3.89（0.077&）	16.81 ± 4.66（0.000&）	0.000

注：* 术后 3 个月与术前比较；# 术后 6 个月与术前比较；& 术后 12 个月与术前比较

表 15-3　两组患者术后射精功能分级比较

	实验组（41 例）	对照组（47 例）	P 值
术前（正常/异常）	41/0	47/0	0.519
术后 3 个月（正常/异常）	29/12（0.000*）	20/27（0.000*）	0.008
术后 6 个月（正常/异常）	33/8（0.005#）	25/22（0.000#）	0.007
术后 12 个月（正常/异常）	37/4（0.116&）	27/20（0.000&）	0.001

注：* 术后 3 个月与术前比较；# 术后 6 个月与术前比较；& 术后 12 个月与术前比较

因此，基于上述结果，腹腔镜直肠癌根治术同时保留邓氏筋膜完整性能有效保护膀胱收缩及排尿功能。就性功能而言，由于手术创伤、术后组织水肿炎症反应，以及心理因素影响，术后短期内患者 IIEF 评分下降明显。随着术后时间延长，周围组织炎症反应减轻，患者勃起功能逐渐改善；至术后 6 个月 IIEF 评分明显回升，但仍低于术前。我们研究显示，实验组 IIEF 评分回升速度较快，至术后 12 个月患者勃起功能已恢复至术前水平。相同时段，实验组患者 IIEF 评分明显高于对照组。究其原因由于实验组保留邓氏筋膜，下腹下丛接受 S_{2-4} 骶神经的副交感节前纤维构成盆神经丛，在直肠下 1/3 外侧，紧贴精囊和前列腺外缘，进入邓氏筋膜前方，发出分支分布于泌尿生殖器官，这部分副交感神经称为勃起神经。术后 3 个月开始，实验组患者由于保留了邓氏筋膜，患者勃起功能得以迅速恢复，IIEF 评分明显高于对照组。同样，盆神经丛的交感神经控制射精功能，由于保留了邓氏筋膜也就同时保护了这部分射精神经，因此，实验组术后 12 个月多数患者射精功能逐渐恢复正常，与术前相比无统计学差异（$P=0.116$）；而对照组由于射精神经损伤术后 12 个月射精功能障碍发生率仍高达 42.6%；实验组射精功能障碍发生率均明显低于对照组（$P<0.05$）。基于上述结果，我们认为，保留邓氏筋膜有助于保护患者术后射精功能，也使得性功能障碍发生率明显降低。因此，我们认为腹腔镜直肠癌根治术中保留邓氏筋膜能够在保证肿瘤根治性前提下，更好地保护盆腔自主神经，从而更有效地保护男性患者术后排尿和性功能。

那么，如何在腹腔镜直肠癌根治术中完整保留邓氏筋膜呢？如上节所述，首先应从盆底腹膜返折处切开道格拉斯窝腹膜，循直肠前间隙（邓氏筋膜后间隙）向直肠远端及侧方走行，在侧方首先见到精囊腺底的轮廓，保持精囊腺表面膜状结构完整；如分离过程中见到裸露的精囊腺说明已进入邓氏筋膜前间隙，应及时纠正解剖层面以避免盆丛神经损伤（图 15-53）。

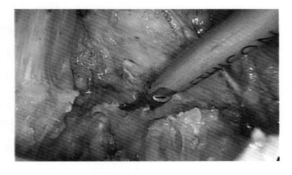

图 15-53　术中发现进入邓氏筋膜前间隙注意及时纠正解剖平面

循此平面继续向直肠远端分离，可见直肠系膜在直肠前方分布较薄，应注意避免遗留直肠系膜组织在邓氏筋膜侧，此种情况的重要标志是腹腔镜下清晰见到直肠肌层。此外，如果直肠前壁肿瘤已侵破直肠系膜，此时不应再追求保留邓氏筋膜，应果断更改层面进入邓氏筋膜前间隙将邓氏筋膜切除。

邓氏筋膜向下延续被覆在前列腺后表面，与直肠系膜之间存在明确的天然间隙，助手用肠钳或扒钳将膀胱前列腺撑开，另一把钳将直肠压向反方向，有助于该天然间隙的暴露。术者以超声刀切开其间的疏松组织，该处少有血管。该处层面如进入过深往往会遇到前列腺或精囊腺的血管；一旦造成意外出血，术野模糊不清，且因膀胱前列腺遮挡较难显露，由此可能造成难以处理的出血，盲目烧灼又加大盆丛神经损伤的可能。因此沿正确层面走行是保证盆丛不受损伤的基础。

沿着邓氏筋膜（邓氏筋膜）后方与直肠系膜之间继续向直肠远侧端游离,前方至前列腺尖水平;两侧至肛提肌水平;后侧至肛尾韧带水平（可根据肠管切除范围决定是否切断肛尾韧带）。操作应紧贴直肠深筋膜的前方,即邓氏筋膜和其后方的疏松网状结构往下方分离,保证邓氏筋膜的完整性。

至此远端直肠的游离已基本完成,在整个直肠远端的分离过程中需要注意三点:①游离过程中注意保持盆筋膜壁层与直肠深筋膜二者的完整性,始终使盆腔自主神经丛位于完整的筋膜后方;②直肠两侧侧韧带位置有盆丛神经经过,靠近直肠离断侧韧带有助于这些神经的保护;③男性精囊腺及女性阴道上部的前外侧存在神经血管束,手术中需注意保护,这些结构位于邓氏筋膜前方;为避免损伤盆自主神经,手术中应准确进入邓氏筋膜后方的间隙。

第十一节　术中神经探测器的应用

盆腔自主神经保护的直肠癌根治术对于术后排尿和性功能的保护,对于提高患者的生活质量有非常重要的价值,这一点毋庸置疑。然而,术中盆腔自主神经的识别以及术后予以保留的盆腔自主神经功能上的确认是该手术的一大难点。因此,如何在术中识别并确认盆腔自主神经的位置甚至功能对于指导手术操作具有重要意义。术中神经功能实时检测技术逐渐走入人们的视野。术中神经监护现广泛应用于神经外科、脊柱骨科等。术中神经监护的多种形式可以为外科手术者在保护神经以及避免神经损伤的过程中提供重要的信息,而术中记录肌电活动的监测就是其中应用较广泛的一种。术中应用记录肌电活动技术使神经外科医师在切除肿瘤时能够在术中确认并保留神经,使得神经保留率明显提高。

近年来,也有学者采用术中神经探测器对盆腔自主神经功能进行检测。排尿功能通常采用神经电刺激仪来刺激相应部位,通过实时检测膀胱内压来明确盆腔自主神经是否有损伤;勃起功能的实时检测也有人在动物实验中进行尝试,但在人体上尚未获得良好结果,而射精功能目前尚无法进行检测。

我们利用神经电刺激仪对盆腔自主神经进行检测,并通过膀胱内压测定检测神经功能,试图找到术中实时跟踪的切实有效的方法,我们的做法简述如下。术中留置三腔导尿管,连接动脉测压管测定膀胱压力。使用德国贝朗 HNS 12 神经电刺激仪（图 15-54）,刺激盆腔自主神经,促进膀胱收缩,记录膀胱压力变化。参数设定电流为 5mA,频率 2Hz,持续 30 秒。电刺激神经前 30 分钟,停用肌松药,膀胱内注入 180~200ml 林格液,经右下腹 Trocar 置入 50mm 电刺激仪针头,保持气腹压力恒定,分别刺激上腹下丛、腹下神经、双侧盆丛及邓氏筋膜,观察膀胱连接管水柱波动,并记录变化数值（图 15-55）。水柱上升超过 1cm 视为有效刺激。

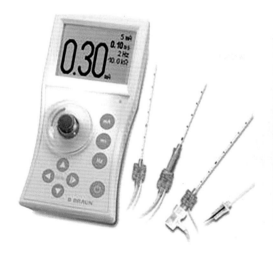

图 15-54　神经电刺激仪

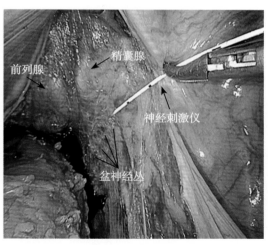

图 15-55　对盆丛神经进行电刺激

第十二节　肠管离断与腔内吻合

为保证远端直肠切缘足够，应明确肿瘤位置，在肿瘤下方至少 2cm 处拟定切割线，必要时让台下助手用手指探查肿瘤位置并确定切割线。直肠系膜切除应保证全直肠系膜切除或肿瘤下方 5cm 范围直肠系膜切除（图 15-56）。肠壁裸化时，通常从系膜分布较少的前壁开始，先行裸化部分肠壁并沿该裸化线逐步向两侧拓展；尤其是后壁系膜较为肥厚，裸化后壁系膜时助手应注意将直肠及其系膜垂直竖起，术者以超声刀逐步沿同一裸化面延伸直至两侧会

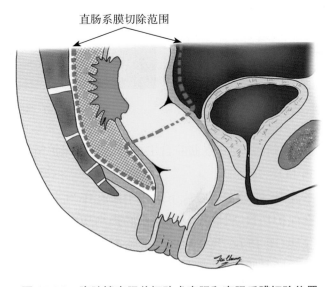

图 15-56　腹腔镜直肠前切除术直肠和直肠系膜切除位置

师，要求裸化区达到 1~1.5cm 宽度以便以切割闭合器离断肠管（图 15-57，图 15-58）。此处应注意如肿瘤距肛缘 5cm 以内，难以保证远切缘，则应选择腹会阴联合直肠癌切除或拖出式吻合方式。

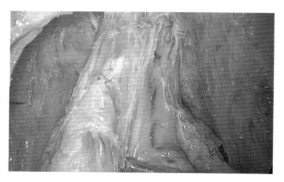

图 15-57　直肠侧壁裸化

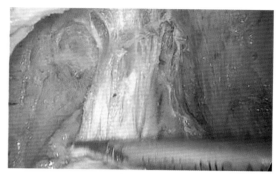

图 15-58　直肠壁裸化宽度

随后，以切割闭合器在拟定切割线上离断肠管，此处助手应将直肠向近端提起，术者调整肠管方向，采用切割闭合器的转向控制柄调整切割方向，使钉仓尽量与肠管垂直以达到最有效切割（图 15-59，图 15-60）。

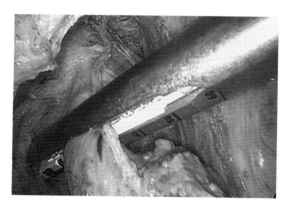

图 15-59　离断肠管

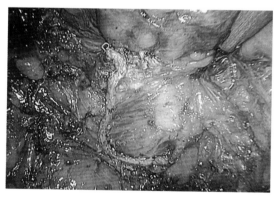

图 15-60　肠管远侧断端

视频 11　术后
神经保护观察

离断肠管后观察盆腔自主神经走行及保护情况（图 15-61~ 图 15-65，视频 11）。

此时，通过左下腹或下腹正中戳孔作约 4~5cm 小切口，逐层切开，切口套保护切口，将肿瘤及近端直肠提出切口外，于肿瘤上方 10cm 处拟定切除线（图 15-66，图 15-67）。沿肠系膜下动静脉向远端分离乙状结肠或上段直肠系膜，注意将相应区域系膜及淋巴结彻底清除。至拟定切除线处，离断边缘弓并妥善结扎，裸化局部肠管，上荷包钳离断切除肿瘤，近端肠管置入吻合器钉

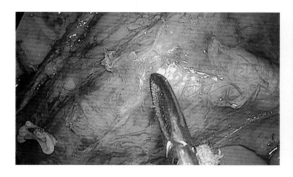

图 15-61　上腹下丛

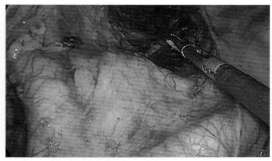

图 15-62　上腹下丛

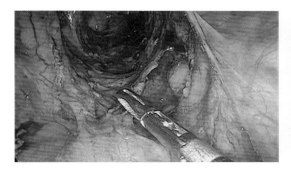

图 15-63　双侧腹下神经

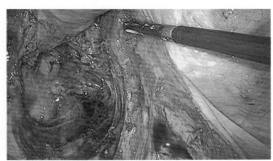

图 15-64　右侧盆丛

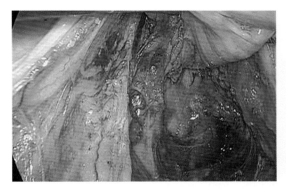

图 15-65　左侧盆丛

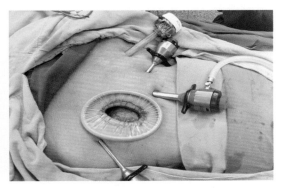

图 15-66　切口

座并收紧荷包（图 15-68，图 15-69）。

　　将肠管放回腹腔，切口保护圈处套无菌手套封闭切口（图 15-70），重建气腹；助手于肛门侧，充分扩肛，消毒远端肠管，置入 28/29 号吻合器杆，在腹腔镜监视下由切割线旁穿出吻合器中心杆（图 15-71），对接近端肠管钉座，腹腔镜直视下确认肠管无扭转（图 15-72），逐步收紧吻合器使远近侧肠管对合（图 15-73），确保吻合两端肠管无张力情况下收紧并激发吻合器，完成端 - 端吻合（图 15-74，视频 12）。

视频 12　直肠吻合过程

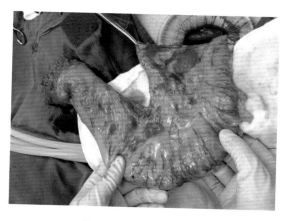

图 15-67   拟定切除线

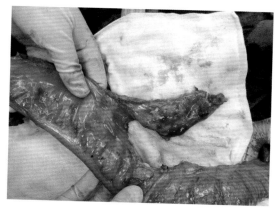

图 15-68   切除系膜

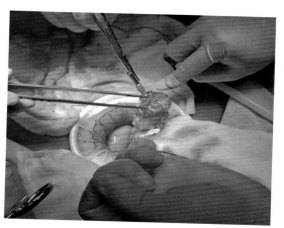

图 15-69   离断肠管后置入钉座

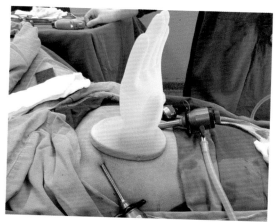

图 15-70   切口保护圈及手套封闭切口

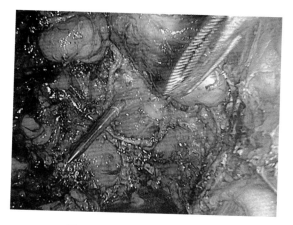

图 15-71   吻合器中心杆穿出

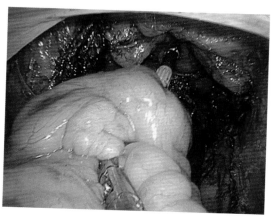

图 15-72   对接钉座与中心杆保证无扭曲

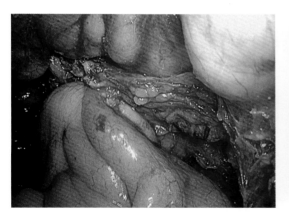

图 15-73　收紧吻合器并激发

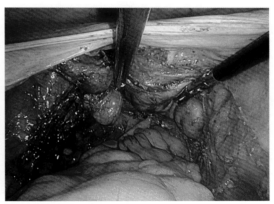

图 15-74　完成对端吻合，退出吻合器

　　如对吻合不满意，可行注气实验以确保吻合口无漏气，具体做法为：往盆腔内注入温盐水约 250ml 使液平面没过吻合口，术者以肠钳夹闭吻合口上方的近端乙状结肠，助手经肛门放置胶管注入 50ml 气体使肠管胀气，观察吻合口有无气泡溢出；如有气泡逸出说明吻合效果不满意应尽量找到漏气位置，经肛门或经腹腔加固缝合；如吻合确不满意又无法确切缝合可行末端回肠造瘘以暂时性转流粪便保证吻合口愈合，待二期关闭瘘口。吸尽盆腔渗液并以蒸馏水冲洗后放置盆腔引流管于吻合口旁，经右下腹戳孔引出，随后逐层关闭手术切口（图 15-75）。切除之标本（图 15-76~ 图 15-80）。

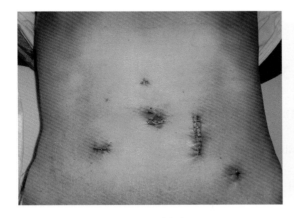

图 15-75　关闭切口

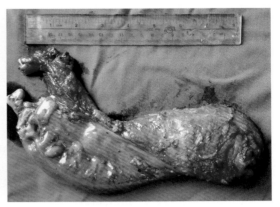

图 15-76　切除标本外观

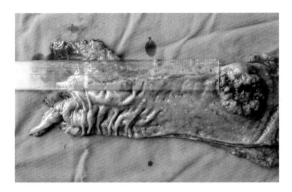

图 15-77 手术标本剖开后   图 15-78 近切缘

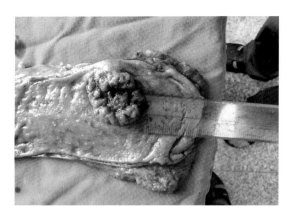

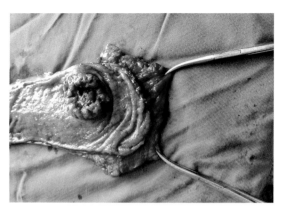

图 15-79 远切缘   图 15-80 远端直肠系膜切缘

（魏 波 卫洪波）

参 考 文 献

1. 郑宗珩，卫洪波．腹腔镜保留盆腔自主神经的直肠癌根治术技术要领［J］．中华胃肠外科杂志，2015，18（6）：529-532.

2. 卫洪波，魏波．腹腔镜直肠癌根治术中保留 Denonvilliers 筋膜的价值与可行性［J］．中华胃肠外科杂志，2015，18（8）：773-773.

3. 卫洪波，黄江龙，郑宗珩，等．腹腔镜直肠癌根治术中保留 Denonvilliers 筋膜对男性排尿及性功能的影响［J］．中华胃肠外科杂志，2015，18（3）：82-87.

4. Liang JT．Lai HS，Cheng KW. Laparoscopic dissection of Denonvilliers' fascia andimplications for total mesorectal excision for treatment of rectal cancer［J］. SurgEndosc，2011，25：935-940.

5. Kim JH，Kinugasa Y，Hwang SE，et al.Denonvilliers' fascia revisited［J］. SurgRadiolAnat，2015，37（2）：187-97.

6. M. M. Bertrand，B. Alsaid，S. Droupy，et al. Prudhomme. Optimal plane for nervesparing total mesorectal excision，immunohistological study and 3D reconstruction：anembryological study［J］. Colorectal Disease，2013，15：1521-1528.

7. Heald RJ，Moran BJ，Brown G，et al. Optimal total mesorectal excision for rectalcancer is by dissection in front of

Denonvilliers' fascia ［J］. Br J Surg, 2004, 91(1): 121-123.

8. Kinugasa Y, Murakami G, Uchimoto K, et al. Operatingbehind Denonvilliers' fascia for reliable preservation of urogenital autonomic nerves in totalmesorectal excision: a histologic study using cadaveric specimens, including a surgical experiment using fresh cadaveric models ［J］. Dis Colon Rectum, 2006, 49(7): 1024-1032.

9. Bonjer HJ, Deijen CL, Abis GA, et al. A randomized trial of laparoscopic versus open surgery for rectal cancer. N Engl J Med, 2015, 372(14): 1324-1332.

第十六章

盆腔自主神经保护的腹会阴联合直肠癌根治术（APR 术式）

腹会阴联合切除术（abdominoperineal resection，APR）是低位直肠、肛管恶性肿瘤的标准术式。APR 手术范围通常包括肛提肌、坐骨肛门窝脂肪和会阴皮肤，最主要的目的和原则是获得阴性的环周切缘。交界性保肛的患者应进行高质量的 MRI 评价，进行充分的术前计划，避免在术中方仓促进行决策。

传统的 APR 术式的一个明显问题是缺少规范。虽然腹部手术部分可以遵循标准 TME 的原则进行，但会阴部分的手术细节却缺乏明确的共识。不同术者及手术组所执行的手术，其环周切缘阳性率、肠管穿孔率、局部复发率及生存率存在显著差异。正是由于这些差异，以及 APR 术后的肿瘤学结果并不尽如人意，迫切要求构建一种新的理念以及一个更规范化的 APE 手术方法。因此，在近些年，提出了一个 APR 的新观念，其根据会阴入路及切除范围的不同衍生出了三种基本术式：经括约肌间 APR、肛提肌外 APR 及经坐骨肛管间 APR，这三种术式各有适应证。在高选择的病例中，APR 联合多脏器切除，如精囊腺切除、阴道后壁切除等，有利于提高 R0 切除率，同时兼顾器官功能的保留。

第一节　APR 术式与 LAR 术式的差异

经腹会阴联合直肠切除术（APR），又称 Miles 手术，Miles 认为"直肠癌肠壁外的淋巴转移有向上、向侧方和向下 3 个途径"，采用经腹会阴联合手术，切除了全部盆腔内大肠及其系膜和淋巴组织，包括会阴部广泛切除，将直肠癌向上、向两侧和向下 3 个可能淋巴扩散方向的组织均作了合理清除，5 年生存率达 60%~80%。虽然要在腹壁建立一个永久性人工肛门，但降低了复发率。手术适应范围广，不论病变大小和位置高低、恶性程度、患者体型、盆腔宽窄以及有否转移，只要患者全身情况允许，肿瘤尚未完全固定，几乎都可采用。但其最根本的缺陷是不能保留肛门，增加了患者生活的不便和精神心理负担，故近年来 Miles 手术所占比例有逐年降低的趋势，主要用于距肛缘 6~7cm 以下的直肠癌。

1948 年，直肠低位前切除术（LAR）由 Dixon 倡用。LAR 得到广泛使用的原因是因其不但保留了肛门括约肌，而且清除了肿瘤向上扩散的区域。LAR 可以手缝或用 EEA 吻合器吻合，吻合可以经腹部进行，也可经腹会阴进行。如能熟练运用 EEA 吻合，可把低位前切除术扩大到距肛缘 5~6cm 的直肠癌。本术式保留了直肠下段、肛管及肛提肌及肛门内括约肌。

APR 术式容易出现神经损伤的位置

（1）前列腺的侧后方：在该区域内，包括海绵体神经在内的自主神经走行于"Walsh"神经血管束，同时该区域也是邓氏筋膜黏附于盆腔侧壁筋膜的部位。神经纤维在该区交汇于邓氏筋膜。靠近这个区域分离操作，易发生海绵体神经损伤，导致勃起功能障碍。

（2）容易损伤坐骨肛门窝的侧壁：坐骨肛门窝内有阴部神经在阴部管（闭孔筋膜与会阴浅筋膜共同围成的管状裂隙）内走行。由于 ELAPE 要求全部切除肛提肌，切除外侧时则会靠近该区域。确保闭孔筋膜完整，沿肛提肌外侧平面切除，可避免该神经的损伤。

（3）肛管前方：该区域容易受损伤的神经为阴部神经的会阴支，此神经走行于会阴浅横肌和会阴体的后方。因此，保留会阴体和会阴浅横肌对保护该神经尤为重要。

基于 APR 术式与 LAR 术式的腹部操作基本相同，在此不再赘述。而基于腹腔镜辅助 APR 及开腹的 APR 手术，其会阴部操作亦相同，无法用腔镜器械完成，故在下文中合并讲述。

第二节　支配前列腺及阴道的神经保护

从下腹下丛发出的神经血管束沿着该侧前列腺或阴道的前外侧走行，靠近直肠，如果在手术的这一阶段中它们没有得到清楚辨认的话也很容易被损伤。因此，沿着低位直肠前方和侧方的解剖操作必须一丝不苟和非常谨慎。如果过分紧贴着直肠壁进行解剖，将会有意外穿孔及导致环周切缘阳性的风险；如果太靠侧方和前方进行解剖，则有损伤神经血管束、前列腺或阴道的风险。对于位于直肠前壁的肿瘤，为了获得阴性的环周切缘，切除的标本中有可能需要包括阴道后壁或前列腺后部的一小片，有时甚至需牺牲一侧的神经血管束。因此，如需扩大手术范围，最好提前计划好，那样手术医生可以预先准备，并将手术可能会损伤膀胱和性功能的后果及时告知患者。

为了便于低位直肠前外侧的解剖，我们推荐从盆腔内轻轻向外提起标本，这样可暴露肠壁的前面。这时就可以很容易地观察盆腔，辨认出男性患者的精囊和前列腺上部以及女性患者的阴道后壁。手术医生必须小心地沿着 Denonviller 筋膜的前方或后方（根据肿瘤位于前后壁的不同及浸润深度的不同），在前列腺或阴道后方的平面进行分离，以图辨认出每侧的神经血管束。随着解剖层面在前方及左右侧逐渐推进，附着在直肠最低位的剩余部分肛提肌将被切断。最后,离断两侧的耻骨直肠肌以及会阴横肌后方的会阴体,标本已可取出。

移除标本后,立即控制前列腺或阴道后方、双侧神经血管束的周围及侧盆壁上的出血点,这一点至关重要！前列腺的创面出血会较多,尤须妥善止血！如果预判到 APR 手术可能形成较大的盆腔或会阴缺损,术前可请整形修复科会诊,必要时可预先进行皮瓣设计。

第三节　切除部分前列腺时的神经取舍

直肠壶腹与前列腺之间,仅有 Denonvillier 筋膜相隔,支配前列腺的神经血管束,来自盆丛,从前列腺的后上外侧进入腺体,支配控尿过程（图 16-1,图 16-2）。前壁的低位直肠癌,可以侵及前列腺,直肠癌最容易侵犯前列腺的体部后叶(背面)（图 16-3）。低位超低位的直肠癌患者,如果发生前列腺受侵的情况,在影像学上较易发现（图 16-4）。MR、腔内超声等检查对于此类患者的局部评估准确率颇高,但术者的直肠指诊也必不可少。对于进行新辅助治疗的患者,指诊对肿物与前列腺之间的关系变化,可以起到动态评估的作用。

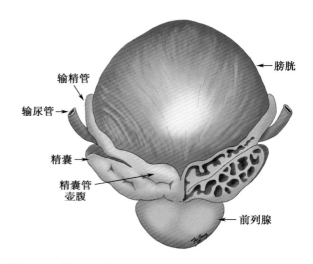

图 16-1　前列腺、精囊腺背面观——直肠指诊隔肠壁可及

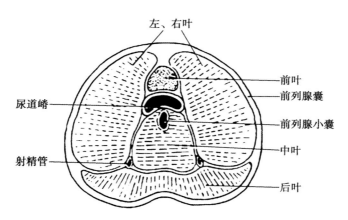

图 16-2　前列腺切面观——指诊隔肠壁可及前列腺后叶

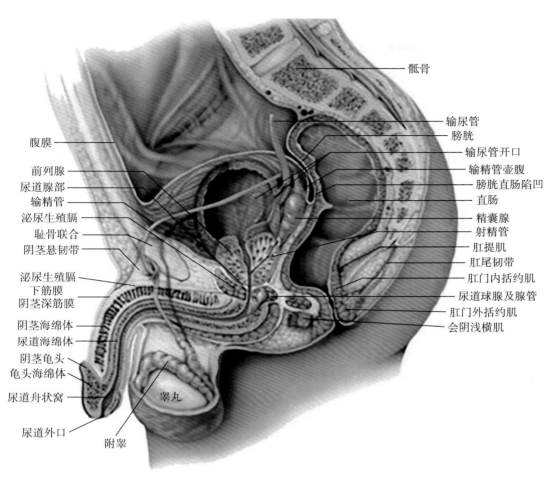

图 16-3　前列腺纵切面观——与直肠的毗邻位置

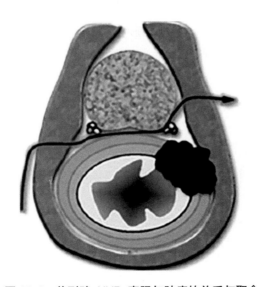

图 16-4　前列腺、NVB、直肠与肿瘤的关系与取舍

前列腺受直肠肿瘤累及时，如果仅限于前列腺包膜，则行片状切除即可；如侵犯较深，手术切除时，需注意避免损伤尿道。一侧前列腺受侵，手术时，有可能将该侧的神经血管束切除，这时，在保证手术根治性的情况下，注意避免损伤对侧正常的神经，对患者术后的性功能保护及存留有帮助。

第四节　切除部分阴道壁时的神经及功能取舍

基于远端直肠与阴道之间仅有较薄的隔膜相间，低位或超低位的女性直肠癌患者，如果肿瘤位于前壁，侵及全层时，可出现阴道后壁受侵（图 16-5）。因此，切除受侵的部分阴道壁，是直肠切除手术时，外科医生时而需要面对的情况。

对于女性患者，阴道后壁、侧壁是肿瘤前方浸润的天然屏障。APR 合并阴道后壁切除是成熟、安全的手术方式。单纯地切除部分阴道后壁，并于关闭盆底时，重建阴道的完整性，通常并不复杂，也通常在技术上是可行的。但是对于腹会阴联合切除的患者来说，即使保存完整的阴道，或者重建完整的阴道，其术后的性功能及性心理变化如

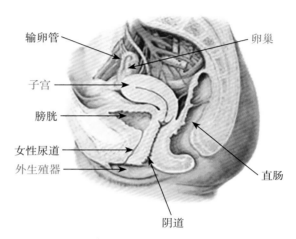

图 16-5　阴道壁与直肠毗邻关系

何，国内外并未见研究及随访结果的报道。在面对此类患者时，可能多数术者会首先考虑根治性的问题，在允许的范围内，尽可能地切除可疑受侵的阴道壁，而罕有顾及术后的性功能需要。特别是如果肿瘤外侵范围较大时，为了保证根治性，可能需切除较大范围，患者阴道的解剖必将受到影响，即使神经支配未有受损，亦无法保证术后性功能的需要。

受侵阴道壁的切除，可结合术前影像学检查及体检所得，按照手术中探查所见的受侵位置及范围，确定切除受累阴道壁的位置及大小，以满足肿瘤根治性为第一需要，整块切除病灶。在整块切除时，如有血管神经束受累，可根据需要块状切除，并根据切除范围，设计重建方案。当然，在与手术根治性未有冲突的情况下，保留一侧或双侧的正常血管神经束，是可取的。

对于阴道受侵的患者，在进行术前评估的时候，通常较易发现。进行三合诊、或经阴道及直肠超声检查，可以提供较为明确的侵犯层次。医者需要在初诊及术前进行指诊检查，以全面评估累及范围，制订治疗方案，确定切除范围。

对于术者来说，术中更多需要考虑的是，如何有效妥善地重建盆底的完整性及牢固性。

基于经括约肌间 APR、肛提肌外 APR 及经坐骨肛管间 APR 等术式的不同，重建盆底的困难程度亦差异巨大。部分患者可能需要进行包括带血管蒂的网膜瓣（网膜成形术）及不同位置的转移肌皮瓣来进行修复，亦有一些应用生物补片进行盆底重建的经验报道。对于此类患者，考虑术后性功能的保存将更为困难！

第五节　新辅助治疗对 APR 手术的影响

近年来，针对中低位直肠癌的新辅助治疗手段不断提高，方案不断优化。随着 MDT 模式的不断规范推广，越来越多的患者可能在术前将接受新辅助治疗。新辅助治疗对于肿瘤的降期起到很大作用，可以使瘤体缩小，浸润深度降低，继而减少术中环周切缘的阳性率，并可能提高保肛的比例，降低 APR 术式的总占比。而环周切缘阳性率的下降，意味着我们可以不需要行扩大切除术，即可能达到根治的效果。而不需要扩大切除范围，也代表着更多的神经结构和功能将得到保留。

（卫洪波　郑宗珩）

参 考 文 献

1. Miles ME. A method of performing abdomino-perineal excision for carcinoma of the rectum and of the terminal portion of the pelvic colon［J］. Lancet 1908;2:1812-1813.
2. Birbeck KF,Macklin CP,Tiffin NJ,et al. Rates of circumferential resection margin involvement vary between surgeons and predict outcomes in rectal cancer surgery［J］. Ann Surg 2002;235:449-457.
3. Morris E,Quirke P,Thomas JD,et al. Unacceptable Variation in abdominoperineal excision rates for rectal cancer:time to intervene［J］? Gut 2008;57:1690-1697.
4. Bebenek M. Abdominosacral resection is not related to the risk of neurological complications in patients with loe-rectal cancer［J］. Colorectal Dis 2009;11:373-376.
5. Nisar PJ,Scott HJ. Myocutaneous flap reconstruction of the pelvic after abdominoperineal excision［J］. Colorectal Dis 2009;11:806-816
6. Christensen HK,Nerstrom P,Tei T,et al. Perineal repair after extralevator abdominoperineal excision for low rectal cancer［J］. Dis Colon Rectum 2011;54:711-717.

第十七章

超低位直肠癌切除结肠肛管吻合术中的盆腔自主神经保护

第一节 Parks 术的简介

如何使低位直肠癌患者既得到根治性切除,又保留肛门括约肌的功能,从而获得较长的生存期和较高的生活质量,是胃肠外科医生经常面对和必须思考的问题。低位直肠癌保肛术的实质是保留肛管直肠环的完整性和保持健全的括约肌功能和感觉反射。在不影响根治性切除的基础上,合理选择和开展保留肛门及其括约肌功能的直肠癌根治术是目前外科治疗直肠癌的一个重要发展方向。近年来对直肠癌的研究发现,直肠远端浸润多在 1cm 以内,欧美、日本和国内专家均将直肠肿瘤远侧肠管切除的安全距离定为 2cm。据此,切除距齿状线 3~4cm 的超低位直肠癌不仅可以达到直肠癌根治目的,还可保留患者肛门。低位直肠癌由于特殊的解剖位置以及同生殖泌尿器官特殊的毗邻关系,给保肛手术增加了一定的难度。虽然双吻合器的应用为低位直肠癌增加了保肛的机会,但对骨盆狭窄及肥胖患者闭合器很难在盆底肌平面切断闭合直肠。

Parks 于 1982 年提出经腹直肠癌切除、经肛门结肠肛管吻合的术式(Parks 手术),能最大限度地改善患者术后排便控制和感觉功能,至今一直被外科医生所推崇。此方法腹部操作与 Miles 手术相同,腹腔手术组充分游离直肠的前后壁及侧壁,直达肛提肌平面,于肛提肌上方 0.5cm 切断直肠。会阴手术组以电刀于在齿状线上方 1cm 将直肠黏膜切开、剥离直肠黏膜达内括约肌上缘,并保留 3cm 的直肠肌管,肿瘤近段肠管切除范围视乙状结肠长度决定。吸收线间断缝合结肠断端全层与齿状线黏膜及肌层,吻合口位于肛管上缘或齿状线。是否行预防性造口,未做要求,多数学者建议行预防造口。Parks 等应用此术式治疗 76 例低位直肠癌患者,发现患者总生存率与 Miles 手术相仿,但因为保留了患者的肛门功能,患者生活质量明显提高。

近年来由于腹腔镜手术的发展和腹腔镜结直肠手术的肿瘤根治性、手术安全性得到国内外研究的证实。腹腔镜下的 Parks 手术已被国内外学者应用在直肠癌的保肛治疗(图 17-1)。腹腔镜 Parks 手术在低位直肠癌中的优势,是能将直肠细致游离到盆底肛提肌水平;腹腔镜下操作有利于结肠脾曲的游离以保证结肠能被下拉到肛管,而不需要增大腹部的创口;通过腹腔镜的放大作用能精细解剖分离,有利于盆腔自主神经的保护;在保证根治的前提下使患者的肛门括约肌控制力、排尿及性功能都能得以相当程度的保存。这些操作在狭小的骨盆内,对开腹手术而言是相当困难的。

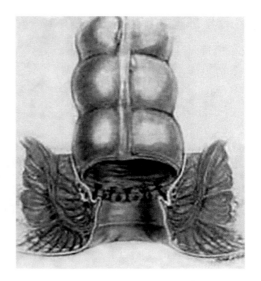

图 17-1　Parks 手术示意图

不管是开放的或是腹腔镜下的 Parks 手术的主要并发症是吻合口瘘和盆腔感染,主要原因是吻合口血供欠佳和吻合口张力较大,虽然预防性造口可减少吻合口瘘发生率,却给患者增加了二次手术的心理和经济负担。另外,肛门的控便功能依赖于直肠肌环、直肠周围的自主神经以及直肠黏膜的神经感受器等功能的完整性,Parks 手术由于保留了肛门内括约肌的完整,可以维持静息状态下肛管压力和张力,保持了肛管呈闭合状态,从而防止大便失禁,但术后患者排便缺乏规律性。国外研究报道 Parks 手术后有 12% 患者主诉肛门紧迫感,而 20% 患者抱怨排便次数明显增多。上述因素限制了 Parks 手术在临床的进一步推广。而 TME 观念的提出、吻合器技术的改进使低位、超低位直肠癌患者行 Dixon 手术成为可能,所以 Parks 手术临床应用有下降趋势。

第二节　Parks 术的适应证

无论何种手术的保肛术式都应首先考虑肿瘤的根治性,以牺牲肿瘤的根治性来换取保留肛门功能是不可取的。Parks 手术的应用原则上应在保证完整切除局部病灶和区域淋巴结的前提下,切除肿瘤远侧 2~3cm 正常肠管后,如盆底肌上残留长度不足 2cm 或虽长于 2cm 但又无条件或无法使用双吻合器即可采用本手术。

目前认为符合下列条件者适合 Parks 手术。

1. 病理确诊为高、中分化的腺癌。

2. 直肠指诊肿块活动度大,肿瘤占据肠管周径小于 1/2。

3. 直肠腔内 B 超及 MRI 检查提示直肠周围组织无浸润。

4. 肿瘤下缘距齿状线在 3~5cm 范围内。

第三节　Parks 术中盆腔自主神经保护的注意事项

国内外研究（包括 Parks 团队的研究）均未对 Parks 手术相关的排尿障碍、性功能障碍进行总结报道。但因 Parks 手术的腹部操作部分与 Miles 手术相同,故术中对盆腔自主神经保护也应遵循相同原则:

1. 无论是开腹手术或腹腔镜手术,对低位直肠癌的切除范围及淋巴结清扫范围应遵循全直肠系膜切除的原则(TME)。

2. 术中对盆腔自主神经的保护应遵循以下操作。

(1) 准确找到并进入 Toldt 间隙,避免将骨盆神经及腹下神经离断:在切开腹膜窗口进入间隙之后,需再次确认是否处于正确的层面。直肠系膜面较为光滑规则,与神经之间缺乏实质性的粘连,稍推即可开;而神经与后方骶骨筋膜之间有多支盆内脏神经相连,如疑误入此层面时,切不可轻易切断此类可疑神经束,需在该层面前后仔细辨认之后,觅及正确的直肠系膜光滑面,再继续向上向下分离。

(2) 腹主动脉丛的保护:在结扎肠系膜下动脉时容易损伤腹主动脉丛,当向上牵拉乙状结肠时,肠系膜上动脉距离腹主动脉丛的距离变大,距离肠系膜下动脉根部 1~1.5cm 结扎,可以避免损伤腹主动脉丛。

(3) 腹下神经保护:游离直肠后方时,应在疏松网状结构上方,紧贴直肠光滑系膜,锐性往下分离,避免损伤疏松网状结构下方的上腹下丛、左右腹下神经。

(4) 下腹下丛保护:切断侧韧带时,应紧贴直肠系膜切断直肠侧韧带,可以避免损伤外侧下腹下丛,而又不会造成出血。

(5) 下腹下丛传出支保护:邓氏筋膜外侧部,紧贴精囊和前列腺外缘,可见来自于下腹下丛发出的支配精囊腺和前列腺的神经走行于此,还有精囊腺和前列腺的滋养小血管。游离下段直肠前方时,应保护精囊腺包膜和邓氏筋膜的完整性(亦即在直肠前间隙锐性分离),紧贴直肠系膜在疏松网状结构下方游离。可避免术中出血,术后排尿和性功能障碍。

操作过程中需要注意三点:①游离过程中注意保持盆筋膜壁层与直肠深筋膜二者的完整性,始终使盆腔自主神经丛位于完整的筋膜后方;②男性精囊腺及女性阴道上部的前外侧存在神经血管束,手术中需注意保护,这些结构位于邓氏筋膜前方;③为避免损伤盆自主神经,手术中应准确进入邓氏筋膜后方的间隙。

（刘健培）

参 考 文 献

1. Parks A G,Percy J P. Rectal carcinoma:restorative resection using a sutured colo-anal anastomosis［J］. IntSurg,1983,68(1):7-11.

2. Parks A G,Percy J P. Resection and sutured colo-anal anastomosis for rectal carcinoma［J］. Br J Surg,1982,69(6):301-304.

3. Edge S B,Compton C C. The American Joint Committee on Cancer:the 7th edition of the AJCC cancer staging manual and the future of TNM［J］. Ann SurgOncol,2010,17(6):1471-1474.

4. Sugihara K,Moriya Y,Akasu T,et al. Pelvic autonomic nerve preservation for patients with rectal carcinoma-oncologic and functional outcome［J］. Cancer,1996,78(9):1871-1880.

5. 郑宗珩,卫洪波,陈图锋,等.保留盆腔自主神经的腹腔镜直肠癌根治术对排尿功能的影响［J］.中华医学杂志,2009,89(42):2976-2979.

6. 刘彦,卢晓明,牛彦锋,等.腹腔镜经肛门结肠肛管吻合在低位直肠癌保肛手术中的应用［J］.中华胃肠外科杂志,2013,16(8):727-729.

7. Biondo S,Trenti L,Kreisler E. Distal third rectal cancer:intersphincteric anterior resection with manual anastomosis using the techniques of Parks or Turnbull-Cutait［J］. Cir Esp,2014,92Suppl 1:13-20.

8. 黄江龙,郑宗珩,卫洪波,等.盆腔自主神经活体尸体对比研究［J］.中华外科杂志,2014,52(7):500-503.

9. 黄江龙,郑宗珩,卫洪波,等.直肠系膜结构解剖和腔镜下观察的对比研究［J］.中山大学学报(医学科学版),2014,35(3):407-411.

10. Benchimol D,Chazal M,Mouroux J,et al. Oncological and functional results of direct colo-anal anastomosis after total resection of the rectum for cancer［J］. Ann Chir,1994,48(7):596-603.

11. 李坚,张阳德,龚连生,等.腹腔镜辅助 Parks 手术治疗低位直肠癌(附 20 例报告)［J］.中国内镜杂志,2011,17(6):565-568.

第十八章

后盆腔清除术中的盆腔
自主神经保护

第一节　后盆腔清除术简介

　　女性内生殖器毗邻于直肠前方,无论是直接浸润还是淋巴转移,都是低位直肠癌易于侵袭的器官。对于女性腹膜返折以下的直肠癌,尤其是前壁癌,传统的 Miles 手术分离了直肠阴道隔、保留了阴道后壁,但由于直肠前壁和阴道后壁有广泛的淋巴沟通,术后阴道后壁和卵巢极易复发。因而,为女性患者行低位直肠前壁癌根治手术时,常常需施行包括内生殖器在内的后盆腔脏器清除术(posterior pelvic exenteration)。后盆腔清除术是 1965 年周锡庚等根据 Block 和 Enquist 对女性肛管直肠的局部淋巴引流途径的研究首倡的一种处理女性直肠癌,尤其是中下段直肠癌的手术方式。这一术式的理论基础为通过染料注射,证实直肠中下段以及肛管的淋巴引流与阴道后壁、直肠阴道隔、直肠子宫陷凹、子宫阔韧带、子宫骶骨韧带相交通因而直肠中下段癌有向女性盆腔组织器官播散的危险。为了达到手术的根治性,对女性低位直肠癌有必要施行包括直肠及其淋巴引流,阴道后壁以及子宫和两侧附件在内的后盆腔清除术。1991 年周锡庚等进一步报道了 208 例女性低位直肠癌行后盆腔清除术经 5 年以上随访的远期疗效,结果显示与同期 Miles 术相比局部复发率由 20.8% 降至 4.3%,差异显著,但 5 年生存率无明显差异。这一资料充分肯定了后盆腔清除术在降低局部复发率中的价值。

【后盆腔清除手术步骤】

(一)腹腔部分

1. **体位**　患者取头低、股伸、外展、膀胱截石位,臀部抬高 15°~30°。

2. **切口**　可选做左下腹旁正中切口或下腹正中切口。

3. **探查**　进腹后依次探查肝脏、胃、胆囊、脾,整个结肠自回盲部开始,升结肠、肝曲、横结肠、脾曲、降结肠、乙状结肠、直肠,盆腔包括女性子宫、附件、膀胱,最后触摸肿瘤以及直肠上血管根部淋巴结情况。

4. 在两侧髂凹处切开后腹膜,显露、结扎并切断卵巢血管。

5. 紧贴盆壁结扎切断子宫圆韧带,然后沿子宫体两侧切断阔韧带,并向下延伸至子宫颈平面,在宫颈与两侧穹隆交界上下紧贴宫颈双重缝扎子宫血管(动、静脉),断离子宫动静脉。

6. 前方在子宫膀胱陷凹腹膜返折切开处将膀胱推向前下方,显露宫颈,并沿宫颈向下显露前穹隆,切开前穹隆,两侧向子宫动、静脉结扎断离平面相连续,然后沿侧穹隆向下延伸与会阴组手术会师。

7. 直肠癌腹腔手术步骤与 Miles 手术一致。

(二)会阴部分

1. 沿肛缘做一荷包缝合,缝闭肛门,做会阴部梭形切口,前起自阴道口中部两侧,后止于尾骨尖两侧在坐骨结节内侧距肛缘 2cm 处。

2. 切开肛门旁筋膜,显露两侧坐骨肛门窝脂肪,后方显露尾骨尖,切断肛尾韧带,切开 Waldayer 筋膜,在腹部组医师指导下进入盆腔直肠后间隙。

3. 清除坐骨肛门窝脂肪,结扎、切断下血管,切开耻骨尾骨肌,扩大盆腔出口,远端乙状结肠、直肠、子宫、附件等一并从盆腔内拖出。

4. 两侧沿阴道侧壁向上切开,直肠两侧穹隆与腹部手术组会师,切除标本从会阴切口中移去(图 18-1)。

5. 盆腔冲洗,严密止血,会阴后部分伤口逐层完全缝合,阴道前、侧壁连同会阴部伤口留置引流管 1~2 根。

(三)如直肠肿瘤距齿状线距离≥5cm,可以施行 Dixon 手术,则腹腔组在切除附件、子宫和宫颈后连续缝合阴道残端。其他操作同 Dixon 手术。

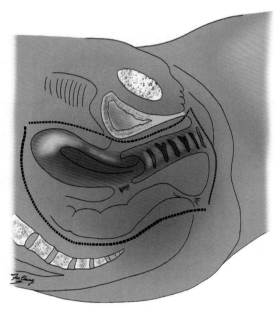

图 18-1　后盆腔清除手术示意图

第二节　后盆腔清除术的适应证与禁忌证

后盆腔清除术主要应用于女性的低位直肠癌手术治疗。卵巢切除、阴道结构改变等内分泌和精神心理因素对女性患者具有不容忽视的严重影响,故需严格掌握后盆腔清除术的适应证。确定后盆腔脏器清除术的指征往往需结合术前双合诊、影像学检查及术中探查情况。

（一）适应证

1. 位于直肠前壁的肿瘤,浸润已达直肠壁全层,而且病理分型为高度恶性者(低位化、黏液腺癌)。

2. 直肠癌侵犯阴道后壁者。

3. 直肠癌伴子宫或附件侵犯者。

（二）禁忌证

1. 高龄、体弱、伴严重心、肺、肝、肾功能不全无法耐受经腹手术者。

2. 直肠肿瘤局部盆腔广泛浸润或呈冰冻盆腔者。

第三节　后盆腔清除术中盆腔自主神经保护的注意事项

后盆腔脏器清除术属于扩大性切除手术,目的在于更进一步彻底清除盆腔内扩散的肿瘤,盆侧壁淋巴结是低位直肠癌容易扩散的区域。因此后盆腔脏器清除术应同时清扫侧方淋巴结。后盆腔脏器清除术后常发生排尿功能障碍,这往往与术后盆腔失去支撑使充盈膀胱发生结构性后移和扩大清扫时损伤盆腔自主神经所致,而障碍程度和持续时间与盆腔淋巴结清扫范围成正比。汪建平等的研究发现按 PANP 原则施行后盆腔清除术的女性患者排尿功能较对照组有明显改善,说明在女性患者中盆腔自主神经损伤仍是直肠癌术后排尿功能障碍发生的主要原因。在盆神经中与排尿功能器官有密切关系的是属交感系的骶前神经和属副交感系的盆腔内脏神经,以及由两神经在盆腔内汇集构成的盆腔神经丛,并由该丛发出分支至直肠、膀胱、子宫、阴道等器官。

（一）直肠手术过程中容易损伤盆腔自主神经的位置和注意保护神经的操作步骤已在前面章节叙述,这里简略复述。

1. 准确找到并进入 Toldt 间隙避免将骨盆神经及腹下神经离断:在切开腹膜窗口进入间隙之后,需再次确认是否处于正确的层面。直肠系膜面较为光滑规则,与神经之间缺乏实质性的粘连,稍推即可开;而神经与后方骶骨筋膜之间有多支盆内脏神经相连,如疑误入此层面时,切不可轻易切断此类可疑神经束,需在该层面前后仔细辨认之后,觅及正确的直肠系膜光滑面,再继续向上向下分离。

2. 腹主动脉丛的保护:在结扎肠系膜下动脉时容易损伤腹主动脉丛,当向上牵拉乙状结肠时,肠系膜上动脉距离腹主动脉丛的距离变大,距离肠系膜下动脉根部 1~1.5cm 结扎,可以避免损伤腹主动脉丛。

3. 腹下神经保护:游离直肠后方时,应在疏松网状结构上方,紧贴直肠光滑系膜,锐性往下分离,避免损伤疏松网状结构下方的上腹下丛、左右腹下神经。

4. 下腹下丛保护:切断侧韧带时,应紧贴直肠系膜切断直肠侧韧带,可以避免损伤外侧下腹下丛,而又不会造成出血。

(二) 对于妇科切除子宫、双侧附件和阴道的手术部分,国内外学者的研究发现手术损伤自主神经机制包括:

①贴近盆壁切断主韧带时损伤盆内脏神经;②由根部切断宫骶韧带时损伤腹下神经;③切断深层膀胱宫颈韧带时,将下腹下丛的膀胱支一同切断;④切断阴道旁组织时损伤下腹下丛。

针对手术损伤盆腔自主神经的机制,国内外医疗中心均在开展保留盆腔自主神经(nerve-sparing)的子宫双附件切除手术,目前主要有两种手术方式:

1. 解剖神经的盆腔自主神经保护手术(nerve-dissecting nerve-sparingoperation),具体步骤如下所述:

(1) 打开膀胱子宫腹膜返折,下推膀胱至宫颈水平以下,钝性分离出膀胱侧窝及直肠侧窝,在子宫动脉的起始端切断、结扎子宫动脉。

(2) 在直肠侧窝与膀胱侧窝之间暴露主韧带,主韧带下部含有盆内脏神经纤维,神经纤维呈束状分布,灰白色,通过触诊可感觉到,术中将主韧带内的子宫深静脉在接近盆壁处逐钳贯穿切断、结扎,保留主韧带下部的盆内脏神经纤维。

(3) 将输尿管与阔韧带后叶腹膜分离,并游离至隧道入口处,在输尿管隧道的顶部逐钳切断浅层膀胱宫颈韧带,至输尿管的膀胱入口处,彻底将输尿管与周围疏松结缔组织游离后外推。

(4) 打开直肠子宫腹膜返折,分离阴道后壁与直肠,暴露双侧宫骶韧带,在宫骶韧带外侧解剖分离腹下神经,神经束为灰白色条索状结构,有时为单根,多为束状,术中于靠近骶骨的韧带附着部位,切断宫骶韧带,保留其外侧的腹下神经。

(5) 术中沿腹下神经束向膀胱方向解剖,至盆内脏神经汇入形成下腹下丛,切断下腹下丛向阴道壁方向发出的束状子宫支,保留膀胱支。

(6) 膀胱支终末段呈扇形结构,于深层膀胱宫颈韧带的外下方走行到达膀胱,术中将深层膀胱宫颈韧带内的静脉切断结扎,解剖分离膀胱支终末段进行保留。

(7) 将保留的盆腔自主神经结构外推,进一步将膀胱下推,切断、缝扎阴道直肠韧带及阴道旁组织,在穹隆下 3~4cm 水平环形切开阴道,切除子宫。

2. 近年国外学者 Yabuki 的团队和北京协和医学院李斌教授等在解剖神经的盆腔自主神经保护手术(NDNS)手术基础上提出了保留输尿管系膜的盆腔自主神经保护手术(MPNS),其技术要点是在术中处理子宫各韧带及阴道旁组织时并不对盆腔自主神经的细微结构进行具体解剖,而是利用一系列关键解剖标志,通过完整保留输尿管下方的系膜样结构来保留其中的盆腔自主神经丛,此方法使得手术步骤有所简化,具体步骤如下所述。

(1) 在髂内动脉与阔韧带后叶之间钝性分离,暴露直肠侧窝,将附着在阔韧带后叶上的输尿管及其下方的薄片状结缔组织(输尿管系膜)一同向外游离,腹下神经束全部平行走向于输尿管系膜内,在输尿管系膜内侧继续钝性分离,暴露其与宫骶韧带之间的间隙(冈林间隙),进一步打开直肠子宫腹膜返折,分离阴道直肠间隙,在阴道直肠间隙与冈林间隙之间,靠近骶骨的韧带附着部位,切断宫骶韧带,完整保留韧带外侧的输尿管系膜及其内的腹下神经。

(2) 打开膀胱子宫腹膜返折,下推膀胱至宫颈水平以下,在子宫动脉的起始端切断、结扎子宫动脉。

(3) 在直肠侧窝与膀胱侧窝之间暴露主韧带,术中将主韧带内的子宫深静脉在接近盆壁处逐钳贯穿切断、结扎,保留主韧带下部的盆内脏神经纤维。

(4) 在输尿管隧道的顶部逐钳切断浅层膀胱宫颈韧带,至输尿管的膀胱入口处,彻底将输尿管与周围疏松结缔组织游离,暴露其下方的深层膀胱宫颈韧带及阴道旁组织。

(5) 在深层膀胱宫颈韧带外侧与阴道旁组织间钝性分离,可暴露出第四间隙,下腹下丛在穹隆下约 2cm 水平由腹下神经和盆内脏神经汇合而成,进而发出子宫支至宫颈及阴道,再继续向前经第四间隙外侧进入膀胱,形成膀胱支,仍旧走行于输尿管系膜延伸的垂直平面内,术中贴近阴道壁切断子宫支,可将含有下腹下丛及膀胱支的输尿管系膜平面整体外推。

(6) 术中在第四间隙内侧贯穿、切断、结扎深层膀胱宫颈韧带的静脉丛,进一步对膀胱支的终末段进行保留。

(7) 继续将膀胱下推,在完整保留的输尿管系膜片状结构内侧切断、缝扎阴道直肠韧带及阴道旁组织,在穹隆下 3~4cm 水平环形切开阴道,切除子宫。

总之,后盆腔脏器清除属于扩大性切除手术,手术涉及直肠切除、子宫附件及阴道的切除,同时清扫侧方淋巴结,手术难度大,需妇科医师和胃肠外科共同协作进行精细操作才可能达到保护盆腔自主神经、减少排尿功能障碍、提高患者生活质量的愿望。

(刘健培 黄利军)

参 考 文 献

1. Sugihara K, Moriya Y, Akasu T, et al. Pelvic autonomic nerve preservation for patients with rectal carcinoma-oncologic and functional outcome [J]. Cancer, 1996, 78(9): 1871-1880.
2. 郑宗珩, 卫洪波, 陈图锋, 等. 保留盆腔自主神经的腹腔镜直肠癌根治术对排尿功能的影响 [J]. 中华医学杂志, 2009, 89(42): 2976-2979.
3. 周锡庚, 曹德生, 顾成裕, 等. 女性腹膜返折以下直肠癌的外科治疗 [J]. 中华外科杂志, 1965, 13: 884-886.
4. 周锡庚, 郁宝铭, 沈耀祥, 等. 后盆腔清除术治疗女性腹膜返折下直肠癌的评价 [J]. 中华外科杂志, 1991, 29: 537-539.
5. 汪建平, 周军, 宋新明, 等. 女性直肠癌根治术中保留盆腔自主神经 120 例分析 [J]. 中华普通外科杂志,

2005,20(10):619-621.

6. Sevin B U,Koechli O R. Pelvic exenteration [J]. SurgClin North Am,2001,81(4):771-779.

7. Turns D. Psychosocial issues:pelvic exenterativesurgery [J]. J SurgOncol,2001,76(3):224-236.

8. De Wever I. Pelvic exenteration:surgical aspects and analysis of early and late morbidity in a series of 106 patients [J]. ActaChirBelg,2011,111(5):273-281.

9. Kusters M,Austin K K,Solomon M J,et al. Survival after pelvic exenteration for T4 rectal cancer [J]. Br J Surg, 2015,102(1):125-131.

10. Ghouti L,Pereira P,Filleron T,et al. Pelvic exenterations for specific extraluminal recurrences in the era of total mesorectal excision:is there still a chance for cure:A single-center review of patients with extraluminal pelvic recurrence for rectal cancer from March 2004 to November 2010 [J]. Am J Surg,2015,209(2):352-362.

11. 黄江龙,郑宗珩,卫洪波,等 . 盆腔自主神经活体尸体对比研究[J]. 中华外科杂志,2014,52(7):500-503.

12. 黄江龙,郑宗珩,卫洪波,等 . 直肠系膜结构解剖和腔镜下观察的对比研究[J]. 中山大学学报(医学科学版),2014,35(3):407-411.

13. 李斌,姚洪文,佐晶,等 . 腹腔镜在改良保留盆腔自主神经宫颈癌根治手术中的应用[J]. 中华肿瘤杂志,2014,36(1):63-68.

14. 李斌,李巍,孙阳春,等 . 保留盆腔自主神经的广泛性子宫切除术的术式改良研究[J]. 中华妇产科杂志,2010,45(3):221-223.

15. Sakuragi N,Todo Y,Kudo M,et al. A systematic nerve-sparing radical hysterectomy technique in invasive cervical cancer for preserving postsurgical bladder function [J]. Int J Gynecol Cancer,2005,15(2):389-397.

16. Yabuki Y,Sasaki H,Hatakeyama N,et al. Discrepancies between classic anatomy and modern gynecologic surgery on pelvic connective tissue structure:harmonization of those concepts by collaborative cadaver dissection [J]. Am J ObstetGynecol,2005,193(1):7-15.

17. Yabuki Y,Asamoto A,Hoshiba T,et al. Radical hysterectomy:An anatomic evaluation of parametrial dissection [J]. GynecolOncol,2000,77(1):155-163.

第十九章

盆腔自主神经受损或切除之后的治疗

第一节　排尿功能障碍的综合治疗

直肠癌术中损伤盆腔自主神经导致术后排尿功能障碍,可归入于神经源性膀胱一类,而排尿功能障碍可分为早期及远期排尿功能障碍。早期排尿功能障碍多发生于术后 1 周 ~6 个月内,与逼尿肌活动减少及膀胱敏感性下降有关,为支配排尿功能的副交感神经系统损伤的典型表现,临床表现主要为尿潴留、压力性尿失禁或两者皆有。一般情况下,若神经未完全损伤,多可自行恢复。直肠癌术后长期排尿功能障碍发生率不高,Kneist 报道约为 2.8%。此类患者需要长期留置导尿管,容易继发反复泌尿系统感染、尿路结石、肾积水甚至肾衰竭,需要引起高度重视并予以积极治疗。

一、膀胱功能训练

膀胱功能训练对直肠癌术后排尿功能障碍的治疗有着重要意义。正确的训练方法,能使膀胱平滑肌得到有效休息,节律得以恢复,而错误的方法可能加重排尿功能障碍。目前比较常用的膀胱功能训练方法包括如下:

（一）间歇开放导尿法

患者留置导尿管,间断予以夹闭,每隔 2~3 小时左右开放排尿 1 次,若无尿液排出,可适当延长至 4 小时开放排尿 1 次。当患者出现尿意预兆,如寒战、面色潮红或出冷汗时,应及时开放导尿管,同时嘱患者做正常排尿动作。

（二）逼尿肌收缩诱发训练

包括排尿后于膀胱区频谱照射治疗 15 分钟;排尿后按摩膀胱区 15 分钟,然后快速灌注 5~10℃生理盐水 500ml 再按摩 15 分钟,后排出灌洗液。

（三）手法辅助排尿

包括 Valsalva 屏气法及 Crede 法。前者嘱患者坐位，身体前倾，屏气呼吸以增加腹压，向下用力做排便动作以促使尿液排出。后者用手按摩膀胱区 3~5 分钟，用拳头自脐下 3cm 向耻骨方向按压，注意动作轻柔，同时嘱患者增加腹压以促使尿液排出。由于手法辅助排尿可能导致膀胱压力超过安全范围，故存在一定的不安全性，临床应用中需额外注意。

（四）盆底肌锻炼

患者取平卧位，做肛门收缩及放松动作，每次收缩超过 3 秒，持续 15~20 分钟。

（五）间歇性导尿

指每 4~6 小时为患者导尿一次，保持膀胱容量在 500ml 以下，同时配合限制饮水量，当尿液少于 100ml 或为膀胱容量的 20% 以下，即膀胱功能达到平衡后，即可停止导尿。间歇性导尿可有效预防泌尿系统感染，避免因留置导尿管时间过长而继发的尿瘘等尿道并发症，目前已被广泛使用。

二、药物治疗

药物治疗是神经源性膀胱的基本治疗方法，目前已较为成熟。应根据患者症状，选择适当的药物治疗。对于以尿失禁症状明显的患者，应使用增加膀胱顺应性，调节膀胱颈及尿道阻力的药物；而以尿失禁为主要临床表现的患者，应使用增加膀胱收缩力，降低膀胱颈及尿道阻力的药物。

（一）抗胆碱能制剂

包括溴丙胺太林、托特罗定等，通过抑制膀胱逼尿肌收缩，降低膀胱内压，增加膀胱容量及稳定性，以改善尿频、漏尿等症状，适用于膀胱逼尿肌反射亢进的患者。此类药物存在口干、眼干、便秘等副作用。

（二）骨骼肌松弛剂

如氯苯氨丁胺、肉毒毒素等，主要通过降低尿道外括约肌张力，解除其痉挛，适用于逼尿肌外括约肌不协同及外括约肌痉挛的患者。

（三）胆碱能受体激动剂

如卡巴胆碱等，通过增加膀胱逼尿肌收缩力，增加膀胱内压，促进排尿，适用于逼尿肌无力患者。

（四）α 肾上腺素能受体阻滞剂

包括酚苄明、特拉唑嗪等，通过松弛膀胱颈平滑肌，降低尿道内口阻力，促进排尿功能的恢复，适用于逼尿肌内括约肌不协同及逼尿肌无力的患者。

（五）膀胱灌注治疗

部分治疗神经源性膀胱的口服药物具有口干、便秘等副作用，对于无法耐受的患者，膀胱内药物灌注治疗亦是可以考虑的方法。常用的膀胱灌注药物包括抗胆碱能药物及 C 纤维阻滞剂,如辣椒辣素等。

三、外部集尿器

对于男性尿失禁患者,可以使用阴茎套及外部集尿器。因为低过敏性,目前硅胶外部集尿器已替代了乳胶集尿器,但对于过度肥胖、阴茎萎缩的部分男性患者,该方法并不适用。此外,目前尚无合适有效的女性外部集尿器,多数情况下仅能以尿垫收集尿液。

四、神经调节治疗

神经电调节及神经电刺激是近年来快速发展的一个领域。包括阴部神经调节、盆神经电刺激、脊髓刺激、骶神经根电刺激及盆底肌、逼尿肌直接电刺激等。这里分别予以介绍。

(一) 骶神经前根刺激

骶神经前根刺激(sacral anterior root stimulation,SARS)主要适用于下运动神经元完整的脊髓损伤患者,对于直肠癌术中单纯盆腔自主神经损伤的患者并不适用。其原理类似于"膀胱起搏器",通过诱导神经冲动,导致形成膀胱排空的膀胱收缩。目前 SARS 在脊髓损伤导致的排尿功能障碍患者中的临床应用,仅用于与完全性骶神经去传入术(即对所有能够将传入冲动输送进入 S_2~S_4 骶髓节段的传入背侧神经根进行外科横断)相结合来进行。因为只有通过后根切断术,才能够将膀胱由低顺应性的反射亢进状态转换为高顺应性的无反射状态,允许膀胱在低压力状态下连续储存大量尿液,达到控尿的目的。

理论上讲,SARS 联合完全性骶神经去传入术已成为脊髓损伤排尿功能障碍患者的一种理想方法,能够达到改善排尿、控尿和膀胱顺应性的目的,接近 80% 的患者可以获得足够的膀胱收缩产生有效排尿,但本治疗具有一定并发症,包括完全切断骶神经后根导致勃起和射精功能损害、便秘症状加重、脑脊液漏等。

(二) 骶神经调节术

骶神经调节术(sacral neuromodulation,SNM)由能够将传入冲动输送入 S_2~S_4 骶髓节段、和(或)脑桥中脑排尿中枢的 δ 髓鞘传入神经纤维的电活动来实现,主要用于治疗能够达到中枢神经系统的完整感觉传入通路的特发性排尿功能障碍,如运动型及感觉型急迫性尿失禁、逼尿肌收缩无力等。其适应证为急迫性尿失禁、严重的尿急尿频综合征和无膀胱出口梗阻的原发性尿潴留。此外,有研究显示 SNM 对部分神经源性膀胱也有治疗作用。

SNM 具有双向调节作用,它可以恢复尿路控制系统内部兴奋与抑制之间的正常平衡关系,但作用机制尚不清楚,其治疗作用可能通过传入和传出两条途径实现。对运动型急迫性尿失禁患者,该方法有效率可达到 70%~90%,而尿潴留患者也可以获得相似的疗效。SNM 分为经皮穿刺骶神经调节测试和刺激装置永久植入两个阶段。测试期间(一般 7~10 天)通过排尿日记和症状改善程度评估疗效,如改善 50% 以上,即可进行刺激装置永久植入。该方法的主要并发症包括电极植入部位感染、疼痛、电极移位、电极被包裹纤维化等。

（三）阴部神经调节

盆底阴部神经由发自 S_2~S_4 神经根的躯体纤维组成,是支配盆底肌肉、尿道外括约肌、肛门括约肌和盆腔器官的主要神经。理论上直接刺激阴部神经能显著改善盆底功能障碍,学者也一直致力于这方面的研究。近年来出现了两种新的微创阴部神经调节方法,有望得到广泛的临床应用。

第一种方法与 SNM 类似,采用骶神经刺激器,经会阴或后方入路,在局麻下经皮穿刺植入尖端倒刺电极,注意需要同时进行神经生理学监测以确定电极位置正确(应尽可能靠近阴部神经)。如果测试有效(即尿失禁次数改善超过 50%),则二期植入脉冲发生器。另一种方法是慢性阴部神经刺激法,采用 bion 微型神经刺激器(自带电池、远程控制、电流可调、整合电极,大小 28mm×3.3mm,重 0.7g),同样地,先采用穿刺针和外部脉冲发生器进行尿动力学检查评估,如果膀胱反射容积或测压容积增加 50% 以上,则表明适合植入 bion。这两种方法技术简单,微创,痛苦小,患者耐受良好,初步研究效果可靠,显示出良好的应用前景。

（四）盆神经电刺激

可在直肠癌术中或二次手术暴露盆神经,将环圈状电极悬挂在神经干上进行电刺激;但因盆神经干成分复杂,刺激时经常伴有膀胱逼尿肌及尿道外括约肌的同时收缩,实际应用价值有限。

（五）盆底肌肉电刺激

通过促进盆底肌肉反射性收缩,教育患者正确收缩盆底肌肉并提高患者治疗的依从性。一般经阴道或肛门置入电极进行盆底肌肉电刺激,增强盆底肌肉力量以治疗压力性尿失禁;亦可通过激活神经通路,抑制逼尿肌收缩,达到治疗急迫性尿失禁的目的。盆底电刺激结合生物反馈治疗,可以在增加盆底肌肉觉醒性的同时使肌肉被动收缩,效果满意。

（六）逼尿肌直接电刺激

既往通过手术将电极埋植于逼尿肌内进行电刺激,但存在电极移位、纤维化、侵蚀等诸多问题。近年来经尿道膀胱腔内刺激(intravescal electrical stimulation,IVES)有望克服这些副作用。IVES 通过膀胱腔内直接电刺激,治疗逼尿肌收缩无力,但具体技术细节仍需进一步研究。

五、手术治疗

当充分的非手术治疗仍无法纠正排尿功能障碍时,可考虑手术干预,其主要目的在于提高膀胱顺应性及容量,改变膀胱出口阻力。手术方法包括降低膀胱出口阻力手术、增加膀胱出口阻力手术、增加膀胱顺应性及营养的手术等。

（一）扩大膀胱容量的术式

包括 A 型肉毒毒素膀胱壁注射术,自体膀胱扩大术,肠道膀胱扩大术等。其目的在于通过扩大膀胱容量、抑制逼尿肌过度活动、改善膀胱壁顺应性,为膀胱安全正常地储尿和排尿创造条件。术式的选择要遵循循序渐进的原则,对神经源性膀胱过度活动,但膀胱壁尚未纤维化的患者可首选 A 型肉毒毒素膀胱壁注射术;肉毒毒素注射无效或无法反复注射的患者可选择自体膀胱扩大术;对膀胱壁已经严重纤维化、膀胱挛缩或合并重度膀胱输尿管反流的患者,则应首选肠道膀胱扩大术。

(二)增加控尿能力的术式

当神经源性尿道括约肌力量减弱导致尿失禁时,可通过增加尿道阻力的办法,提高患者控尿能力。手术方法包括人工尿道括约肌植入术、尿道周围填充剂注射术、尿道吊带术、股薄肌尿道肌肉成形术等。在实施该类手术前,应通过尿流动力学检查明确膀胱容量、稳定性、顺应性、收缩能力,以及是否合并膀胱输尿管反流、肾积水等上尿路病变。尿道周围胶原注射持久性较差,目前已被其他填充剂、球囊植入或尿道吊带术所取代。

对逼尿肌无力导致控尿能力差的患者,可考虑行逼尿肌成形术,如腹直肌转位膀胱重建术、背阔肌转位膀胱重建术等,其机制在于利用转位的腹直肌或背阔肌收缩及腹压增高的力量排尿。此类方法创伤较大,远期效果尚不明确,目前仍未得到广泛应用。

对流出道阻力高的男性患者,可以施行尿道括约肌切断术,或通过尿道括约肌支架植入、肉毒毒素 -A 注射尿道外括约肌等方法来降低尿道阻力,手术后再配合阴茎套导管或阴茎夹管理尿失禁。女性患者可采用留置导尿管或耻骨上膀胱造瘘的方法。

六、针灸治疗

神经源性膀胱属中医学"淋证"、"癃闭"范畴。对这类患者,在进行常规治疗的同时,使用包括针刺疗法、电针效法、灸法、针灸并用疗法、火罐疗法、针罐并用疗法等方法,往往能起到增加治疗效果的作用。

第二节 性功能障碍的综合治疗

一、男性性功能障碍的治疗

性行为是男女两性共同参与的生理活动,但由于传统的社会观念中男性是文明社会的主体,同样的,男性在性活动中往往扮演着掌控性活动过程的主导角色。这会导致在性行为中男性承受着更大的压力,在遇到性功能障碍时自尊、自信心更容易受到伤害。因此,男性性功能障碍的治疗,需要强调包括心理、药物甚至手术在内的综合治疗。根据国际性医学咨询委员会有关男性性功能障碍诊治的推荐意见,男性勃起功能障碍及早泄的治疗流程(图 19-1,图 19-2)。

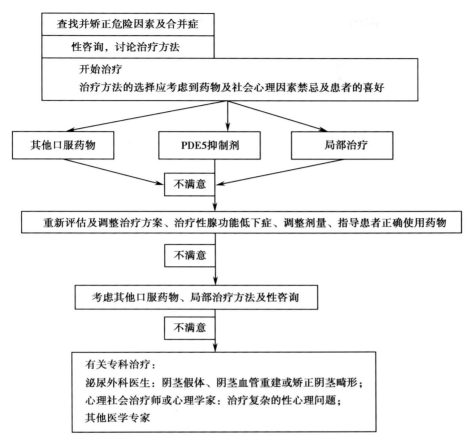

图 19-1　男性勃起功能障碍治疗流程

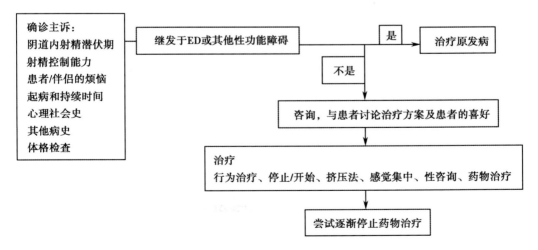

图 19-2　早泄的诊治流程

（一）心理治疗

心理疏导是直肠癌术后男性性功能障碍的基本治疗方式。实际上，男性直肠癌术后早期性功能障碍并不少见，而多数经正确有效的心理疏导，均能治愈。心理治疗不应只是医学主导，女性伴侣在性行为过程中既是辅助者，又是体验者、受益者，要配合、鼓励以提升男性的自尊、恢复男性患者自信。

（二）药物治疗

对于勃起功能障碍患者，磷酸二酯酶抑制剂（西地那非、他达拉非、伐地那非等）是主要的常用药物。文献报道使用罂粟碱联合酚妥拉明或单独使用前列腺素 E_1 等药物阴茎海绵体注射治疗，可改善性功能障碍，且具备患者可自行操作，耐受性好，侵入性小，疗效确切的优势，但部分长期使用患者出现阴茎海绵体硬结，且治疗效果受注射速度、是否使用止血带及药物浓度等多因素干扰。

对于早泄患者，可局部使用降低龟头、阴茎皮肤敏感度的药物；此外，5-羟色胺再摄取抑制剂（氟西汀、帕罗西汀、舍曲林、达帕西汀等）可以提升中枢的控精能力。Nishizawa 等对随访期间性功能障碍的直肠癌术后患者进行药物治疗，给予口服西地那非 25mg、伐地那非5mg 或西地那非 50mg、伐地那非 10mg。16 例患者中 11 例（68.7%）性功能得到改善，无明显副作用，2 例盆腔内脏神经部分切除患者效果不佳。

（三）手术治疗

对于部分年龄轻、性欲强的患者，可考虑采用阴茎假体植入术。

（四）其他

部分性功能障碍患者口服中药或接受针灸治疗，有一定的效果，可辨证施治。此外，有报道生物反馈治疗对改善性功能障碍亦有一定帮助。

二、女性性功能障碍的治疗

与男性类似，女性性功能障碍的治疗强调心理及药物等综合治疗。但因为传统观念影响，女性患者性功能障碍并不为人重视，部分患者难以启齿，不配合治疗。因此，医生要重视女性直肠癌患者术后性功能障碍的诊治，加强心理疏导。对症状严重的患者，可考虑使用如雌激素等药物替代治疗，可增加阴蒂敏感性和性欲，减轻性交疼痛。此外，使用振荡器、阴茎模型等可增加女性刺激，改善性功能。生物反馈治疗及中医中药治疗同样对部分患者有一定效果。

第三节　神经支架修复神经进展

直肠癌术中损伤盆腔自主神经，导致术后排尿和性功能障碍一直是困扰人们的问题。尽管随着全直肠系膜切除（TME）理念的提出及保留盆腔自主神经（PANP）手术方式的改进，直肠癌术后排尿及性功能障碍的发生率有了较大的下降,但仍有相当一部分患者术后出现这些功能性的障碍,并且严重影响着患者的生活质量。通过手术技巧的改进来进一步降低直肠癌术后排尿及性功能障碍的发生,已经没有太大的空间,亟需寻找新的方法。

20世纪60年代Mellesi首次开展自体神经移植手术,此后,自体神经移植成为治疗周围神经损伤的金标准,但由于其来源有限,且会牺牲供区感觉功能,增加新的创伤,这种拆东墙补西墙的方法限制了其临床广泛应用;异体神经移植虽然来源广泛,但存在免疫排斥反应的问题,同样制约着其临床应用。在此背景下,神经组织工程吸引了广大学者的注意,其中神经支架作为神经组织工程的重要组成部分,受到国内外学者的高度重视。虽然目前仍未得到广泛临床应用,但仍具有广阔的研究前景,这里做一简单介绍。

根据材料来源,神经支架可分为天然材料支架、人工合成材料支架及复合型组织工程支架。

一、天然材料支架

(一)甲壳素

甲壳素是从甲壳类、昆虫类动物体及霉菌类细胞壁中提取的一种天然的多糖类纤维素,具有安全无毒、生物相容性好、可降解的优点,在组织工程中广泛应用。其主要缺点是甲壳素在体内吸收速度较快且脆性较大,在神经再生完成前容易崩解。

(二)生物膜

目前常用的生物膜包括自体筋膜、硬脊膜、羊膜等,其具备较好的生物相容性及通透性,可有效引导神经纤维生长,防止瘢痕组织增生包裹。但目前此类材料仍处于研究阶段,实践中应用并不多。

(三)水凝胶

有学者使用琼脂糖水凝胶构建立体支架,并通过特殊工艺共价结合层黏蛋白,能促进神经节细胞轴突生长,表明其具有良好的临床应用价值。此外,包括纤维蛋白、胶原、自体静脉甚至骨骼肌等均有报道应用于神经支架的构建。

二、人工合成材料支架

(一)不可吸收的人工合成材料支架

应用最早,同时也是目前应用最广泛的是硅胶管。它具有生物惰性和较强的机械强度,便于在神经导管内取样,并可改变和研究再生过程中的神经营养物质。但由于其体内无法降解,需二次手术取出导管,故目前仅限于早期神经再生研究实验。

(二)可吸收的人工合成材料支架

寻找可吸收的人工合成材料支架,从而避免二次手术取出支架的麻烦,是人们追求的目标。近年来随着高分子生物材料学的快速发展,这种想法已成为现实。目前,已有多种可吸收的人工合成材料支架,包括聚羟基醋酸(PGA)、聚乳酸(PLA)、聚乙内酯(PCL)及聚丙交酯等。Mackinnon 等用 PGA 支架修复神经缺损,获得满意效果,证明 PGA 神经支架在周围神经损伤修复中有良好的前景。Kiyotani 等用 PGA 制成神经导管,将胶原高温交联于其表面,修复猫 25mm 坐骨神经缺损,5 个月后组织学和神经元生理检测,显示有血管化神经组织再生,电镜下可见有髓鞘和无髓鞘的轴突及施万细胞再生。可见人工合成的高分子神经支架是神经缺损的良好的修复手段。但 PGA 具有组织炎性反应较重的缺点,仍有待进一步研究。

(三)复合型组织工程神经支架

理想的神经支架应具备如下条件:良好的生物组织相容性,接触引导神经再生;良好的血运;内含各种神经再生所需因子,能提供轴突生长基质物质;保护再生轴突,避免瘢痕组织包裹。理论上,复合型组织工程神经支架能满足这些条件。比如有学者在神经导管内注入神经生长因子(NGF)和一些神经基质以利于 NGF 的存活及缓慢释放;亦有使用体内缓慢降解材料为载体,包埋 NGF,植入神经支架内部,使 NGF 随着载体吸收而持续释放,并长时间发挥作用。此外,如何通过加强内部支架支撑,使施万细胞立体有序排列,从而发挥更好的神经再生作用,亦是值得研究的课题。

当前组织工程化神经支架仍处于研究阶段,在得到广泛临床应用前,仍有艰巨的困难需要克服。此外,需要注意的是,目前神经组织工程主要应用于有髓神经纤维的研究,对于自主神经(无髓神经)的研究仍很少。神经支架是否同样适用于盆腔自主神经的修复,仍有待进一步的研究。

第四节　骨髓间充质干细胞神经修复的研究进展

干细胞(stem cell)是指早期未分化的具备自我复制更新及多向分化的多潜能细胞。其细胞特性包括:①具备自我复制能力及多向分化潜能;②细胞本身不是处于分化途径的终端;③终生保持未分化或低分化特性;④缺乏分化标记;⑤分化情况受内在机制及微环境的影响;⑥有对称性及非对称性分裂两种生长方式;⑦具有分裂的慢周期性;⑧多数干细胞处于 G0 期;⑨无限增殖分裂能力。干细胞可分为胚胎干细胞及成体干细胞,胚胎干细胞因为伦理原因,临床应用得到了很大限制,因此,目前研究最为广泛的是成体干细胞。成体干细胞是指存在于各组织器官内,在特定条件下可形成新的功能细胞而保持组织器官生长和衰退动态平衡的未分化细胞。

目前,实验及临床研究最为热门的成体干细胞是骨髓间充质干细胞(bone marrow mesenchymal stem cells,BM-MSCs,下文均简称 MSCs),自 1976 年 Friedenstein 及 Petrakova 首次分离培养得到 MSCs 以来,MSCs 被广泛应用于多组织器官修复的研究中。研究发现,中胚层来源的 MSCs,不仅可以向成骨细胞、软骨细胞、脂肪细胞、心肌细胞、内皮细胞、肺上皮细胞等中胚层细胞分化，还可以向内胚层的肝卵圆细胞及向外胚层神经元细胞分化，并修复相应的组织器官。当前组织工程学是研究的热门，将体外培养的具备高浓度相关功能的活细胞种植于支架上，植入体内形成具有功能的组织，来修复失去的组织功能，是理想的修复模式，这其中的关键是寻找合适的种子细胞及支架。因为 MSCs 具备容易获取及培养增殖、长期传代不影响生物学特性、免疫原性低、组织修复能力强的优点，是非常理想的种子细胞。大量研究表明 MSCs 可修复心血管疾病（心肌梗死、慢性心力衰竭、心肌病）、运动系统疾病（骨、软骨修复）、自身免疫性疾病、消化系统疾病（肠道损伤、肝硬化）、血液系统疾病、糖尿病、眼科疾病等多系统器官疾病。同样的，MSCs 在神经系统疾病修复方面亦是研究的热点。本章节简要介绍当前关于 MSCs 在神经系统修复方面的研究进展，为 MSCs 潜在的修复盆腔自主神经的作用提供新的思路。

当前 MSCs 治疗神经退行性疾病的机制尚不清楚，目前有几个理论解释：①细胞替代理论：该理论认为 MSCs 修复神经退行性疾病是通过 MSCs 向神经细胞分化后，直接替代退化的神经细胞，从而修复神经疾病；②旁分泌理论：有学者在通过静脉注射 MSCs 后，发现 90%~95%MSCs 均在积聚于肺组织，但相关损伤的靶器官仍能得到修复，推测 MSCs 可能通过分泌相关神经生长因子，促进退化或衰老的神经纤维再生；③免疫抑制理论：研究表明，MSCs 具有调节免疫功能的作用，其可能通过抑制免疫炎症反应，减轻神经组织损伤，达到修复神经的作用。目前 MSCs 已广泛应用于多种神经退行性变疾病的研究，在此做一简单介绍，为盆腔自主神经损伤的修复提供新的思路。

（一）MSCs 与阿尔茨海默病

阿尔茨海默病（AD）是一种进行性、退行性脑功能障碍综合征，主要原因在于患者脑内胆碱能神经元发生了退行性病变。Lee 等人给 AD 模型的 C57BL/6 小鼠注射 MSCs，注射后 1 周及 1 个月取脑组织进行检测，发现 MSCs 注射后能显著增加小胶质细胞的活动，从而分泌神经营养因子达到保护神经的作用。

（二）MSCs 与帕金森病

帕金森病是由于脑内某些含色素的神经元，如黑质的多巴胺能神经元、蓝斑的去甲肾上腺素能神经元、迷走神经背核和脑干中缝核的 5- 羟色胺能神经元、下丘脑和无名质的乙酰胆碱能神经元发生退行性病变和坏死引起的。研究发现 MSCs 能诱导分化成多巴胺的神经元。Hermann 等发现 MSCs 可以在神经球样结构中转化成神经干细胞样集落，并产生多巴胺和钾依赖性释放。Blondheim 等研究发现，MSCs 神经诱导分化后表现出神经元形态，并带有神经元标记和中脑多巴胺能神经元转录的特点，能在去极化反应中分泌多巴胺。Kim YJ 发现 MSCs 能通过对抗炎症反应达到保护多巴胺神经元的作用，显著减少 TNF-α 及 NO 合成酶 mRNA 的表达及蛋白合成，为 MSCs 促进神经退行性病缓解提供了实验证据。

（三）MSCs 与盆腔自主神经损伤导致的性功能障碍

MSCs 在盆腔自主神经损伤导致的性功能障碍方面的研究近年来成为研究的热点。目前,神经性性功能障碍的动物模型已较为成熟,应用最广泛的是 SD 大鼠或 C57BL/6J 小鼠,采用的是阴茎海绵体破坏法,评估性功能的功能学指标是阴茎海绵体内压(intracavernous pressure,ICP)测定。

1. 神经源性性功能障碍大鼠模型的建立方法 以戊巴比妥钠(30mg/kg)或水合氯醛(0.3ml/100g)腹腔麻醉,麻醉成功后,将大鼠或小鼠仰卧位固定于手术操作台(图19-3)。取下腹正中切口,暴露膀胱和前列腺,将前列腺往中间推开,显露前列腺后外侧,在前列腺背侧叶的外上方分离出盆神经丛、盆神经和海绵体神经(图19-4),钳夹法夹闭海绵体神经2分钟,后缝合腹部切口,关腹前可腹腔内注射青霉素预防感染。动物模型建立完毕。Jin 等人对比了钳夹法及直接切除海绵体神经后性功能障碍的差异,勃起功能在损伤后3天开始出现,钳夹法组小鼠勃起功能损伤可持续4周,而切除神经组持续至12周,而损伤的高峰期在1~2周左右。

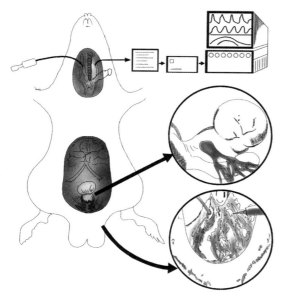

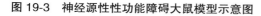

图 19-3 神经源性性功能障碍大鼠模型示意图

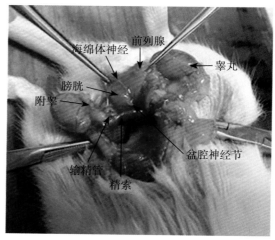

图 19-4 大鼠盆腔神经的解剖

2. 阴茎海绵体内压(ICP)测定 评估动物模型性功能(主要是勃起功能)的指标有很多,目前 ICP 已成为评估勃起功能的金指标。因为 ICP 数值受鼠自身基础动脉压力影响,在测定时需常规测定颈动脉压力,以消除此干扰。测定方法如下:

麻醉成功后,将大鼠仰卧位固定于手术操作台,颈部皮毛以酒精常规消毒,剃去颈部毛发,沿下颌至锁骨上缘正中线剪一长约1.5cm切口,钝性分离皮下筋膜和肌肉(沿胸锁乳突肌和胸骨舌骨肌间隙钝性分离,在气管正中钝性分离胸骨舌骨肌),游离左颈总动脉,在颈总动脉下穿2根5-0丝线,远心端结扎,近心端用动脉夹夹闭,45°角剪开动脉,口径约为1/3,用血管探针挑起切口远端,将充满肝素水的 PE-50 导管置入动脉,结扎、固定动脉插管,BL-420S 生理记录仪记录颈动脉压(图19-5~图19-7)。

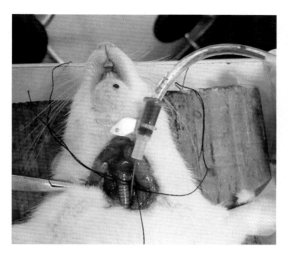

图 19-5　颈动脉测压示意图

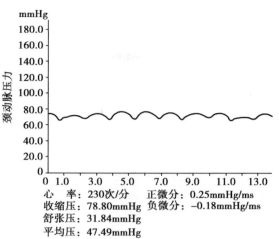

图 19-6　大鼠颈动脉压力曲线图

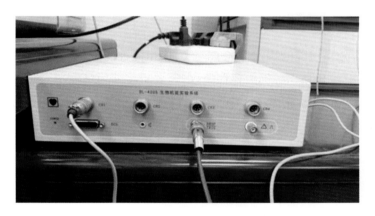

图 19-7　BL-420S 生理记录仪

　　ICP 测定方法:麻醉成功后,将大鼠仰卧位固定于手术操作台。常规消毒,剃去毛发,取阴茎背侧正中切口,依次切开皮肤、浅筋膜、阴茎筋膜直至白膜,暴露大鼠右侧阴茎海绵体,取一 23 号蝶形针头,内充满 100U/ml 肝素,刺入大鼠阴茎右侧海绵体并 7-0 丝线固定,另一端通过 PE-50 硅胶管连接于张力换能器,记录海绵体内压。用双极电极以设定好的参数刺激海绵体神经,BL-420S 生物功能实验系统软件计算最高 ICP 值及 ICP 变化(图 19-8,图 19-9)。

　　3. MSCs 修复盆腔自主神经损伤的研究进展　目前已有较多实验研究表明,MSCs 可修复因糖尿病、老龄化或盆腔自主神经损伤导致的勃起功能障碍。注射 MSCs 的方法主要采用阴茎海绵体内注射或盆腔内注射,研究表明,注射 MSCs 可通过增加阴茎内皮细胞及平滑肌组织,修复盆腔自主神经损伤导致的勃起功能障碍。目前已经有部分探讨 MSCs 修复勃起功能障碍的临床前实验研究,但仍未能得到较广泛认同及应用,原因之一,在于人们对

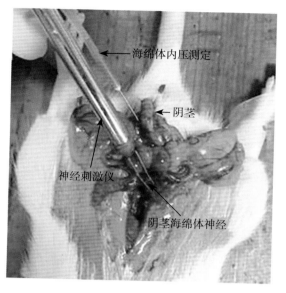

图 19-8　阴茎海绵体内压测定

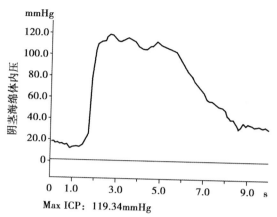

Max ICP：119.34mmHg

图 19-9　阴茎海绵体内压测定图

MSCs 潜在的多向分化潜能的担忧。MSCs 在治疗相关神经损伤疾病的同时，是否会继发其他治疗相关副作用，如肿瘤等，仍然存在争议，需要更多研究证实。避免这一风险的方法之一，就是将 MSCs 定向诱导成神经样细胞后，再进行神经组织的修复，相信这也将是成为未来关于 MSCs 临床应用的研究热点.

（方佳峰）

参 考 文 献

1. 张玉海.膀胱排尿功能障碍［M］.北京：人民卫生出版社，2000.
2. 邢晓红，杜莹，常淑娟.膀胱功能训练治疗脊髓损伤患者神经源性膀胱的疗效观察［J］.中华物理医学与康复杂志，2006，28（11）：773-775.
3. Kuo HC.Recovery of detrusor function after urethral botulinum A toxin injection in patients with idiopathic low detrusor contractility and voiding dysfunction［J］.Urology，2007，69（1）：57-62.
4. 廖利民.神经源性膀胱的治疗现状和进展［J］.中国康复医学杂志，2011，26（3）：201-205.
5. Nishizawa Y，Ito M，Saito N，et al. Male sexual dysfunction afer rectal cancer surgery［J］. Int J Colorectal Dis，2011，26（12）：1541-1548.
6. 郭应禄，胡礼泉.男科学［M］.北京：人民卫生出版社，2004.
7. 智晓东，王伟，梅晰凡，等.组织工程神经支架修复周围神经缺损的应用与前景［J］.中国临床康复，2004，8（26）：5622-5623.
8. Mackinnon SE，Dellon AL. Clinical nerve reconstruction with a bioabsorbable den polyglycolic acid tube［J］. Plast ReconstrSurg，1990，85（3）：419-424.
9. Kiyotani T，Teramachi M，TakimotoY，et al. Nerve regeneration across a 25 mm gap bridged by polyglycolic acid-collegen tube：a histological and electrophysiological evaluation of regenerated nerves［J］. Brain Res，1996，740：66-74.

10. 王彤,吴燕峰.骨髓间充质干细胞临床研究进展[M].北京:人民卫生出版社,2010.

11. Lee JK,Jin HK,Bae JS. Bone marrow-derived mesenchymal stem cells reduce brain amyloid-beta deposition and accelerate the activation of microglia in an acutely induced Alzheimer's disease mouse model[J]. Neuosci Lett,2009,450(2):136-141.

12. Hermann A,Gastl R,Liebau S,et al. Efficient generation of neural stem cell-like cells from adult human bone marrow stromal cells [J]. J Cell Sci,2004,117:4411-4422.

13. Blondheim NR,Levy YS,Ben-Zur T,et al. Human mesenchymal stem cells express neural genes,suggesting a neural predisposition [J]. Stem Cells Dev,2006,15(2):141-164.

14. Kim YJ,Park HJ,Lee G,et al. Neuroprotective effects of human mesenchymal stem cells on dopaminergic neurons through anti-inflammatory action [J]. Glia,2009,57(1):13-23.

15. Jin HR,Chung YG,Kim WJ,et al. A mouse model of cavernous nerve injury-induced erectile dysfunction functional and morphological characterization of the corpus cavernosum [J]. J Sex Med,2010,7(10):3351-3364.

16. Sun C,Lin H,Yu W,et al. Neurotrophic effect of bone marrow mesenchymal stem cells for erectile dysfunction in diabetic rats [J]. Int J Androl,2012,35:601-607.

17. Qiu X,Lin H,Wang Y,et al. Intracavernous transplantation of bone marrow-derived mesenchymal stem cells restores erectile function of streptozocin-induced diabetic rats [J]. J Sex Med,2011,8:427-436.

18. Bivalacqua TJ,Deng W,Kendirci M,et al. Mesenchymal stem cells alone or ex vivo gene modified with endothelial nitric oxide synthase reverse age-associated erectile dysfunction [J]. Am J Physiol Heart Circ Physiol,2007,292:H1278-90.

19. Kendirci M,Trost L,Bakondi B,et al. Transplantation of nonhematopoietic adult bone marrow stem/progenitor cells isolated by p75 nerve growth factor receptor into the penis rescues erectile function in a rat model of cavernous nerve injury [J]. J Urol,2010,184:1560-6.

20. Zhang T,Lee YW,Rui YF,et al. Bone marrow-derived mesenchymal stem cells promote growth and angiogenesis of breast and prostate tumors [J]. Stem Cell Res Ther,2013,4(3):70.

21. Liu R,Wei S,Chen J,et al. Mesenchymal stem cells in lung cancer tumor microenvironment:their biological properties,influence on tumor growth and therapeutic implications [J]. Cancer Lett,2014,353(2):145-152.

第二十章

盆腔自主神经保护的直肠癌
根治术围术期护理

直肠癌是临床常见的消化道恶性肿瘤之一,直肠癌根治术是一种有效的治疗方法。提高直肠癌患者生存期及生活质量是手术治疗的目标,生活质量不仅体现在术后保持患者肠道的正常功能,而且还要最大限度地保留患者性功能和排尿功能,尽量减少术后并发症的发生。而加强围术期的护理工作,可减少手术并发症的出现,为患者顺利康复提供有利的条件。

第一节　术前准备与护理

一、心理护理

直肠癌患者确诊后易出现焦虑和恐惧,术前患者会担心手术不成功和复发、转移等及手术切除后对身体以及康复后日常生活的影响。大量资料表明,恶劣情绪可以降低和抑制机体的免疫功能。对患者进行术前评估,与患者深入交流,了解其心理状态,按患者心理需求层次进行相应护理干预。针对患者焦虑、悲观、恐惧、绝望、忧郁等心理问题,应主动介绍住院环境和同室病友;鼓励患者倾诉,减轻心理上的压力;加强与患者沟通,讲解负性心理对治疗和恢复的不利影响;根据病程及患者的年龄、职业、性格差别等针对性做好健康教育,用通俗易懂的语言向患者讲解直肠癌的病因、病理、临床表现、治疗方法和预后,让患者了解疾病的相关知识,介绍该病床位医生,说明手术治疗的必要性,介绍手术过程及康复的各个阶段,如全麻后患者苏醒时间、平卧时间及开始活动的时间,下床活动及进食的时间;同时简要介绍术后会面临的各种不适症状,如切口疼痛、咳痰困难、活动无耐力等,倾听患者提问,耐心讲解,使患者有充分的心理准备能积极配合术后治疗及护理。利用实例教育指导患者,减轻或消除患者对手术效果的疑虑,增强患者手术治疗的信心。

二、营养与支持

直肠癌主要以老年人为主,大多存在营养不良,为提高患者对手术耐受程度,促进患者的康复,术前采用营养风险筛查表(2002)对患者进行营养风险筛查,对 <3 分的患者进行营养干预,包括加强营养支持及合理膳食指导等,并进行效果评估。

三、肠道准备

术前 3 天起进食少渣半流饮食,口服缓泻剂;术前 1 天进食流质,如无肠道梗阻,于术前 1 日口服全消化道灌洗剂(复方聚乙二醇电解质散(和爽)68.56g 或 50% 硫酸镁 50ml)轻微导泻,嘱患者足量饮水,至排出清水便,视排便情况术前晚予清洁灌肠。

四、术前训练

训练患者翻身、床上大小便;教会患者深呼吸、有效咳嗽、预防术后肺部并发症的发生;指导患者进行膀胱功能锻炼,帮助术后膀胱功能恢复。术前膀胱功能锻炼具体方法:①腹肌锻炼:吸气时收缩腹肌,呼气时放松,每天练习 4~6 次,每次保持 3 秒,坚持收缩 10 次,以不疲劳为宜;②缩肛运动:患者在不收缩下肢及臀部肌肉的情况下自主收缩耻骨、尾骨周围的肌肉(即会阴及肛门括约肌),每天 4~6 次,每次 10 分钟,深吸气时收缩,保持 3 秒 或 4 秒,呼气时放松;③提肛收腹锻炼:术后第 2 天起进行床上提肛收腹锻炼,先收缩肛门再收缩阴道、尿道,产生盆底肌上提的感觉,吸气时收缩,呼气时放松,每次维持 5~10 秒,连续 5~10 分钟,每日 3 次。

五、皮肤准备

对手术区域皮肤进行清洁,范围包括上至双乳连线,两侧至腋中线,下至大腿上 1/3 处及外阴部的皮肤,特别要清洁脐部,因为脐部是腹腔镜的观察孔,脐部切口为实施腹腔镜手术带来了极大的方便,不仅有利于术后切口愈合的美观,也便于充分暴露手术术野,但该部位凹陷于体表,不易清洗,易使其成为细菌入侵的门户,因此脐部清洁在腹腔镜手术尤为重要,对脐孔要用液状石蜡仔细擦洗,同时注意动作轻柔,减少刺激,彻底清洁污垢后用 75% 酒精和 1% 碘附棉球彻底清洁和消毒。

第二节　术中操作配合与护理

(一) 做好术前访视

麻醉师于手术前 1 日到病房了解患者一般情况。

（二）手术室环境准备

保持手术间适宜的温度为 20~25℃，湿度 45%~60%，床铺整洁、干燥，室内清洁。

（三）患者入手术室后的准备

术晨入手术室后，巡回护士必须进行三查七对，包括床号、姓名、年龄、手术名称、部位、药物皮试、术前用药等，再次向患者做好解释工作，取得合作。检查手术区皮肤准备是否合乎手术要求，患者的义齿、发卡、贵重物品是否取下，详细清点并交与患者家属。协助麻醉医师监测患者的生命体征并检查吸引器、氧气装置、麻醉机、心电监护仪、血氧饱和度等功能是否完好。

（四）建立静脉输液通道

均采用上肢静脉留置套管针，该针管腔大，流速快，便于固定，且不受患者关节活动的影响，可准确掌握输液速度。

（五）根据手术需要安置患者体位

直肠中上段的肿瘤行乙状结肠骶前吻合术时，采取平卧位，双上肢放在体侧用约束带固定，膝关节上用压腿带固定，松紧度以固定好后能容纳一个手指为宜。行腹会阴联合切除术的患者采取膀胱截石位，臀部用一长软垫适当抬高，使坐骨结节超出手术台 5~6cm，骶后垫一软枕，支腿架的高度与大腿在仰卧屈髋时高度相等。

（六）尿路的准备

检查尿管是否通畅，固定是否良好，并将尿袋固定于手术床旁，便于观察，并定时记录尿的量和颜色。

（七）手术器械及用物的准备

按无菌操作要求打开无菌手术包及器械，将手术必需的用物置于无菌台上。术前对手术所用的物品要做充分的估计，按常规进行准备。

（八）巡回护理

安全护理手术结束后，巡回护士应注意患者的保暖，细心包扎，配合麻醉医师进行拔管、吸痰。由于拔管时的刺激，患者容易烦躁或血压升高，此时巡回护士应守在手术床旁，以防患者自伤，注意防止输液针头脱出。引流管的观察：巡回护士必须仔细检查引流管是否通畅，引流液的颜色、量、性状是否正常，防止活动性出血，发现异常及时通知医生处理。

第三节　术　后　护　理

一、严密观察生命体征变化

患者手术当天给予持续心电监护、低流量吸氧、禁食水，并密切观察生命体征、记录 24

小时出入量。由于在手术过程中长时间使用 CO_2 气腹，CO_2 弥散入血，另外由于腹腔内压力增高，纵隔上抬，通气量减少，阻碍肺通气，导致 CO_2 积聚，从而有造成高碳酸血症及增加心搏骤停的危险性，因此必须严密观察生命体征，保持呼吸道通畅，持续低流量吸氧，氧流量不宜过高，以 1~3L/min 为宜，待清醒后观察生命体征平稳可停心电监护及吸氧。每 30 分钟~1 小时测量呼吸、脉搏、血压，平稳后根据病情及医嘱逐渐延长间隔时间。

二、体位

麻醉清醒生命体征平稳后，嘱患者半卧位，以减小缝合口张力，对实施 Miles 手术者抬高床尾，以防渗血过多。对肠造瘘术后指导取患侧卧位，防止造口袋渗漏引起伤口污染，影响伤口愈合。

三、引流管的护理

部分直肠癌患者术后可留置胃管，可以减少术中胃肠道积气对手术的影响，也可以减少消化液的潴留，避免急性胃扩张。术后患者清醒，无明显腹胀即可拔除胃管，不需要等待肛门排气。减少了患者插管过程的痛苦及对术后留置管路的不耐受，同时有利于患者咳嗽、咳痰、早期活动。有效的盆腔引流可以及时将积聚在盆腔内的渗液、渗血引流出体外，避免腹腔感染，有利于吻合口的愈合，并能够观察病情。将引流管分别标识，妥善固定，以免扭曲受压、堵塞、脱落，保持引流通畅及有效负压，护理人员详细观察并记录引流液的性质、量、色等。术后早期引流液过少，提示引流不畅；若引流液在短期内增加伴颜色鲜红要高度警惕有活动性出血的可能。在拔除导尿管前，需要注意进行排尿功能的锻炼，以适应拔除导尿管后的自主排尿状态。持续开放导尿管 3~7 天后，开始定时夹闭开放导尿管，锻炼膀胱收缩功能，根据患者的尿意或膀胱充盈度来决定放尿时间，并且循序渐进，锻炼膀胱内外括约肌、逼尿肌的收缩和协调能力。在放尿的同时，采用蹲厕法，配合意识参与排尿，使其产生排尿感和排空感，使留置导尿管患者的排尿模式与正常排尿模式相似，促进膀胱功能及促进自主排尿的恢复。选择膀胱充盈有尿意时拔导尿管。必要时使用膀胱测压仪测定残余尿量，及早发现及处理尿潴留。

四、疼痛护理

观察患者疼痛反应的强弱，指导患者使用自控式镇痛泵，使之处于理想镇痛状态。必要时可行放松训练、暗示疗法、生物反馈、催眠术等治疗。

五、活动

强调患者术后早期活动，以减少卧床休息导致的肌肉强度的丢失和肺功能以及组织氧合的损害，促进患者的恢复，这对于直肠癌手术患者更为重要。盆腔手术后，血管的损伤会诱发下肢深静脉血栓的形成,久卧不活动无疑又是下肢深静脉血栓形成的另一个诱因。术后在合理镇痛基础上早期活动,可以有效预防下肢深静脉血栓的形成,同时可加快肠蠕动的恢复,促进切口愈合,减少术后并发症的发生。生命体征平稳后鼓励患者进行深呼吸、咳嗽、翻身、可以床上适当屈腿、伸腿活动,并进行被动活动,这样既可以防止肠粘连,促进肠蠕动,防止深静脉血栓、坠积性肺炎的发生,又可以避免吻合口发生意外。术后当天协助患者床上翻身,活动双下肢,摇高床头协助患者半坐卧位。术后第 1 天鼓励患者床边活动,活动前评估患者精神状态及体力恢复情况,专人陪护,活动时防止摔伤。

六、饮食

术后患者感觉口唇干燥时可以适量饮水,能明显降低其焦躁不适的情绪,增加舒适度。根据患者生理需要以及胃肠耐受情况,采取少量多次,不宜过饱,循序渐进,逐渐增量的原则。评估患者进食情况,对早期进食不耐受的患者延长进食的时间,减少进食量。避免进食刺激性及产气食物,避免进食易引起便秘的食物。并可以配合应用软化大便、促进胃肠功能恢复的中药进行调理,在此过程中应密切观察大便情况,注意有无便中带血、腹痛、腹胀等情况。

七、造瘘口的护理

(一)加强患者术后心理疏导

大多数行腹壁造瘘术后患者,易产生自卑忧虑心理,不敢面对现实,不愿与他人接触,对治疗和生活失去信心。遇到这种情况,护士要正确引导、安慰鼓励患者,逐渐让患者勇敢面对已存在的缺陷,使患者积极主动地调整心态。开展以家庭为中心的健康教育,避免家庭成员的消极情绪对患者可能产生的不良影响。

(二)保持造口周围皮肤的清洁

造口开放前用氯化钠溶液纱布条外敷,外层敷料渗湿时及时更换。观察造口黏膜血运情况,注意有无水肿、坏死、回缩及狭窄现象。更换造口袋时,用清水清洁造口周围皮肤,涂氧化锌软膏保护皮肤,防止皮炎、皮肤糜烂的发生。要求造口袋内充满 1/3 排泄物时,须及时更换,注意将造口袋紧贴防止粪便污染。

八、术后并发症的观察、护理

直肠癌根治术是治疗直肠癌较理想的方法,但术后有一定的并发症发生率。因此,在工作中应高度重视直肠癌根治术的并发症,掌握好并发症防治及护理,把直肠癌根治术后并发症发生率降低到最低程度,从而提高患者的生活质量。直肠癌术后主要并发症是骶前出血、伤口术后感染、吻合口瘘、肠粘连、肠梗阻、排尿功能障碍及远端直肠复发癌。

（一）骶前出血

直肠癌根治术并发出血多是手术创面大、手术时间长及损伤骶前静脉丛所致。

（1）术后观察出血情况、体温、脉搏、呼吸、血压、意识及全身情况，监测血压、脉搏 15~30 分钟 / 次，监测体温 4 次 / 天，连续测 3 天。

（2）骶前负压引流盆腔积血，注意观察切口敷料有无渗血，会阴部切口引流量，引流管需通畅，避免扭曲、受压、堵塞。注意引流液的性质及量、颜色。术后 48 小时内一般为暗红色血性液体，以后渐渐变淡，术后 48 小时内引流量约在 50~200ml。

（3）一旦损伤骶前静脉丛并有出血及渗血，应立即填纱布块压迫止血，遵医嘱使用止血药，发现患者的血压下降，引流量过多，首先考虑有活动性出血，告知医生及时处理。会阴部创口用纱条填塞时需注意敷料渗血，卫生情况等。

（二）排尿功能障碍

直肠癌根治术后，常有排尿功能障碍，患者 7 天内仍不能自主排尿。

（1）术前指导患者床上练习排尿，进行排尿训练（详见第一节）。

（2）一般留置导尿管 5~7 天，保持导尿管通畅，妥善固定，防止脱出，做尿道口护理 2 次 / 天，更换尿袋 2 次 / 周，防止尿路感染。

（3）排尿功能是受交感神经及副交感神经协调控制的，术后定时开放导尿管，训练自主排尿，控制尿路感染。多数患者可在术后 4 周内恢复。

（4）令患者直立，处于前倾体位，增加腹压排尿。

（三）会阴部切口感染

大肠内含有大量的细菌，所以大肠手术后感染发生率较高。由于盆底位置低，根治术后此处较空虚，加上引流不畅等因素易引起会阴部伤口感染。

（1）做好肠道术前准备工作，早期营养支持。术后遵医嘱给予抗生素治疗，免疫功能低下患者适当补充血浆、白蛋白等促进患者抗感染能力与伤口愈合。伤口保持清洁，创口内填塞干纱布条，需观察有无污染及出血，要及时清洁换药，保持无菌。

（2）若会阴部切口做一期缝合的则用单腔或双腔负压吸引，由于残腔较大，渗出液多，应保持引流通畅，血压平稳以后，可取半卧位，以利于引流。

（3）会阴部一旦有破损污染，应反复冲洗，术后 3~4 天 用 0.5% 甲硝唑溶液冲洗盆底，会阴部手术后 3~4 天拔除引流管，拔管后用 PP 溶液坐浴，促进局部伤口愈合。

（四）肠粘连与肠梗阻

由于手术的刺激，术后肠功能未恢复，多半是手术时间过长，盆底、后腹膜创面大，术后早期下床活动有困难等原因所致。

（1）充分做好术前肠道准备，使肠内容物尽可能减少，术前晚、术晨用生理盐水清洁灌肠。

（2）按医嘱给予肠道准备药。

（3）术后禁食、禁水，持续胃肠减压，保持通畅，术后 24 小时 可床上活动，促进机体和胃肠功能恢复，防止术后肠粘连，血压平稳后取半卧位。

（4）肠蠕动恢复排气后，停止胃肠减压，进少量流质饮食，同时观察进食后无腹胀、腹痛，3 天后改半流质饮食。

（5）帮助患者多翻身，活动肢体，尽早下床活动和室内运动。

（6）术后如有腹胀及腹痛，持续高热与腹肌紧张，阵发性剧烈绞痛，肠鸣音增强，腹壁有肠型，应严密观察病情并及时告知医生。

（五）其他

直肠癌根治术后，切除了部分结肠影响水分吸入，经常会有肠功能紊乱，表现为大便次数增多，直肠刺激症状，训练患者养成定时排便的习惯，1 次 / 天。指导正确处理人造肛门，换药、换袋，造口皮肤护理，饮食少渣、避免大便过干过稀。掌握劳动强度，注意腹压不要过高，出院后定期扩肛，一般每周 2 次，持续 3 个月。嘱患者合理饮食，摄取营养，维持身体平衡；注意休息，规律睡眠，提高机体抵抗力；适当运动，逐渐增加活动量，保持心情舒畅；教会患者如何更换造瘘袋及告知注意事项：出院后可每 1~2 周扩张造口 1 次，持续 2~3 个月，发现造口狭窄、排便困难应及时到医院检查；告知来院复查及化疗的时间。

九、出院指导

（一）饮食指导

手术后的直肠癌患者饮食应多食高蛋白、高碳水化合物、富含维生素及低脂肪饮食，禁食辛辣、生冷及对胃肠道刺激性大的食物，恢复正常饮食后，多吃蔬菜、水果，忌暴饮暴食，戒烟酒，保持大便通畅，养成定时排便的习惯。

（二）锻炼指导

出院后的适当锻炼能够增强体质，提高抵抗力，促进恢复，应当鼓励患者出院后进行锻炼，但运动量应适当，不能过于剧烈或强度过大。

（三）心理指导

直肠癌患者术后多数存在大便习惯的改变，出院时应当注意了解患者对便急、便频、大便失禁的认识和对自己存在上述情况的看法，并针对上述问题进行解释，这对于帮助其恢复排便功能是十分重要的。

（四）指导排便功能训练

为了帮助患者养成良好的排便习惯，应当指导患者出院后进行排便功能的训练，常用的方法是：仰卧屈膝，抬头，用左手摸右膝；放松，抬头，用右手摸左膝；平卧放松，收腹提臀；坐位深呼气，收缩肛门括约肌，放松。站立，收腹提臀，放松膝关节。每天 15~20 次，可在行走、乘车、坐姿下进行训练，夜间不必进行。

第四节　术后远期生活指导与宣教

目前,手术仍是治疗直肠癌的主要手段,随着人们生活水平的提高,在根治直肠肿瘤的同时,保留盆腔自主神经功能是一大趋势,这有助于减少术后并发症,改善生活质量。新出现的机器人辅助腹腔镜手术在结直肠癌的治疗中已崭露头角,其优点主要是三维成像机械臂具有更大的灵活性,操作更精准,或许可进一步降低直肠癌术中对盆腔自主神经的损伤几率。

一、性功能障碍

(一) 性功能障碍的原因

①神经损伤:术中牵拉、切断直肠及侧韧带过程中损伤盆神经丛,经会阴手术切除范围过大损伤阴部神经均可能导致勃起障碍。腹下神经受损可导致男性射精障碍。②盆底肌肉损伤:肛提肌及会阴肌群的切除可造成阴茎不能正常勃起。③血管损伤及精神心理因素:手术损伤盆腔血管及血液循环障碍,可影响性生活中盆腔充血和快感,降低患者对性的兴趣。许多患者在直肠癌术后感觉自身形象降低,思想负担重,也是术后性功能降低的重要原因之一。④年龄因素和术前放疗也可影响术后性功能。

(二) 做好心理护理

建立良好的护患关系,取得患者信任。主动接近患者,建立真挚的护患关系。性功能障碍是个人的隐私,只有当患者对医护人员信任才愿意倾诉自己的焦虑和担忧,才愿意将隐私提出来讨论。

通过图片、录像、病例等手段为患者讲解 PANP+TME 手术的相关知识,告知发生性功能障碍的可能原因,使得患者对 PANP+TME 术后性功能障碍有一定了解,取得患者的积极配合。

运用语言艺术给患者以安慰、疏导、鼓励,经常深入病房,熟悉患者病史,根据其性别、年龄职业和文化程度等不同,有区别地单独与患者进行治疗性交谈,鼓励患者尽量地诉说自己的苦衷和想法,在倾听患者宣泄的同时,给予适当地劝说、诱导、暗示以改善不良反应。

争取家属的密切配合,积极做好患者配偶的思想工作让他们懂得自己不良情绪、行为或言行会影响患者治疗、护理的道理。患者妻子应帮助患者做好性功能的锻炼,如按摩、刺激,指导他们在训练过程中保持愉快的情绪。给手术损伤的性神经以恢复的时间。

(三) 问卷性功能评价方法

术后 6 个月 ~1 年,以问卷形式调查患者的性功能。

男性性功能参照汪建平以勃起和射精功能为评价指标。勃起功能分 3 级: I 级:能完全勃起；Ⅱ级：勃起功能下降，能够部分勃起，比术前勃起硬度下降；Ⅲ级：完全无勃起，勃起功能丧失。射精功能分3级：Ⅰ级：有射精；Ⅱ级：出现逆行射精，有射精功能障碍；Ⅲ级：无射精。

女性性功能障碍分为4级。Ⅰ级：性高潮延迟到达，指在足够强度和足够时间的有效性刺激下，女性兴奋期性反应出现>20min，仍难出现性高潮。但延长有效性刺激时间能达到性高潮，即性高潮阈值超过正常人；Ⅱ级：既往有过性高潮史，但目前再也没有出现性高潮，即使延长有效性刺激时间也不能出现性高潮；Ⅲ级：从未获得性高潮或除性高潮障碍外，还同时具有性欲低下、性唤起障碍、性感缺失，呈全程式性功能障碍；Ⅳ级：从未获得性高潮。

二、排尿功能障碍

（一）排尿功能障碍分级

采用 Saito 等的分级方法将排尿功能障碍分为4级。Ⅰ级：功能正常，无排尿障碍；Ⅱ级：轻度排尿障碍，尿频，残余尿量<50ml；Ⅲ级：中度排尿障碍，极少情况下需导尿治疗，残余尿量>50ml；Ⅳ级：重度排尿障碍，因尿失禁或需行导尿治疗。

（二）心理护理

评估患者对疾病的认知水平，告知直肠癌预后及术后尿潴留的发生。做好健康宣教，激发患者的生活勇气和信心，鼓励其积极配合治疗和护理。了解个体排尿习惯及心理特点，以便制订个体膀胱训练计划，对患者讲解排尿训练的目的及方法，并进行针对性排尿指导及心理疏导。

（三）规范留置导尿操作及时间

严格导尿的无菌操作，选择合适的导尿管，避免多次实施导尿操作，术后应保持导尿管通畅。与手术医生共同商定留置导尿管时间，一般留置导尿管7~10天，在确定患者膀胱功能完全恢复后再拔除导尿管。

（四）预防泌尿系感染

1. 嘱患者多饮水以便于冲洗膀胱和保持尿道通畅，以1500~2000ml/d 为宜。

2. 加强术后会阴护理，以2~3次/天为宜，定时更换垫单及床单。

3. 预防性应用广谱抗生素3~5天，间隔3天复查尿常规并酌情处理。

4. 定时更换集尿袋；长期留置导尿管者，每隔3天更换一次集尿袋。

（五）个体化的膀胱训练及护理

1. 术后第4天起进行卧位或自选体位状态，进行尿道、阴道、肛门括约肌的收缩与舒张锻炼，每天不少于3次，每次持续时间>10mim。

2. 个体化定时开放导尿　术后第5天起，每日清晨8点至晚8点间定时开放集尿袋，在输液时或进食流质时，指导患者有尿意即放尿；间隔3~4小时必须放尿1次；放尿时指导患者利用意念法感觉自然排尿状态。

3. 二次排尿法训练　让患者先排尿，在患者感觉排尿无力或不畅时取站立位或坐位

3~5 分钟,嘱其再次排尿,以增加排尿效应。

(六) 拔管技巧

采取膀胱充盈时拔管。大量研究提示,留置导尿管患者膀胱充盈时或有尿液时拔管比膀胱空虚时拔管效果好。拔除导尿管后观察患者排尿情况,必要时采用 B 超监测残余尿量。

(周雪玲　何晓兰　杨运娥)

参 考 文 献

1. 汪建平,杨祖立,唐远志,等 . 直肠癌根治术中盆腔自主神经保留对男性性功能的影响[J]. 中国实用外科杂志,2003,23(1):44-46.
2. McCall JL. Total mesorectal excision:evaluating the evidence. Aust N Z J Surg [J]. 1997,67(9):599-602.
3. 顾美皎 . 现代妇产科学[M]. 北京:人民军医出版社,2002:1633.
4. 胡三元 . 腹腔镜临床诊治技术[M]. 济南:山东科学技术出版社,2002.
5. Morita T,Murata A,Koyama M,et al.Current status of autonomic nerve-preserving surgery for mid and lower rectal cancers:Japanese experience with lateral node dissection [J].Dis Co-lon Rectum,2003,46(10):78-88.
6. Platell CF,Thompson PJ,Makin GB.Sexual health inwomen following pelvic surgery for rectal cancer [J].Br J Surg,2004,91(4):465-468.
7. Schmidt CE,Bestmann B,K™Chler T,et al.Factors influencing sexual function in patients with rectal cancer. [J].Int J Impot Res,2005,17(3):231-23
8. 李端琴 . 护理干预对宫颈癌术后病人尿潴留的影响[J]. 全科护理,2013.11(1):57-59

第二十一章

结语和展望

如前所述,结直肠癌发病率正逐年增高,而直肠癌在 CRC 疾病谱中占半壁江山,中低位直肠癌、尤其是年轻中低位直肠癌所占比例尤高。直肠癌的临床疗效取决于患者就诊时肿瘤学状况(即临床病理分期)、外科根治手术质量以及肿瘤综合治疗的规范实施。毋庸置疑,外科手术的根治质量是决定直肠癌疗效的主要决定因素,尤其是中低位直肠癌根治术技术性影响因素多,包括对精准淋巴结清扫、神经保护、环周切缘完整、远端系膜及肠壁切除距离的高要求等。根治术中任何环节的疏忽,如直肠系膜的盆腔残留、环周切缘的破损或骶前神经干、骶 $_{2-4}$ 副交感神经及盆丛的损伤等都将导致复发率的升高、5 年存活率的下降以及术后生活质量的降低。近年来,随着规范全直肠系膜切除(TME)理念的广为接受和实施,术后辅助放化疗和新辅助治疗、基因检测及靶向治疗的引入,直肠癌的治疗效果已有改观。然而,对于直肠癌患者,除了肿瘤学结果值得关注外,患者术后生活质量(quality of life,QOL)也逐渐引起结直肠外科医生的重视。纵观直肠癌手术发展史,目前仍存在诸多问题有待解决,尤其是盆腔自主神经损伤导致的排尿和性功能障碍给患者带来巨大的痛苦,这也是促使笔者着手撰写此书的主要原因。

一、盆腔自主神经的解剖学和功能学研究现状

盆腔自主神经包括上腹下丛、腹下神经、盆内脏神经、盆神经丛及盆腔神经丛传出神经支,是由交感神经和副交感神经纤维共同构成的混合神经丛。交感神经起源于 T_{12} 至 L_2 的腹交感神经节,在腹主动脉前方构成腹主动脉丛、上腹下丛行走,在肠系膜下动脉分出时,上腹下丛处于两血管的夹角中,并发出分支进沿肠系膜下血管走行并支配相应肠管。在直肠系膜后方,可见疏松网状结构,里面无明显血管通过,靠近骶髂关节水平,此层疏松网状结构下方可见上腹下丛发出的腹下神经,沿骨盆壁和髂内动脉内侧进入盆神经丛的后上角,主要司射精功能。解剖学,沿着左右腹下神经追踪,可见腹下神经转至直肠系膜的侧方,将直肠提向侧上方,可在直肠侧方清晰显示透亮灰白的疏松组织界面,腹下神经位于此灰白色疏松

组织界面外侧。在直肠系膜与侧盆壁间存在不甚透亮,为下腹下丛发往直肠的神经纤维和周围结缔组织。邓氏筋膜外侧部,紧贴精囊和前列腺外缘,可见来自于下腹下丛发出的支配精囊腺和前列腺的神经走行于此,还有精囊腺和前列腺的滋养小血管。盆腔自主神经显微解剖学、微创解剖学以及功能学研究(尤其是术中实时神经电刺激)对于更大限度地保护盆腔自主神经功能具有非常重要的价值。

二、后 TME 时代的神经功能保护

1982 年 Heald 提出了全直肠系膜切除(total mesorectal excision,TME)原则,历经 30 余年的发展,TME 已然成为中低位直肠癌根治性切除手术的金标准。TME 原则为直肠癌手术设定了一个基于胚胎发育、解剖学和肿瘤学理论的"神圣平面(holy plane)",明显降低肿瘤局部复发率并提高远期生存率的同时,由于良好的直肠后间隙走行一定程度上保护了盆腔自主神经免受损伤。然而不幸的是传统的 TME 术后仍有较多患者出现排尿障碍,性功能障碍率更是高达 20%~50%,极大地影响了患者的生活质量。同时,1983 年日本学者土屋周二提出保留盆腔自主神经的直肠癌根治术(pelvic autonomic nerve preservation,PANP),PANP 从一定程度上改善了术后泌尿生殖功能,也有学者指出 TME 联合 PANP 是直肠癌手术新的"金标准"。然而 PANP 术后仍有 8%~23.1% 的患者出现排尿功能障碍,26.9%~32.7% 出现勃起功能障碍,33.1%~42.9% 丧失射精功能。这也充分说明,传统开放 PANP 具有一定局限性,对于部分神经分支难以做到更为精细的解剖和保护。

三、微创时代的神经功能保护

腹腔镜结直肠癌手术始于 1991 年,历经 20 余年的发展,目前腹腔镜结直肠手术的肿瘤根治性和手术安全性已得到公认。尤其是腹腔镜直肠癌,不但能够达到同开放手术同样的根治程度和远期生存,同时具有创伤小、术后疼痛轻、肠道功能恢复快、住院时间短等优势。腹腔镜全直肠系膜切除术已日臻成熟,其可行性、安全性和中远期疗效已被多项研究证实。其放大清晰的手术视野,使外科医生能在狭小的盆腔内进行直视下的精细操作,也使真正意义上的 PANP 手术成为可能。然而,至今国内外在该领域的研究报道较少,缺乏统一的手术操作规范,已有研究样本量小、评价指标欠客观,结果难以令人信服。因此,大样本、多中心、前瞻性随机对照研究的开展对于提高广大中低位直肠癌患者术后生活质量具有极其重大的意义。前期工作中,我们将上述腹腔镜技术和 PANP 理念有机结合起来,并在大量的尸体盆腔神经解剖学研究的基础上,在国内外首次提出应用腹腔镜技术施行保留盆腔自主神经的全直肠系膜切除术(laproscopic TME with pelvic autonomic nerve preservation,L-PANP-TME)。经过对手术入路、操作技巧的大量探索工作,首次提出了根据三间隙解剖层面对 L-PANP-TME 手术进行分型,逐步形成了一整套基于 TME 并实现最大限度盆腔自主神经保护的腹腔镜手术操作方法和规范。至今,我中心已开展该类手术逾 300 例,初步结果表明,L-PANP-

TME 与 O-PANP-TME 术后排尿功能障碍发生率为 18% vs 32%（$P<0.05$），而勃起和射精功能障碍发生率为 14% vs 38%（$P<0.05$）、16% vs 30%（$P<0.05$），且两组 1 年和 3 年生存率无统计学差异。因此我们认为，与 O-PANP-TME 相比，L-PANP-TME 可以在保证肿瘤学和手术学安全性的基础上，最大限度地保护患者的排尿和性功能。

因此，我们认为腹腔镜技术为盆腔自主神经保护提高了重要的技术保证，随着 3D 腹腔镜的运用、机器人技术的发展进步，空间构象和精准外科必将使盆腔自主神经保护进入一个全新的时代。

四、何时应放弃部分盆腔自主神经功能

盆腔自主神经功能保护对于改善患者术后生活质量固然重要，然而肿瘤根治性原则无论如何都不能逾越。如果肿瘤侵犯到相应盆腔自主神经分布区域，为了根治性切除必须牺牲部分神经功能。如需要进行盆腔自主神经丛的切除，则可分为：单侧盆丛切除、双侧盆丛切除、单侧下腹下神经切除、双侧下腹下神经切除、单侧下腹下神经 + 单侧盆丛切除等多种组合。对于患者来说，全部盆腔自主神经丛切除之后，患者的性功能基本完全丧失，排尿功能也必将出现障碍并几乎很难代偿，生活质量极差；双侧盆丛完全切除时，患者的性功能及排尿功能也将受到极大的影响。如果手术中能留存一侧的盆丛，则患者仍可部分保留排尿功能，后期通过腹压等代偿，有可能可以避免长期留置导尿管的情况发生，部分男性患者也留存有阴茎勃起的能力。以上这几点是术者操作中应该特别注意的。

五、再生医学时代的盆腔自主神经修复与重建

如前所述，部分患者直肠癌术后排尿及性功能障碍的发生是必然的，通过手术技巧的改进来进一步降低直肠癌术后排尿及性功能障碍的发生，已经没有太大的空间，亟需寻找新的方法。

20 世纪 60 年代 Mellesi 首次开展自体神经移植手术，此后自体神经移植成为治疗周围神经损伤的金标准，但由于来源有限难免"拆东墙补西墙"，其临床应用受到限制；异体神经移植又存在免疫排斥反应问题。在此背景下，神经组织工程吸引了广大学者的注意，其中神经支架作为神经组织工程的重要组成部分，受到国内外学者的高度重视。虽然目前仍未得到广泛临床应用，但仍具有广阔的研究前景，主要的材料有天然材料神经支架、人工合成神经支架及复合型组织工程支架。通过这些支架，为神经细胞生长和延伸提供依托和指引，可以起到一定的神经修复作用。当前组织工程化神经支架仍处于研究阶段，在得到广泛临床应用前，仍有艰巨的困难需要克服。此外，需要注意的是，目前神经组织工程主要应用于有髓神经纤维的研究，对于自主神经（无髓神经）的研究仍很少。神经支架是否同样适用于盆腔自主神经的修复，仍有待进一步的研究。

另外一个值得关注的神经修复领域是干细胞再生修复。目前，骨髓间充质干细胞（MSCs）

已被广泛应用于多组织器官修复的研究中。研究表明 MSCs 可以向外胚层神经元细胞分化，并修复相应的组织器官。当前组织工程学的理想模式是将体外培养相关功能的活细胞种植于支架上，植入体内形成具有功能的组织，来修复失去的组织功能，其关键是寻找合适的种子细胞及支架。MSCs 就是一种非常理想的种子细胞。大量研究表明 MSCs 可修复心血管疾病（心肌梗死、慢性心力衰竭、心肌病）、运动系统疾病（骨、软骨修复）等多系统器官疾病。同样的，MSCs 在神经系统疾病修复方面亦是研究的热点。

　　目前已有较多实验研究表明，MSCs 可修复因糖尿病、老龄化或盆腔自主神经损伤导致的勃起功能障碍。注射 MSCs 的方法主要采用阴茎海绵体内注射或盆腔内注射，研究表明，注射 MSCs 可通过增加阴茎内皮细胞及平滑肌组织，修复盆腔自主神经损伤导致的勃起功能障碍。目前已经有部分探讨 MSCs 修复勃起功能障碍的临床前实验研究，但仍未能得到较广泛认同及应用，原因之一在于人们对 MSCs 潜在的多向分化潜能的担忧。MSCs 在治疗相关神经损伤疾病的同时，是否会继发其他治疗相关副作用，如肿瘤等，仍然存在争议，需要更多研究证实。避免这一风险的方法之一，就是将 MSCs 定向诱导成神经样细胞后，再进行神经组织的修复，相信这也将是成为未来关于 MSCs 临床应用的研究热点。

（魏　波　卫洪波）

参 考 文 献

1. Heald RJ, Husband EM, Ryall RD. The mesorectum in rectal cancer surgery-the clue to pelvic recurrence? [J]. Br J Surg, 1982, 69 (10): 613-616.

2. Heald RJ, Ryall RD. Recurrence and survival after total mesorectal excision for rectal cancer [J]. Lancet, 1986, 1 (8496): 1479-1482.

3. 土屋周二. 直肠癌手术, 自律神经温存手术 [J]. 手术, 1983, 12 (2): 1367.

4. Maurer CA, Z'Graggen K, Renzulli P, et al. Total mesorectal excision preserves male genital function compared with conventional rectal cancer surgery [J]. Br J Surg, 2001, 88 (11): 1501-1505.

5. Kneist W, Junginger T. Male urogenital function after confirmed nerve-sparing total mesorectal excision with dissection in front of Denonvilliers' fascia [J]. World J Surg, 2007, 31 (6): 1321-1328.

6. Ameda K, Kakizaki H, Koyanagi T, et al. The long-term voiding function and sexual function after pelvic nerve-sparing radical surgery for rectal cancer [J]. Int J Urol, 2005, 12 (3): 256-263.

7. 汪建平, 杨祖立, 唐远志, 等. 直肠癌根治术中盆腔自主神经保留对男性性功能的影响 [J]. 中华胃肠外科杂志, 2003, 2 (1): 44-46.

8. Bonjer HJ, Deijen CL, Abis GA, et al. A randomized trial of laparoscopic versus open surgery for rectal cancer [J]. N Engl J Med. 2015; 372 (14): 1324-1332.

9. D. Moszkowicz, B. Alsaid, T. Bessede, et al. Where does pelvic nerve injury occur during rectal surgery for cancer [J]? Colorectal Disease, 2011, 13, 1326-1334.

10. Zhang C, Ding ZH, Li GX, et al. Perirectal fascia and space: annular distribution pattern around the mesorectum [J]. Dis Colon Rectum, 2010, 53: 1315-1322.

11. Sun C, Lin H, Yu W, et al. Neurotrophic effect of bone marrow mesenchymal stem cells for erectile dysfunction in diabetic rats [J]. Int J Androl, 2012, 35: 601-607.

12. Qiu X,Lin H,Wang Y,et al.Intracavernous transplantation of bone marrow-derived mesenchymalstem cells restores erectile function of streptozocin-induceddiabetic rats [J]. J Sex Med,2011,8:427-436.

13. Bivalacqua TJ,Deng W,Kendirci M,et al. Mesenchymal stem cells alone or ex vivo genemodified with endothelial nitric oxide synthase reverse age-associatederectile dysfunction [J]. Am J Physiol Heart CircPhysiol,2007, 292:H1278-1290.

14. Kendirci M,Trost L,Bakondi B,et al. Transplantation of nonhematopoietic adult bonemarrow stem/progenitor cells isolated by p75 nerve growthfactor receptor into the penis rescues erectile function ina rat model of cavernous nerve injury [J]. J Urol,2010,184:1560-1566.

15. Zhang T,Lee YW,Rui YF,et al. Bone marrow-derived mesenchymal stem cells promote growth and angiogenesis of breast and prostate tumors [J]. Stem Cell Res Ther,2013,4(3):70.

16. Liu R,Wei S,Chen J,et al. Mesenchymal stem cells in lung cancer tumor microenvironment:their biological properties,influence on tumor growth and therapeutic implications [J].Cancer Lett,2014,353(2):145-152.

索　引